遗传性肾结石

主审 叶章群　曾国华

主编 徐　华

编者（按姓氏笔画为序）

刘同族　刘浩然　李　胜　何子奇

徐　华　曾宪涛　路孟鑫

秘书 王冠怡

YI CHUAN XING

SHEN JIE SHI

WUHAN UNIVERSITY PRESS

武汉大学出版社

图书在版编目(CIP)数据

遗传性肾结石/徐华主编 . —武汉:武汉大学出版社,2022.2
ISBN 978-7-307-22808-5

Ⅰ.遗… Ⅱ.徐… Ⅲ. 遗传性—肾疾病—结石(病理)—研究
Ⅳ.R692.4

中国版本图书馆 CIP 数据核字(2021)第 263826 号

责任编辑:胡 艳 责任校对:汪欣怡 版式设计:马 佳

出版发行:**武汉大学出版社** (430072 武昌 珞珈山)
(电子邮箱:cbs22@ whu.edu.cn 网址:www.wdp.com.cn)
印刷:武汉邮科印务有限公司
开本:720×1000 1/16 印张:23.5 字数:337 千字 插页:1
版次:2022 年 2 月第 1 版 2022 年 2 月第 1 次印刷
ISBN 978-7-307-22808-5 定价:72.00 元

序

　　泌尿系统结石是泌尿外科的常见病，但大多数尿石症病人的确切病因仍不十分清楚，发病率居高不下，治疗后复发率较高，预防措施并不令人满意。在结石的发生发展过程中，除了环境因素，遗传因素也发挥着重要的作用。有研究证实，遗传因素在罹患结石的危险因素中占比达50%，因此，遗传基因分析在泌尿系统结石病的诊治中具有非常重要的意义。遗传性肾结石属罕见病，临床表现多样，结石通常是首诊因素，潜在基因问题往往被延误诊断，对患者带来不可逆的损失。临床诊断遗传性结石应及时确诊遗传代谢问题，采取适当方式进行早期干预。加强泌尿外科医师对遗传性肾结石的认识，进一步研发早期诊断技术和治疗方案已日趋受到重视。

　　徐华教授主编的《遗传性肾结石》一书，将国内外相关基础和临床研究的成就做了详尽收集、整理和解析，涵盖了各类遗传性疾病相关的肾结石，并系统回顾了人类认识遗传性肾结石的历史，深入阐述了各类遗传性肾结石形成的病因和病理机制，全面总结其治疗与预后方案。该书不仅图文并茂，通俗易懂，而且详尽具体，引证详实；增加了人们对肾结石发病机制的理解，必将唤起人们对遗传性肾结石的关注，有望促进今后遗传性肾结石患者精准治疗水平的进步。

　　该书的出版，填补了该领域相关教材的空缺，满足了读者的迫切需求，对于开展相关工作的广大医务人员及科学研究者有一定的指导意义。

该书贯通中西、承前启后，必将促进我国泌尿外科尿石症研究水平的发展。

祝贺《遗传性肾结石》的出版，也感谢各位编者的辛勤付出。

叶章群

2021 年 11 月 30 日

前　言

肾结石作为泌尿系统的常见病，其发病率常年居高不下，尤其在近30年来显著增长。结石形成的因素有很多，如年龄、性别、种族、遗传、环境因素、饮食习惯、职业等。尽管大多数肾结石患者是多因素造成的，主要为遗传和环境因素，但是在特发性结石中，遗传因素对结石形成的影响尤其重要，本书将着重讨论遗传因素的影响。

研究表明，单基因肾结石疾病的门诊患者患病率约为15%，包括肾小管酸中毒伴耳聋、Bartter综合征、原发性高草酸尿症和胱氨酸尿症等。有研究显示，肾结石的遗传率占到45%，高钙尿症的遗传率甚至大于50%。通过全基因组关联和候选基因研究，已经证实了多基因、多位点突变对结石产生的影响，这表明许多基因和分子途径都是肾结石形成的风险因素。例如，运输工具和通道；离子、质子和氨基酸；钙敏感受体（G蛋白偶联受体）信号通路；维生素D的代谢途径，草酸、半胱氨酸、嘌呤和尿酸的代谢途径等，这些单基因、多基因研究进展增加了我们对肾结石发病机制的理解，也逐渐引起了人们对遗传性疾病相关的肾结石（以下简称"遗传性肾结石"）的关注和重视。

结石通常是遗传性肾结石的首诊因素，潜在基因问题往往被延误诊断，应及时确诊遗传代谢问题，采取适当方式进行干预，以保护肾功能，特别对于儿童，应避免滥用治疗造成的不必要伤害。目前市面上鲜有介绍遗传性肾结石的相关书籍，急需对相关知识进行普及宣传。为推进临床对遗传性肾结石更深入了解，我们做出了本书的编写计划，以期为从事泌尿系结石研究和临床工作的广大医务人员及科学研究者提供一本更新、更全面的介绍遗传性肾结石的参考书籍。

　　本书由长期从事泌尿系统研究与临床工作的中青年学者共同编写，收集了所有常见的遗传性肾结石疾病，包括原发性高草酸尿症、特发性高草酸尿症、Bartter 综合征、Dent 病、遗传性低磷血症性佝偻病伴高钙尿、家族性低镁血症伴高钙尿症和肾钙质沉着症、黄嘌呤尿症、胱氨酸尿症、遗传性多囊肾、特发性肾小管酸中毒等。每章将具体讨论各类遗传性肾结石病中基因缺陷对结石形成的影响，并从疾病的发现简史、病因机制、病理生理学、临床表现、遗传分类、诊断与鉴别诊断、治疗、预后与预防等几个方面进行多维度系统讲解；同时，遗传性肾结石相关的新观点、新发现也会在本书中逐一介绍。本书引证丰富、例证广泛，囊括了国内外最先进的研究成果；脉络清晰、重点突出，便于读者查询解析；全面详尽、实用性强，有较高的应用参考价值。

　　遗传学肾结石属罕见病，临床表现多样，易被误诊或漏诊，因此，需要进一步研究，以利用疾病异质性开发早期诊断技术，并逐步发展除对症处理以外的治疗策略。本书以遗传性肾结石为切入点，旨在有效提高我国泌尿系统结石病的整体诊疗和研究水平，扩大相关研究队伍，培养相关研究与教学人才，为今后的新诊断、新治疗、新发展作引玉之砖。

　　本书在编写过程中获得了著名泌尿外科专家叶章群教授的特别关心，他为本书题名、写序；刘同族教授、李胜副教授、曾宪涛副教授、刘浩然博士等为本书的编写付出了辛勤劳动。在此一并表示衷心的感谢。

　　因篇幅和编者学识水平的局限性，本书难免存在疏漏和不妥之处，敬请各位读者不吝指正，提出宝贵意见，以望再版时修正，以飨读者。

徐　华

2021 年 11 月 1 日于武汉

目　　录

第一章　高钙尿性肾结石

高钙尿性肾结石是一种综合征，指钙过量地排入尿中，使尿钙增加，从而形成肾结石的疾病。公认的高钙尿定义是连续两个 24 小时尿钙大于 $0.1mmol/(kg \cdot 24h)$。高钙尿性肾结石的疾病包括常染色体显性特发性高钙尿症、常染色体显性低钙血症、Bartter 综合征、Dent 病、遗传性低磷血症伴高钙尿症、家族性低镁血症伴高钙尿症和肾钙质沉着症、远端肾小管酸中毒等。

第一节　特发性高钙尿症

特发性高钙尿症(idiopathic hypercalciumuria，IH)为无明显基础病因的尿钙排泄过多，是高钙尿症的最常见原因。"特发性高钙尿症"1953 年由 Albright 首先提出，用于描述一组有高钙尿表现且不伴有高钙血症的复发性钙结石患者，该概念一直沿用至今。目前高钙尿症状被怀疑是遗传和环境因素的相互作用的结果。随着饮食习惯的改变，结石的发病率和化学成分会发生一定变化。在遗传因素上，特发性高钙尿症可以表现是常染色体显性遗传单基因疾病，也可以作为多基因特征的一部分。尿钙排泄增加可能是由于过度吸收或肾钙漏。特发性高钙尿症患者血钙正常，甲状旁腺激素(normal parathyroid hormone，PTH)浓度正常，但骨密度通常较低。IH 的治疗措施主要是改善饮食习惯和药物干预，以预防结石形成。饮食管理包括增加液体摄入量、限制盐摄入、动物蛋白质限制和维持正常的钙摄入

1

量。噻嗪类利尿剂可通过减少尿钙排泄有效预防钙结石形成，是目前治疗IH 的主要药物。

一、疾病简史

1953 年，Albright 等首先报道一组原因不明的肾结石伴血钙正常，而尿钙排泄增加的疾病症状，被命名为特发性尿钙增多症。该病有明显家族性遗传倾向，可能与常染色体显性遗传缺陷有关，所致的基因突变引起多种物质转运异常，尤其是维生素 D 代谢紊乱。

1980 年始，IH 与小儿血尿的关系日益受到重视。在小儿人群中发现2.2%~6.2% 为无症状性 IH，有报告 53% 以上儿童高钙尿症可出现尿石症。研究发现 51/122(42%) 高钙尿症的儿童有肾结石，在原因不明的钙结石中，约有 18/21(81%) 有特发性高钙尿症。

1990 年始，认为本病是一种 X 染色体连锁性隐性遗传病，主要与 CLC氯通道的家族中 CLC-5 基因 CLCN5 变异有关。

二、人体钙稳态与高钙尿

对正常钙稳态的了解，有助于理解尿钙排泄升高的潜在机制。人体中钙转运的主要部分是肠、骨和肾，这些部位的细微失调均可能导致高钙尿(图 1.1.1)。西方饮食习惯里，人体每天摄入大约 800mg 钙，吸收约160mg 钙。全身绝大多数的钙(>99.5%) 包含骨矿物质相，钙的代谢中存在恒定的骨形成和骨吸收过程，在非生长、非骨质疏松个体中相等。肾脏滤过约 10800mg 钙，除被吸收的 160mg 外，所有钙均被重吸收并经尿液排泄。高钙尿源于肠道吸收增强或骨矿物质吸收，不包括肾脏不能充分重吸收滤过的钙。

大多数摄入的钙(约 90%) 在小肠吸收，剩余的钙在盲肠和升结肠吸收。钙吸收有两种不同的机制：主动跨细胞转运途径，被动细胞旁途径(图 1.1.2)，主动转运途径主要存在于十二指肠。钙通过上皮钙通道TRPV6 穿过顶膜。一旦钙被吸收，就结合到特定的钙结合蛋白 D9k。钙结

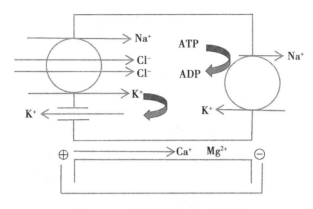

图 1.1.1 人体中的离子运输简图

合蛋白 D9k 的钙隔离作用有两个目的：降低细胞内钙水平，促进钙进一步进入细胞；并作为转运蛋白促进钙外排，使钙离子从细胞顶侧穿梭至基底侧膜。钙也可以通过钙-ATP 酶和钠进行钙交换。前者需要消耗能量，因为钙逆电场和化学梯度方向运输。维生素 D 的活性形式——$1,25-(OH)_2D_3$ 促进钙的跨细胞吸收，促进 TRPV6、钙结合蛋白 D9k 和基底外侧钙-ATP 酶的合成。

细胞外液(extracellular fluid，ECF)和骨之间的钙交换还会影响细胞外液(ECF)钙水平。当处于中性钙平衡时，钙进入骨的速率与其吸收率处于平衡状态。骨骼钙稳态是成骨细胞和破骨细胞活性之间的平衡。该过程的主要调节因子是 PTH 和 $1,25-(OH)_2D_3$。甲状旁腺激素(PTH)对骨的主要作用是刺激其吸收。甲状旁腺素钙感知受体(CaR)感知并通过血清钙浓度调节甲状旁腺素钙的水平，当被高血清钙水平激活时，它会抑制甲状旁腺素的分泌。在 PTH 的影响下，成骨细胞增加了核因子 κB 受体激活体配体(RANKL)的分泌，RANKL 是破骨细胞形成和分化的重要细胞因子。此外，PTH 抑制成骨细胞分泌骨保护素(OPG)，是 RANKL 的可溶性受体拮抗剂。因此，在 PTH 的影响下，RANKL/OPG 的比值有利于破骨细胞的活化和骨吸收。正常生理水平的 $1,25-(OH)_2D_3$ 抑制 PTH 诱导的 RANKL 的 mRNA 的表达，可能对骨吸收有抑制作用。

3

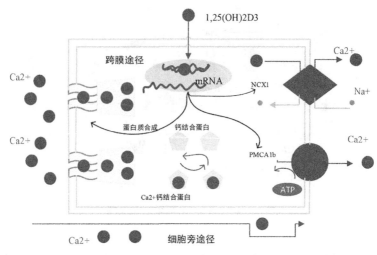

图 1.1.2　钙离子的转运方式

与主要定位于十二指肠的主动转运相反,被动转运发生在十二指肠下方的小肠节段。被动钙吸收通过细胞旁途径吸收钙。被动钙吸收的主要决定因素是含钙液体保留在特定肠段的时间长度。一般而言,在钙摄入充足或高的状态下,被动转运占主导地位。当钙摄入量较低时,主动转运系统发生上调,通过该系统的吸收可能占总数的 50%。

调节钙稳态的最后一步是肾脏排泄胃肠道吸收的精确钙量。钙的离子化部分以及与其他离子而非与蛋白质络合的部分均可被肾小球自由滤过。有 60%~70% 的滤过钙在近曲小管重吸收,20%~25% 在髓袢升支粗段(TAL)重吸收,8%~10% 在远曲小管(DCT)重吸收,只有 1% 的滤过钙最终经尿液排泄。

近端肾单位中的绝大多数钙重吸收通过细胞旁机制发生。早期微穿刺研究表明,近端小管液中的钙浓度与肾小球滤液中的钙浓度基本相等,表明与水和钠一致的等渗吸收。Henle TAL 中的钙重吸收通过细胞旁和跨细胞机制发生。细胞旁钙重吸收取决于钠-钾-2 氯化物协同转运蛋白(Na^+ -K^+ -2Cl^-)建立的电梯度,随后钾泄漏回管腔,产生正电位差,允许细胞旁钙转运。在 PTH 存在的情况下,TAL 中发生跨细胞转运。近曲小管和 TAL

后，剩余的大多数钙吸收发生在 DCT 中。DCT 中的重吸收跟更近端部位相比存在一些差异。在 DCT 中，钙吸收主要通过需要能量的跨细胞机制发生，并与钠解离。DCT 中的钙吸收受激素调控，如 PTH 和潜在的 $1,25$-$(OH)_2D_3$。

肾小球滤液中钙的重吸收依赖于上皮钙通道（TRPV5）和特定钙结合蛋白（Calbindin-d28k）的作用。与钙结合蛋白 D9k 一样，钙结合蛋白 D28k 的生物合成依赖于 $1,25$-$(OH)_2D_3$。通过钙-ATP 酶和钠进行钙交换，从而排出钙，使其穿过细胞基底外侧膜。DCT 是对最终尿液浓度最敏感的部位，如上所述，它也是钙重吸收的激素调节部位。正是这种直接的调节，使得钙离重吸收与钠解偶联。PTH 和 $1,25$-$(OH)_2D_3$ 似乎在 mRNA 和蛋白水平上调控 TRPV5。与未切除甲状旁腺的对照组相比，切除甲状旁腺的大鼠 TRPV5、钙结合蛋白 D28k 和钙-ATP 酶水平降低，给予 PTH 可使这些蛋白恢复。

细胞外钙浓度通过 CaR 的作用调节肾脏钙的重吸收。CaR 主要在转运钙的肾小管节段中表达。在 CaR 调节肾脏钙重吸收的作用中皮质 TAL 最为显著，它调节细胞旁和跨细胞钙重吸收。基底外侧 CaR 通过减少钾反漏进入小管和减少跨上皮细胞电位差来抑制钙重吸收。钙激活 CaR 还可抑制 PTH 介导的钙重吸收，在常染色体显性遗传低钙血症和高钙尿症家族中发现功能获得突变，证明了 CaR 的临床相关性。

三、特发性高钙尿症的发病机制

IH 以在正常或限钙饮食情况下，血钙水平正常而尿钙水平异常升高为特征，患者外周血中甲状旁腺激素、磷和 $1,25$- 二羟维生素 D_3 [$1,25$-$(OH)_2D_3$]水平正常，多伴有泌尿系统结石和骨质疏松等病变；由于超过 80% 的肾结石以钙为基础，故高钙尿症是肾结石形成的主要代谢特征。该病根据引起 IH 病变部位可分为 3 类：①吸收性高钙尿症/肠道源性 IH（absorptive hypercalciuria），由肠道对钙的吸收异常增多引起；②重吸收性高钙尿症/骨源性 IH（resorptive hypercalciuria），由骨转换增多、骨钙流失增多引起；③肾漏性高钙尿症/肾脏源性 IH（renal leak hypercalciuria），由肾小管钙转运缺陷造成的钙丢失引起，该型常伴有肠吸收和骨动员增多。

（一）肠道源性 IH

肠道钙吸收增加可归纳为四种情况：①饮食钙升高，维生素 D 正常；②饮食钙正常，原发性维生素 D 合成增加；③饮食钙正常，因肾小管重吸收磷减少，致继发性维生素 D 合成增加；④饮食钙和血维生素 D 均正常，维生素 D 受体数目增加，从而增加肠钙吸收。饮食摄取的钙主要在小肠被吸收入血液循环。在小肠中，钙主要通过跨细胞机制被吸收。在跨细胞吸收途径中，Ca^{2+}通过小肠上皮细胞的顶端钙通道（CaT1/ECaC，即 TRPV6/TRPV5）进入细胞内，在细胞质中与钙结合蛋白 D9K 结合。在细胞的基底外侧面，再利用 Ca^{2+}-ATP 酶（PMCA）产能通过细胞膜。

$1,25\text{-}(OH)_2D_3$是维生素 D 的活性代谢物，是体内钙代谢内环境稳定和骨骼矿化的调节者。循环中的 25-OH-维生素 D 通过肾单位近端小管的 1α-羟化酶的羟化作用而生成 $1,25\text{-}(OH)_2D_3$，在肠道源性 IH 患者中，由于 1α-羟化酶的功能失调，使 $1,25\text{-}(OH)_2D_3$ 生成速率增加，导致血清 $1,25\text{-}(OH)_2D_3$水平升高。后者促进肠道对钙吸收增加，导致尿钙排泄增多。

研究结果表明，肠黏膜上皮中，$1,25\text{-}(OH)_2D_3$-VDR 复合体可上调包括 Calbindin、TRVP5 和 TRVP6 等细胞表面钙通道蛋白的表达，这些蛋白参与肠道钙离子的主动转运过程。因此，有学者认为通道蛋白表达的上调引起的机体对 $1,25\text{-}(OH)_2D_3$或其类似物的敏感性升高，可能是引起肠道钙吸收异常增多进而诱发高钙尿症的主要原因。

1993 年，研究者对 IH 动物模型的研究发现，模型组大鼠肠道中维生素 D 受体（VDR）的表达是对照组的 2 倍。Bushinsky 等认为，GHS 大鼠中高比率的维生素 D 反应性基因的表达介导了高钙尿症的发生。VDR 数量的增多和功能的增强是 GHS 大鼠出现 IH 的一个重要的分子病理基础。

这一重要的作用机制在人类中也得到了初步的验证。Favus 等在 10 例男性 IH 肾结石患者中发现其外周血单核细胞表达的 VDR 水平很高(与正常对照组比较,平均增加 2 倍)。由于外周血单核细胞表达的 VDR 水平并不能可靠反映出肠道和肾脏等重要靶组织上的 VDR 水平,因此,将 GHS 大鼠中得出的结论推广到人类中尚存在局限性,还有待于今后进一步深入的研究证实。

(二)肾脏源性 IH

肾小管中钙跨上皮转运有细胞旁途径和跨细胞途径两种。细胞旁途径的转运依赖于细胞膜两侧的电化学梯度,并受到紧密连接蛋白(claudin)的调控;跨细胞途径则通过细胞顶端进入、跨细胞质转运、基底外侧出膜等步骤实现。Worcester 等的研究结果表明,即使血甲状旁腺激素分泌、肾负荷处于同等水平,IH 患者的餐后尿钙水平也较对照组显著升高,这提示高钙尿症可能主要由肾小管重吸收功能发生障碍引起。

1. 肾脏近端小管

由肾小球滤过的钙首先会在近端小管中被重吸收。近端小管对钙的重吸收机制十分复杂,主要通过细胞旁途径,少部分由钠-质子交换蛋白-3(NHE-3)驱动进行转运。动物实验证实,敲除 NHE-3,会引起尿钙增多和骨钙减少。在肾脏近端小管分布的钠磷转运蛋白(Na^+-P transporter)已被证实参与了某些遗传性小管病变所致的高钙尿症的发生,其中编码钠依赖磷酸盐运输蛋白 2a(NaPi-Ⅱa)的基因 SLC34A1 的变异可以引起 2 型肾小管性范可尼综合征(renotubular Fanconi syndrome type 2,FRTS2),以及遗传性低血磷佝偻病伴高钙尿症(hereditary hypophosphatemic rickets with hypercalciuria,HHRH)。这两种常染色体隐性遗传疾病均伴有高钙尿症。

此外,肾小管上皮细胞的 CaSR 在 IH 致病中的作用也引起了诸多关注。敏感受体(Calcium-sensing receptor,CaSR)是 G 蛋白耦连血浆细胞膜受体家族中的一员,广泛表达于组织中(甲状旁腺、肾脏和胃肠道等)。肾脏的 CaSR 位于近端肾单位的基底外侧的血浆细胞膜上,生理功能是感受血清钙的升高,减少肾脏对钙的重吸收,增加尿钙排泄,降低血钙水平。

Maiti 等的体外研究结果证实，近端小管细胞 CaSR 的活化可上调 VDR 的表达。Capasso 等则在动物实验中发现，敲除 CaSR 或给予 CaSR 阻滞剂，可抑制肾小管上皮细胞对钙离子的重吸收。

2. 髓袢升支粗段

髓袢升支粗段主要通过细胞旁途径重吸收钙，该过程受紧密连接蛋白 14、16 和 19 等调控，其重吸收的驱动力主要源于钠-钾-氯化物协同转运蛋白 (NKCC) 2 和基底外侧钠钾 ATP 酶对钠的重吸收。肾间质钙浓度上升会激活基底外侧 CaSR，降低 NKCC2 活性，并直接调节细胞旁途径对钙的通透性。其中，NKCC2 和伴随的向内整流通道 (ROMK) 的编码基因突变会引起一种常染色体隐性遗传疾病，即 Bartter 综合征；该综合征以高钙尿症和低钾性碱中毒等为特征，间接证实了 NKCC2 和 ROMK 在尿钙调节中的重要作用。

影响髓袢升支粗段对钙重吸收的另一个重要因素是紧密连接蛋白。作为细胞间紧密连接的组成部分，紧密连接蛋白能调节肾小管对小离子、溶质和水的通透性。其中，紧密连接蛋白 14、16 和 19 在髓袢升支粗段可形成复合体，共同调节髓袢升支粗段对钙的重吸收。编码紧密连接蛋白 16、19 的基因 CLDN16、CLDN19 的变异与家族性低血镁高钙尿症 (familial hypomagnesemia with hypercalciuria and nephrocalcinosis，FHHNC) 的发生相关。迄今，已发现 68 个与 FHHNC 发生有关的 CLDN16 和 CLDN19 的变异位点。除了 CLDN16、CLDN19 外，在一些全基因组关联研究中还发现，CLDN14 的变异也同样与高尿钙、低骨密度，以及尿路结石的形成有关。

除外上述两个因素，在髓袢升支粗段大量分布的 CaSR 对钙的重吸收也发挥了重要的调节作用。对家族性多发性肾结石患者的基因组学研究发现，多个基因突变与 CaSR 相关，从而为证明 CaSR 与 IH 之间的关系提供了有力证据。其他相关研究发现，CaSR 的激活会上调 CLDN14 的表达，进而抑制钙的重吸收，可能导致高钙尿症和肾结石形成。

3. 肾脏远端小管、连接小管和集合管

尽管肾脏远端小管、连接小管只重吸收约 15% 的肾小球滤出钙，但它是主动的、耗能的重吸收，同时也是尿钙调节激素作用的部位。在远端小管中，钙离子的转运主要是通过跨细胞途径实现。钙离子通过 TRPV5 通道进入小管的顶端细胞，并与细胞内的钙结合蛋白 D28k 结合，再通过钠-钙交换体（NCX）1 和钙 ATP 酶（PMCA）4 离开细胞基底侧，与此同时，钠通过 NCC（DCT1）或上皮钠通道（ENaC、DCT2 和 CNT）进入细胞，并通过基底外侧钠钾 ATP 酶离开细胞。

远端小管和连接小管部分上皮细胞的顶端高表达 TRPV5，其在体内钙稳态的调节中发挥重要作用。Joost 等用 TRPV5 基因敲除的小鼠研究发现敲除小鼠除尿量增多、尿磷酸排泄增多、尿液酸性外，还发现其尿钙排泄量比正常对照组高出 6 倍，但是肾小球滤过率（GFR）没有明显变化。这提示高钙尿发生、钙重吸收障碍及尿钙排泄增多，不是由肾小球滤过所引起，而是 TRPV5 的本身缺陷所致，这也说明 TRPV5 具有单独引起 IH 发病的可能性。

TRPV5 与钙结合蛋白及钠钙交换泵 NCX、钙-ATP 酶泵 PCMA1b 的表达是互相关联、影响的。在肾脏的 DCT2 和 CNT 中，这些蛋白是一个有机联系的转运过程，任何一个转运蛋白表达异常都可以直接或间接影响尿钙的重吸收。对敲除小鼠研究还发现，其钙结合蛋白和 NCX1 的 mRNA 表达水平也是下降的，而且在给以 $1,25\text{-}(OH)_2D_3$ 刺激后，仍然不能增加其表达。这不仅提示 TRPV5 对 Calbindin-D28k 和 NCX1 的表达有关联作用，而且也提示 TRPV5 在尿钙重吸收中可能起主要作用。

凡是调节钙代谢的激素均对 TRPV5 有调节作用，目前经典的钙调节激素有 $1,25\text{-}(OH)_2D_3$、降钙素及甲状旁腺素（PTH）。作为 $1,25\text{-}(OH)_2D_3$ 敏感性靶蛋白，单独用 $1,25\text{-}(OH)_2D_3$ 处理过的小鼠，定量 PCR 显示在肾脏 TRPV5 的表达比未用 $1,25\text{-}(OH)_2D_3$ 处理的对照组要高 3 倍，而在十二指肠 TRPV5 的表达则比对照组增加 6 倍。相反在敲除小鼠中血浆 $1,25\text{-}(OH)_2D_3$ 浓度增高以代偿 TRPV5 的不足。

降钙素在肾脏的作用以及对 TRPV5 的直接调控尚未见详细报道，Katos 等研究发现，在转录水平上，降钙素能激活并增强 1-α 羟化酶的基因表达，而 $1,25\text{-}(OH)_2D_3$ 本身却对 1-α 羟化酶的基因表达起负调节作用，具体机制仍然不清楚。

PTH 对钙的调节是多系统、多途径的，就肾脏而言，除通过磷酸化蛋白激酶 C(PKC)和磷酸化蛋白激酶 A(PKA)外，Van 等发现，甲状旁腺切除的大鼠，血浆 PTH 水平是下降的，肾脏 TRPV5 的表达也是下降的，而给以 PTH 补偿疗法则恢复了肾脏的尿钙重吸收。这提示 PTH 刺激尿钙的重吸收是通过增加尿钙转运蛋白的表达来实现的，包括增加 TRPV5 的表达。

此外，Hoenderop 等发现，17-β-雌二醇处理后的大鼠 TRPV5 的 mRNA 表达水平比正常对照组高出 2.5 倍，而这种作用是 17-β-雌二醇独立引起的，是不依赖 $1,25\text{-}(OH)_2D_3$ 的。这个研究证实了雌激素对钙代谢、对 TRPV5 的作用，与临床上妇女绝经前少见钙丢失、骨质疏松、IH 发病少于男性的现实相符合。

而在人类，TRPV5 基因的罕见错义突变可引起复发性肾结石。Wang 等的研究发现，编码 TRPV5 的 L530R 基因的突变可直接破坏 TRPV5 的结构并抑制钙转运活动，从侧面提示了 TRPV5 在高钙尿症发生中的作用。集合管一般不参与钙的重吸收，集合管中的钙浓度通常取决于上游的近端小管、髓袢升支粗段和远端小管对钙的重吸收程度。

(三)骨源性 IH

1982 年的研究结果显示，IH 患者在低钙饮食情况下，尿钙水平仍高于血钙水平，进而造成骨钙的重度流失，其后又有多项研究发现 IH 患者可出现骨重吸收速率、骨转化速率加快和骨密度降低等现象。Weisinger 等认为，除了肠道钙吸收增加和肾漏出钙增加之外，骨钙动员增加也是草酸钙结石患者伴高钙尿症的原因之一。Heiberg 等也发现，尿钙水平是决定骨密度的一个重要因素，尿钙增多与骨密度的降低存在着一定的关联。Weisinger 等报道，应用阿屈膦酸盐对 IH 患者治疗 1 年后，尿钙明显减少，尿羟脯氨酸降低，松质骨密度增加，而且与血中单核细胞体外白细胞介素

1α 产量、白细胞介素 1αmRNA 表达减低相一致，这一结果提示骨代谢在 IH 的初始发病过程中具有重要意义。

近年来，尽管有学者利用动物模型研究发现，IH 患者骨骼中的 VDR 升高是导致其骨钙吸收增多并引起高钙尿症的原因，但其具体机制仍待进一步研究后明确。此外，由于 1,25-(OH)$_2$D$_3$ 也刺激破骨细胞对骨的再吸收过程，因此伴 1,25-(OH)$_2$D$_3$ 水平增高的骨源性 IH 患者可能存在着骨再吸收增强的过程，从而促使尿钙排泄的增加。目前仍然尚未明了 IH 与原发性骨代谢失调、骨矿化程度降低的因果关系，仍有待于进一步深入研究。

四、其他潜在发病机制

(一)甲状旁腺素

甲状旁腺素是影响钙代谢的重要激素，原发性甲状旁腺功能亢进 (primary hyperparathyroidism，PH)过去被认为是肾结石的重要病因，与肾型高钙尿存在负钙平衡、骨密度降低有关，同时也是高钙尿症的继发因素之一，但 IH 患者血甲状旁腺素水平变化报道不一。值得注意的是，分析血甲状旁腺素的方法多采用针对甲状旁腺素分子的某一特定区域的抗血清，因抗体敏感性不同测定值也不同。

一般认为，肾脏源性 IH 合并轻度的继发性甲状旁腺功能亢进 (secondary hyperparathyroidism，SH)，肠吸收型 IH 患者的甲状旁腺素水平可能被抑制。PH 及肾漏型 IH 均表现为禁食性高钙尿、尿中的腺苷酸环化酶(Cyclic adenosine monophosphate，cAMP)升高，而肠吸收型 IH 禁食时尿钙及 cAMP 正常。

钙负荷后，PH 患者 cAMP 仍持续升高，而肾漏型 IH 则转为正常，提示肾漏型 IH 持续肾漏出钙可引起 SH，这种 SH 在服钙时受到抑制。多数学者的研究证实，肾漏型 IH 患者尿中 cAMP 较肠吸收型 IH 仅轻度升高，无统计学意义，且低钙饮食时尿钙排泄与 cAMP 无关，甚至有报道显示 IH

伴肾结石患者可出现与 $1,25\text{-}(OH)_2D_3$ 上调相关的甲状旁腺功能低下，因此，甲状旁腺素在 IH 发病尤其是肾漏型 IH 的作用是次要的。

(二)肾磷的漏出

Wlliams 等对 15 例肾结石患者的研究发现，该组患者的尿磷与 10 例对照组相比明显升高。口服钙负荷试验后患者肾小管对磷的重吸收降低，活性维生素 D3 的浓度也升高。但一组对 1270 例自发性肾结石患者的研究发现，60.9% 的患者有高钙尿，但仅有 2.4% 的患者有肾磷漏出的增加，故肾磷漏出引起的低血磷可能只对少数 IH 患者有意义。肾磷漏出增加尚不能提供一个公认的假说来解释所有的 IH 发病机制。

(三)饮食中钙的摄入量

人类每天大约食入 1000mg 钙，其中仅有 160mg 的钙被消化道吸收，又经尿液排出等量的 160mg 钙，但人却没有变成石头。因此，可推论，24 小时高钙尿的原因仅有两个：患者食入过多，或者吸收过多的钙。我们知道，在相同时刻，钙的食入量与消化道的吸收量呈正相关曲线，但稍后曲线变得较为平坦。这是由于 $1\alpha\text{-}$羟化酶的活性产生的对钙摄入抑制的作用，以及维生素 D 代谢产物的抑制作用所致。因此，认为 IH 是一种钙的饮食性疾病，这种说法是没有说服力的。而且，对肾结石形成者和正常对照组的饮食调查中，从未提示钙作为营养元素在二者之间有何差异，但草酸盐、蔬菜纤维和肉蛋白的食入则有显著的差异。

(四)遗传因素

高钙尿与尿石症的患病有关，在高钙尿症患儿中，家庭中尿石症的患病率为 46%~69%，阳性家族史似乎是最重要的危险因素。钙尿石病常见的家族聚集性与常染色体显性遗传最相关。许多候选基因已被认为与高钙尿的发病机制有关，如可溶性腺苷酸环化酶、钙敏感受体(CASR)、维生素 D 受体、氯通道-5、磷酸钠共转运体-2 和 claudin-16。

Reed 在 3 个常染色体显性 AIH 家族的遗传连锁研究中，将 3 个严重吸收性高钙尿家族的缺陷定位到染色体 1q23.3-q24 序列。其中含 ADCY10 基因，该基因编码一个二价阳离子和碳酸氢盐传感器，以及与 AIH 的相对风险增加 2.2~3.5 倍相关（$P<0.02$）。Vezzoli 在 CASR 基因中发现了一个单核苷酸多态性 Arg990Gly，占钙排泄总方差的 4.1%。Imamura 等人和 Giuffre 等人描述了 3 个无血缘关系的高钙尿患儿，他们分别有 4q33-qter 和 4q31.3-qter 缺失，这可能是该区域高钙尿的潜在相关基因。

目前，高钙性状被怀疑是多基因作用的结果，需要遗传和环境因素的相互作用。Trinchieri 很好地证实了环境的作用，他指出，随着饮食习惯的改变，结石的发病率和化学成分都发生了变化。20 世纪初，尿酸铵引起的膀胱结石在欧洲较为常见。目前由于我们的饮食富含蛋白质、精制碳水化合物和钠，输尿管或肾脏中主要是钙质结石。

特发性高钙尿症可作遗传为常染色体显性模式的单基因疾病，或作为多基因遗传特征的一部分。尿钙排泄增加可由过量吸收（吸收性特发性高钙尿（AIH））或肾钙漏引起。特发性高钙尿症患者血钙正常，甲状旁腺素（PTH）浓度正常，但通常骨密度低。迄今为止，有报道称两个基因——腺苷酸环化酶10（ADCY10）、维生素 D 受体（VDR），与 AIH 的病因有关。此外，在高钙性结石患者中也发现了其他潜在的有害等位基因。在加拿大，法裔肾结石和 IH 家族的遗传连锁研究中，位点位于 12q12-q14 序列，其中包含 VDR 基因。

在两例低磷血症结石形成患者中也发现了 VDR 的杂合子变异。这两例患者未出现高钙尿症，但尚不清楚是否有正式的评估。通过对一个西班牙家族染色体 9q33.2-q34.2 序列的连锁研究，已定位到常染色体显性高钙尿症和肾结石的基因座；这个区域包含大约 170 个基因，目前为止，导致这种形式的特发性高钙尿的基因还没有被确定。

（五）VDR 分子的潜在作用

有许多单基因疾病导致肾脏钙排泄过多，IH 也被证明是一种可遗传的疾病。然而，它似乎是多基因疾病。为了更好地研究 IH，通过对 Sprague Dawley 大鼠高钙尿后代的连续近交，开发了高钙尿大鼠品系。大鼠近交系已超过 65 代，目前排出的尿钙是对照大鼠的 8～10 倍，几乎普遍形成肾结石。该品系现在被称为遗传性高钙尿结石形成 (GHS) 大鼠。由于可以精确控制大鼠的饮食和环境，并完全收集其排泄物，因此可以通过使用大鼠，以人类不可能的方式研究高钙尿和结石形成。

正常的钙稳态依赖于肠道吸收、骨吸收和肾脏排泄的相互作用，任何这些部位的失调均可导致高钙尿。在 GHS 大鼠中研究了高钙尿症的每种潜在机制。IH 患者的肠道钙吸收通常增加，GHS 大鼠可吸收过量的膳食钙。当雌性 GHS 大鼠和对照组被给予低钙饮食时，尽管 GHS 大鼠的肠钙转运量较对照组少，但 GHS 大鼠肠钙转运量的增幅较对照组更大。1,25-$(OH)_2D_3$ 水平的上升，提示这些大鼠对这种激素的作用更敏感。

随后的研究表明，与对照组相比，GHS 大鼠的维生素 D 受体 (VDR) 密度增加，而 1,25-$(OH)_2D_3$ 受体对 1,25-$(OH)_2D_3$ 的亲和力增加。VDR 密度和钙吸收的增加虽然能够单独产生高钙尿表型，但不排除肾脏或骨处理钙的失调。将 GHS 大鼠喂食低钙饲料后，与喂食对照饲料的大鼠相比，观察到高钙尿症相同的饮食，实际排泄的尿钙多于其饮食中的钙。虽然额外钙的来源必须来自骨矿物质，但过量钙排泄可能是由于骨或肾脏的转运缺陷造成的。

切除 GHS 大鼠的甲状旁腺，在相同的钙滤过负荷下，排泄的钙远远多于对照大鼠，表明除了肠道钙吸收的原发性增加外，GHS 大鼠还存在肾小管钙重吸收的原发性缺陷。许多 IH 患者已被证明存在肾小管钙重吸收缺陷。GHS 大鼠的骨骼可被动释放钙或对 1,25-$(OH)_2D_3$ 更敏感，与这些大鼠的肠道相似。当 GHS 和对照组的大鼠在含有生理量的 1,25-$(OH)_2D_3$ 的培养基中培养，GHS 大鼠骨中的钙排除量远远多于对照组。同样，GHS 大鼠骨骼中的 VDR 多于对照组。对喂食低钙饲料的 GHS 大鼠给予阿仑膦酸钠 (一种骨吸收抑制剂)，导致尿钙排泄减少，表明骨吸收增加是导致高钙尿的原因。GHS 大鼠骨和肾脏中的 VDR 数量增加。使用连锁分析，大鼠染色体 1 上的一个区域与 GHS 大鼠的高钙尿症相关，但截至目前，尚未确定特定的基因产物。由于 GHS 增加了肠道中 VDR 的数量，研究者试图检查 IH 患者组织中骨和肾脏的受体密度，难以通过测量 IH 患者组织中 1,25-(OH)$_2$D$_3$ 的浓度，以估算 VDR 受体的密度；然而，Favus 报道了 IH 患者的单核细胞 VDR 数量增加。

五、临床表现

(一)高钙尿

尿钙清除率与饮食、儿童年龄及种族密切相关。在相同的饮食条件下，黑人儿童的尿钙低于白人儿童。考虑到这种差异性，在疾病诊断中，当尿钙排泄量超过 4~5mg(kg·天)时，通常诊断为高钙尿，当尿钙/肌酐比值(UCa/Cr)高于 0.20~0.25mg/mg 时，通常怀疑为高钙尿。假设每日尿液中的钙消除遵循高斯分布，约 5% 的健康儿童将发生高钙尿。这些限值不适用于生理上单位体重尿钙高的婴儿，婴儿尿常规中高达 0.80 或 0.40~0.50mg/mg 的 UCa/Cr 值很可能分别在出生后第一年和儿童早期，处于正常上限。事实上，婴儿高钙尿症"本身"的诊断是相当有疑问的，必须使用钙消除的变化来估计疾病或外源性药物在其幼年时的高钙尿效应。特发性高钙尿症的诊断要求存在正常钙血症且不存在导致肠道钙吸收过多(维生素 D、高钙摄入)、肾小管钙重吸收减少(呋塞米、肾小管病)或骨吸收恶化(制动、代谢性酸中毒、皮质类固醇)的可识别原因。

(二)血尿

31% 的高钙尿患儿可有血尿表现。高钙尿引起血尿的机制尚不清楚，可能是尿钙微结晶在尿路上皮产生一过性损伤所造成。这与 1 例儿童特发性高钙尿症的典型表现一致，该儿童尽管无症状，但一过性排尿 2~3 次伴肉眼血尿。高钙尿症和持续性镜下血尿之间的关系并不明确，两种疾病之间可能存在因果关系，但很难找到共同的致病机制。钙结晶可以解释排尿症状的出现，如排尿困难、尿频和尿急，在一些高钙尿儿童中为明显症状。

(三)尿石症

高钙尿症是儿童尿石症中发现的最常见的代谢异常，在19%的结石儿童中发现为单一风险因素，在高达40%～70%的病例中，与其他风险因素(如高尿酸尿、低柠檬酸尿、高草酸尿、胱氨酸尿症等)合并存在。5%有症状的特发性高钙尿症患儿诊断为尿石症。无法预测哪些特发性高钙尿症儿童在儿童期会发生尿路结石。虽然没有明确定义，但在尿钙水平极高、尿石症阳性家族史和复发性肉眼血尿时风险会增加。在这方面，肾脏超声下小的强回声点有时被检测到，作为孤立的，通常是短暂的发现，在特发性高钙尿症患儿中的预后意义尚不清楚，但可能不代指发生尿石症的风险增加。一些研究声称，特发性高钙尿症与膀胱输尿管反流、复发性尿路感染、遗尿、复发性腹痛、蛋白尿的因果关系仍有待证明。

(四)骨密度降低

有研究表明，30%～40%的特发性高钙尿症患儿具有低骨矿物质密度，骨密度降低可能与尿石症、低柠檬酸尿和骨量减少的家族史有关。这些患者骨密度降低的发生机制目前仍不明确，尚不清楚是否由骨形成减少和/或骨吸收增加所致。

六、诊断

(一)实验室检查

(1)血液检查：血钙正常，血磷可降低，碱性磷酸酶增高，血清甲状旁腺激素浓度升高。

(2)尿液检查：尿钙增多，女性尿钙>6.25mmol/24h(250mg/24h)，男性尿钙>7.5mmol/24h(300mg/24h)。Uca/Ucr>0.21；可有轻度血尿、蛋白

尿，无管型尿，可见草酸钙磷酸盐结晶；尿浓缩功能受损。合并感染时尿白细胞增多。

(3)钙负荷试验：方法为低钙低磷饮食 3 天，第 4 天给钙(15mg/kg)静脉滴注于 5 小时内滴完，其后 3 小时测血钙；并留 24 小时尿测尿钙。

结果判断：如尿钙排出量减去每天基础尿钙排量其值超过滴入钙量的 50%；尿磷排泄量在滴注钙后的第 4~12 小时较第 0~4 小时降低 20%，则判断为阳性。

(二)临床检查

若 24 小时尿钙定量>0.1mmol/kg，尿钙/肌酐>0.21；血钙正常，排除已知的导致高钙尿症的疾病后，即可诊断为特发性高钙尿症。用于进行 24 小时尿钙测定的尿液标本必须是在进行一周的饮食控制(每天进食 100g 肉类，不进食奶制品、高钙水、乙醇或摄入过多盐类)后，采集连续 2 天内 2 个 24 小时的尿液。若 24 小时的尿钙定量降低至 0.07mmol/kg，则提示高钙尿症与饮食有关。

表 1-1-1 总结了受推荐的 IH 的初步诊断方法。值得注意的是，高钙尿症和高尿酸尿症经常相关，这两种疾病都与血尿、结石和下尿路症状有关。DEXA 测量骨密度应仅限于伴有尿石症、骨质疏松症家族史或尿钙水平极高的患者。确定特发性高钙尿症病理生理类型的特殊功能试验并不常规适用。在特殊情况下，可使用口服锶负荷评估钙吸收。

表 1-1-1　　　　　　　　**特发性高钙尿症的初步诊断方法**

病史	尿路结石、血尿和/或高钙尿
	药物服用史：维生素 D、呋塞米、钙盐、皮质类固醇
	饮食特征
体格检查	详细的体格检查，包括生长参数：体重、身高

续表

实验室检查：血液	总钙、磷酸盐、碱性磷酸酶、酸碱平衡、离子钙、镁、白蛋白、总蛋白、肌酐、尿酸、钠、钾、渗透压，以及甲状旁腺激素、25羟基维生素D
实验室检查：随机尿液	尿成分的分析、培养、钙/肌酐比值
实验室检查：24h尿液	钙、磷、镁，肌酐、尿素、尿酸、钠、钾、渗透压、柠檬酸盐
图像研究	肾-泌尿系统超声检查

七、鉴别诊断

(一)Fanconi综合征

主要临床表现是由于近端肾小管对多种物质重吸收障碍而引起的葡萄糖尿、氨基酸尿、不同程度的磷酸盐尿、碳酸氢盐尿和尿酸等有机酸尿，亦可同时累及近端和远端肾小管，伴有肾小管蛋白尿和电解质过多丢失，以及由此引起的各种代谢继发症，如高氯性酸中毒、低钾血症、高尿钙和骨代谢异常等。但由于同时存在多尿症状，很少发生肾结石和肾钙化。

(二)甲状旁腺功能亢进

除特有的临床表现外，主要表现为PTH升高、血钙升高、血磷下降。而特发性尿钙增多症中钙离子一般正常，血磷和PTH常接近正常低限。

(三)骨髓瘤

临床表现蛋白尿、肾病综合征、慢性肾小管功能不全及急慢性肾衰竭。主要由于轻链大量沉积在肾脏及高钙血症引起的上述症状。肾活检和骨髓穿刺可作确诊依据。

(四)肾小管酸中毒

尿钙排出增多,血钙下降。临床表现骨痛及病理性骨折。伴有尿路结石,易继发尿路感染,甚至肾脏钙化。肾小管浓缩功能受损,呈现低比重尿,碱性尿。

(五)髓质海绵肾

本病是一种先天性良性肾脏囊肿性疾病,主要临床表现为血尿,多为镜下血尿,易有肾结石,引起腰痛、肾绞痛、尿路感染等。累及远端肾小管表现为肾浓缩酸化功能下降,肾静脉造影可作为诊断的主要手段。

八、治疗与预后

很明显,IH 是一种全身性疾病,高钙尿症患者倾向于发生全身性钙转运失调。治疗的重点是通过减少尿钙排泄预防结石形成,目标是减少相对于固相的过饱和,如草酸钙或磷酸钙。治疗可分为饮食方法和药物方法。

(一)控制饮食

所有 IH 患者的饮食管理应包括增加液体摄入量,限制盐摄入,限制蛋白摄入,以及维持适合年龄和性别的钙饮食。Borghi 前瞻性地检查了液体摄入的作用。发生 1 次肾钙结石的患者随机接受高饮水量(定义为每天产生至少 2L 尿液)与不治疗。高饮水量组结石较少,结石复发时间较长,尿过饱和次数较低。因此,应建议限制饮食中的钠,因为钙排泄与钠排泄齐头并进,较低的钠摄入量将降低钠和钙排泄。

高动物蛋白饮食可导致结石形成。膳食蛋白质可诱导轻度酸中毒,因为骨的矿物质相可缓冲额外的质子,从而导致骨矿物质溶解。酸中毒也直接降低肾小管对钙的重吸收,导致柠檬酸盐排泄减少。柠檬酸盐与尿钙结合,阻止钙与草酸盐或磷酸盐结合。动物蛋白质的代谢还导致尿酸的生成,尿酸增加了结石形成的风险。

虽然饮食钙限制可有效减少高钙尿症患者的钙排泄，但有大量证据表明，饮食钙限制会增加结石形成的风险。在一项超过 45000 例无肾结石既往史的男性前瞻性队列研究中，钙摄入量最高五分位数(平均 1326mg/d)的男性与最低五分位数(平均 516mg/d)的男性相比，形成的结石较少。该结果得到了一项随机对照试验的支持，该试验比较了低钙饮食(400mg/d)与正常钙(1200mg/d)、低钠、低蛋白饮食。研究 5 年后，接受低钙饮食的男性比接受正常钙、低钠、限制蛋白质饮食的男性形成更多的结石(38.3% vs 20%)。尽管高钙尿症减少相当，但与草酸钙相比，接受正常钙饮食的男性尿液过饱和减少更快且持续，主要是由于尿草酸盐减少。尽管本研究未专门比较不同水平的膳食钙，但由于接受正常钙饮食的患者也有盐和蛋白质限制，因此本研究支持高钙尿症患者应避免低钙饮食的思路。低钙饮食可通过减少肠道草酸钙结合促进结石形成，使更多的草酸盐被吸收。由此产生的草酸盐负荷过度导致高草酸盐尿和相对于草酸钙的过饱和增加。低钙饮食的一个主要问题是，它可能导致比摄入更多的钙排泄，导致骨脱矿。事实上，IH 患者通常会出现骨密度降低。

(二)利尿剂

噻嗪类利尿剂可减少尿钙排泄，因此，其适用于对饮食中蛋白质和盐限制不能解决高钙尿的患者。氯噻酮可减少尿钙排泄和肠内钙吸收；然而，尿钙排泄的减少超过了肠道钙吸收的减少，导致钙潴留。已有多项随机对照试验检查噻嗪类利尿剂对钙结石患者的影响。在三项临床试验中，最长期(>3 年)治疗组的新结石形成发生率(14%~17%)均显著低于对照组(40%~46%)。噻嗪类利尿剂治疗中常见的副作用是低钾血症。解决这一问题的策略包括：增加膳食钾摄入量，给予补充钾和/或保钾利尿剂。阿米洛利是首选的保钾利尿剂，因为氨苯蝶啶可能沉淀并易进一步形成结石。补充钾，可以枸橼酸钾的形式给药。几项随机对照试验证实了柠檬酸盐治疗患者的复发性结石形成率降低。

(三)IH 儿童干预措施

大多数特发性高钙尿症患儿不需要治疗。必须鼓励家庭通过提供大量液体和减少钙排泄来稀释儿童的尿液，通过限制动物蛋白和氯化钠的过度口服摄入，这在西方社会的儿童中很常见。必须指导家属不要提供低钙饮食，因为这样做存在对身体生长和骨骼健康产生不良影响的风险。此外，某些形式的高钙尿症不依赖于饮食，也不能从饮食限制钙中获益，而钙限制又可能增加草酸盐的尿排泄。即使高钙尿持续存在，应警惕对绝大多数患者使用药物治疗或更严格的饮食限制。通过对预防特发性高钙尿症并发症的药物干预的医学文献进行的系统性综述得出结论，噻嗪类和中性磷酸钾可降低有症状患者的钙尿，并且噻嗪类给药 5 个月至 3 年，可减少结石复发次数和结石形成率。补钾和噻嗪类利尿剂也被证明对成人钙形成有有益作用。在少数特发性高钙尿症和低骨密度的儿童和青少年中，腰椎平均 Z 评分为-2.0±0.3，给予双膦酸盐 6~18 个月，尿钙排泄恢复正常，骨密度改善至 Z 评分介于-0.8~0.8 之间。

因此，特发性高钙尿症患者可能从药物治疗中获益，尽管这些患者的治疗持续时间是一个尚未解决的问题，但需要密切监测这些药物的不良副作用，并与潜在获益进行平衡。

(四)预后

本病如早期诊断和治疗，预后尚好。病情严重迁延时间较长者，则可致多种并发症，如反复尿路感染、结石，造成尿路梗阻性肾脏损害，终致肾功能衰竭。

（晏鑫　刘同族）

参考文献

1. Albright F, Henneman P, Benedict P H, et al. Idiopathic hypercalciuria: a preliminary report[J]. Proc R Soc Med, 1953,46(12):1077-81.

2. Zerwekh J E, Hughes M R, Reed B Y, et al. Evidence for normal vitamin D receptor messenger ribonucleic acid and genotype in absorptive hypercalciuria [J]. J Clin Endocrinol Metab, 1995,80(10):2960-5.

3. Bataille P, Fardellone P, Ghazali A, et al. Pathophysiology and treatment of idiopathic hypercalciuria[J]. Curr Opin Rheumatol,1998,10(4):373-88.

4. Lloyd S E, Pearce S H, Fisher S E, et al. A common molecular basis for three inherited kidney stone diseases[J]. Nature,1996,379(6564):445-9.

5. Fisher S E, van Bakel I, Lloyd S E, et al. Cloning and characterization of CLCN5, the human kidney chloride channel gene implicated in Dent disease (an X-linked hereditary nephrolithiasis) [J]. Genomics, 1995, 29 (3): 598-606.

6. Monk R D, Bushinsky D A. Kidney stones[M]. Philadelphia: WB Saunders, 2003:1411-1425.

7. Monk R D, Bushinsky D A. Nephrolithiasis and nephron calcinosis [M]. London: Mosby,2003:731-744.

8. Hoenderop J G, Nilius B, Bindels R J. Calcium absorption across epithelia[J]. Physiol Rev, 2005, 85(1):373-422.

9. Bronner F, Pansu D. Nutritional aspects of calcium absorption[J]. J Nutr, 1999, 129(1):9-12.

10. Suda T, Ueno Y, Fujii K, Shinki T. Vitamin D and bone[J]. J Cell Biochem, 2003, 88(2):259-66.

11. Ba J, Friedman PA. Calcium-sensing receptor regulation of renal mineral ion transport[J]. Cell Calcium, 2004, 35(3):229-37.

12. Frick K K, Bushinsky D A. Molecular mechanisms of primary hypercalciuria [J]. J Am Soc Nephrol, 2003, 14(4):1082-95.

13. Hoenderop J G J, Müller D, van der Kemp AWCM, et al. Calcitriol controls the epithelial calcium channel in kidney[J]. J Am Soc Nephrol, 2001, 12(7): 1342-1349.

14. Hebert S C, Brown E M, Harris H W. Role of the Ca(2+)-sensing receptor in divalent mineral ion homeostasis[J]. J Exp Biol, 1997, 200(Pt 2):295-302.

15. Motoyama H I, Friedman P A. Calcium-sensing receptor regulation of PTH-dependent calcium absorption by mouse cortical ascending limbs[J]. Am J Physiol Renal Physiol, 2002, 283(3):F399-406.

16. Pearce S H, Williamson C, Kifor O, et al. A familial syndrome of hypocalcemia with hypercalciuria due to mutations in the calcium-sensing receptor[J]. N Engl J Med, 1996, 335(15):1115-1122.

17. Worcester E M, Coe F L. New insights into the pathogenesis of idiopathic hypercalciuria[J]. Semin Nephrol, 2008, 28(2):120-132.

18. Christakos S, Li S, De La Cruz J, et al. Vitamin D and the intestine: review and update[J]. J Steroid Biochem Mol Biol, 2020, 196:105501.

19. Bai S, Favus M J. Vitamin D and calcium receptors: links to hypercalciuria [J]. Curr Opin Nephrol Hypertens, 2006, 15(4):381-5.

20. Karnauskas A J, van Leeuwen J P, van den Bemd G J, et al. Mechanism and function of high vitamin D receptor levels in genetichypercalciuric stone-forming rats[J]. J Bone Miner Res, 2005, 20(3):447-54.

21. Mensenkamp A R, Hoenderop J G, Bindels R J. Recent advances in renal tubular calcium reabsorption[J]. Curr Opin Nephrol Hypertens, 2006, 15(5):524-529.

22. Meyer M B, Watanukim KIMS, et al. The human transient receptor potential vanilloid type 6 distal promoter contains multiple vitamin D receptor binding sites that mediate activation by 1,25-dihydroxy vitamin D3 in intestinal cells [J]. Mol Endocrinol, 2006, 20(6):1447-1461.

23. Lix Q, Tembe V, HorwitzG M, et al. Increased intestinal vitamin D receptor in

genetic hypercalciuric rats: a cause of intestinal calcium hyperabsorption[J]. J Clin Invest, 1993, 91(2):661-667.

24. Hess B, Casez J P, Takkinen R, et al. Relative hypoparathyroidism and calcitriol up-regulation in hypercalciuric calcium renal stone formers impact of nutrition[J]. Am J Nephrol, 1993,13(1):18-26.

25. Favus M J, Karnauskas A J, Parks J H, et al. Peripheral blood monocyte vitamin D receptor levels are elevated in patients with idiopathic hypercalciuria [J].J Clin Endocrinol Metab, 2004, 89(10):4937-4943.

26. Moor M B,Bonny O. Ways of calcium reabsorption in the kidney[J]. Am J Physiol Renal Physiol, 2016, 310(11): F1337-50.

27. Worcester E M,Bergsland K J,Gillen D L,et al. Evidence for increased renal tubule and parathyroid gland sensitivity to serum calcium in human idiopathic hypercalciuria[J]. Am J Physiol Renal Physiol, 2013, 305(6): F853-60.

28. Pan W, Borovacj, Spicer Z, et al. The epithelial sodium/proton exchanger, NHE3,is necessary for renal and intestinal calcium(re) absorption[J]. Am J Physiol Renal Physiol, 2012, 302 (8): F943-56.

29. Demir K, Yildiz M, Bahat H, et al. Clinical heterogeneity and phenotypic expansion of NaPi-Ⅱaassociated disease[J]. J Clin Endocrinol Metab, 2017, 102(12): 4604-4614.

30. Fujii T,Shiozaki Y,Segawa H,et al. Analysis of opossum kidney NaPi-Ⅱc sodium-dependent phosphate transporter to understand Pi handling in human kidney[J]. Clin Exp Nephrol, 2019, 23(3):313-324.

31. Maiti A, Hait N C, Beckman M J. Extracellular calcium-sensing receptor activationinduces vitamin D receptor levels in proximal kidney HK-2G cells by a mechanism that requires phosphorylation of p38alpha MAPK[J]. J Biol Chem, 2008, 283(1): 175-183.

32. Capasso G, Geibel P J, Damiano S, et al. The calcium sensing receptor modulates fluid reabsorption and acid secretion in the proximal tubule[J].

Kidney Int, 2013, 84(2):277-284.

33.Simon D B, Karet F E, Rodriguez-Soriano J, et al. Genetic heterogeneity of Bartter's syndrome revealed by mutations in the K+ channel, ROMK[J]. Nat Genet, 1996, 14(2): 152-156.

34.Simon D B, Karet F E, Hamdan J M, et al. Bartter's syndrome, hypokalaemic alkalosis with hypercalciuria, is caused by mutations in the Na-K-2Cl cotransporter NKCC2[J]. Nat Genet, 1996, 13(2): 183-188.

35.Simon D B, Lu Y, Choatek A, et al. Paracellin-1, a renaltight junction protein required for paracellular Mg2+ resorption[J]. Science, 1999, 285 (5424): 103-106.

36.Naeem M, Hussains, Akhtar N. Mutation in the tight-junction gene claudin 19 (CLDN19) and familial hypomagnesemia, hypercalciuria, nephrocalcinosis (FHHNC) and severe ocular disease[J]. Am J Nephrol, 2011, 4(3): 241-248.

37.Perdomo-Ramirez A, Aguirre M, Davitaia T, et al. Characterization of two novel mutations in the claudin-16 and claudin-19 genes that cause familial hypomagnesemia with hypercalciuria and nephrocalcinosis[J]. Gene, 2019, 89: 227-234.

38.Toka H R, Genovese G, Mount D B, et al. Frequency of rare allelic variation in candidate genes among individuals with low and high urinary calcium excretion [J]. PLoS One, 2013,8(8): e71885.

39.Thorleifsson G, Holm H, Edvardsson V, et al. Sequence variants in the CLDN14 gene associate with kidney stones and bone mineral density[J]. Nat Genet, 2009, 41(8): 926-930.

40.Howles S A, Wiberg A, Goldsworthy M, et al. Genetic variants of calcium and vitamin D metabolism in kidney stone disease[J]. Nat Commun, 2019, 10 (1): 5175.

41.Dimke H, Desaip, Borovac J, et al. Activation of the Ca^{2+}-sensing receptor increases renal claudin-14 expressionandurinary Ca^{2+} excretion [J]. Am J Physiol Renal Physiol,2013, 304(6): F761-F769.

42. Costanzo L S, Windhager E E. Calcium and sodium transport by the distal convoluted tubule of the rat[J]. Am J Physiol, 1978, 235(5): F492-506.

43. Hoenderop J G, Van Leeuwen J P, Van D E, et al. Renal Ca^{2+} wasting, hyperabsorption,and reduced bone thickness in mice lacking TRPV5[J]. J Clin Invest, 2003, 112(12): 1906-1914.

44. Hoenderop J G, van Leeuwen J P, van der Eerden B C, et al. Renal Ca^{2+} wasting,hyperabsorption,and reduced bone thickness in mice lacking TRPV5 [J]. J Clin Invest, 2003, 112(12):1906-1914.

45. Van Cromphaut S J, Dewerchin M, Hoenderop J G, et al. Duodenal calcium absorption in vitamin D receptor-knockout mice: functional and molecular aspects[J]. Proc Natl Acad Sci USA, 2001, 98(23):13324-13329.

46. Kato S. Genetic mutation in the human 25-hydroxyvitamin D3-1 alpha-hydroxylase gene causes vitamin D-dependent rickets type I[J]. Mol Cell Endocrinol, 1999, 156(1-2):7-12.

47. Van Abel M, Hoenderop J G, Dardenne O, et al. 1, 25-dihydroxyvitamin D(3)-independent stimulatory effect of estrogen on the expression of ECaC1 in the kidney[J]. J Am Soc Nephrol, 2002, 13(8):2102-2109.

48. Palsson R, Indridason O S, Edvardsson V O, et al. Genetics of common complex kidney stone disease: insights from genome-wide association studies [J]. Urolithiasis, 2019, 47(1): 11-21.

49. Wang L, Holmes R P, Peng J B. The L530R variation associated with recurrentkidney stones impairs the structure and function of TRPV5 [J]. Biochem Biophys Res Commun, 2017, 492(3):362-367.

50. Coe F L, Favus M J, Crockett T, et al. Effects of low-calcium diet on urine calcium excretion,parathyroid function and serum 1,25(OH)2D3 levels in patients with idiopathic hypercalciuria and innormal subjects[J]. Am J Med,

1982, 72(1): 25-32.

51. Weisinger J R, Alonzo E, Bellorín-Font E, et al. Possible role of cytokines on the bone mineral loss in idiopathic hypercalciuria[J]. Kidney Int, 1996, 49(1):244-250.

52. Heilberg I P, Weisinger J R. Bone disease in idiopathic hypercalciuria[J]. Curr Opin Nephrol Hypertens, 2006, 15(4):394-402.

53. Weisinger J R, Alonzo E, Machado C, et al. Papel del hueso en la fisiopatología de la hipercalciuria idiopática. Efecto del aminobisfosfonato alendronato[Role of bones in the physiopathology of idiopathic hypercalciuria: effect of amino-bisphosphonate alendronate][J]. Medicina (B Aires), 1997, 57:45-48.

54. Frick K K, Asplin J R, Krieger N S, et al. 1, 25 (OH) 2D3-enhanced hypercalciuria ingenetic hypercalciuric stone-forming rats fed a low-calcium diet[J]. Am J Physiol Renal Physiol, 2013, 305(8): F1132-F1138.

55. Gambaro G, Vezzoli G, Casari G, et al. Genetics of hypercalciuria and calcium nephrolithiasis: from the rare monogenic to the common polygenic forms[J]. Am J Kidney Dis, 2004, 44(6):963-986.

56. Bataille P, Fardellone P, Ghazali A, et al. Pathophysiology and treatment of idiopathic hypercalciuria[J]. Curr Opin Rheumatol, 1998, 10(4):373-388.

57. Hess B, Casez JP, Takkinen R, et al. Relative hypoparathyroidism and calcitriol up-regulation in hypercalciuric calcium renal stone formers—impact of nutrition[J]. Am J Nephrol, 1993,13(1):18-26.

58. Williams C P, Child D F, Hudson P R, et al. Inappropriate phosphate excretion in idiopathic hypercalciuria: the key to acommon cause and future treatment[J]. J Clin Pathol, 1996, 49(11):881-888.

59. Polito C, La Manna A, Cioce F, et al. Clinical presentation and natural course of idiopathic hypercalciuria in children[J]. Pediatr Nephrol, 2000, 15(3-4):211-214.

60.Spivacow F R, Negri A L, del Valle E E, et al. Metabolic risk factors in children with kidney stone disease [J]. Pediatr Nephrol, 2008, 23 (7): 1129-1133.

61.Curhan G C, Willett W C, Rimm E B, et al. Family history and risk of kidney stones[J]. J Am Soc Nephrol, 1997, 8(10):1568-1573.

62.Loredo-Osti J C, Roslin N M, Tessier J, et al. Segregation of urine calcium excretion in families ascertained for nephrolithiasis: evidence for a major gene [J]. Kidney Int, 2005, 68(3):966-971.

63.Vezzoli G, Soldati L, Gambaro G. Update on primary hypercalciuria from a genetic perspective[J]. J Urol, 2008, 179(5):1676-1682.

64.Reed B Y, Heller H J, Gitomer W L, et al. Mapping a gene defect in absorptive hypercalciuria to chromosome 1q23.3-q24 [J]. J Clin Endocrinol Metab, 1999, 84(11):3907-1913.

65.Reed B Y, Gitomer W L, Heller H J, et al. Identification and characterization of a gene with base substitutions associated with the absorptive hypercalciuria phenotype and low spinal bone density[J]. J Clin Endocrinol Metab, 2002, 87(4):1476-1485.

66.Vezzoli G, Tanini A, Ferrucci L, et al. Influence of calcium-sensing receptor gene on urinary calcium excretion in stone-forming patients[J]. J Am Soc Nephrol, 2002, 13(10):2517-2523.

67.Imamura K, Tonoki H, Wakui K, et al. 4q33-qter deletion and absorptive hypercalciuria: report of two unrelated girls[J]. Am J Med Genet, 1998, 78 (1):52-54.

68.Giuffrè M, La Placa S, Carta M, et al. Hypercalciuria and kidney calcifications in terminal 4q deletion syndrome: further evidence for a putative gene on 4q [J]. Am J Med Genet A, 2004, 126A(2):186-190.

69.Moe O W, Bonny O. Genetic hypercalciuria[J]. J Am Soc Nephrol, 2005, 16 (3):729-745.

70.Resnick M,Pridgen D B,Goodman H O. Genetic predisposition to formation of calcium oxalate renal calculi[J]. N Engl J Med, 1968, 278(24):1313-1318.

71.Trinchieri A. Epidemiology of urolithiasis[J]. Arch Ital Urol Androl, 1996, 68:203-249.

72.Scott P,Ouimet D,Valiquette L,et al. Suggestive evidence for a susceptibility gene near the vitamin D receptor locus in idiopathic calcium stone formation [J]. J Am Soc Nephrol, 1999, 10(5):1007-1013.

73.Halbritter J,Baum M,Hynes A M,et al. Fourteen monogenic genes account for 15% of nephrolithiasis/nephrocalcinosis[J]. J Am Soc Nephrol, 2015, 26 (3):543-551.

74.Braun D A,Lawson J A,Gee H Y,et al. Prevalence of Monogenic Causes in Pediatric Patients with Nephrolithiasis or Nephrocalcinosis[J]. Clin J Am Soc Nephrol, 2016, 11(4):664-672.

75.Wolf M T,Zalewski I,Martin F C,et al. Mapping a new suggestive gene locus for autosomal dominant nephrolithiasis to chromosome 9q33.2-q34.2 by total genome search for linkage [J]. Nephrol Dial Transplant, 2005, 20(5): 909-914.

76.Moe O W,Bonny O. Genetic hypercalciuria[J]. J Am Soc Nephrol, 2005, 16 (3):729-745.

77.Yao J J,Bai S,Karnauskas A J,Bushinsky D A,et al. Regulation of renal calcium receptor gene expression by 1,25-dihydroxyvitamin D3 in genetic hypercalciuric stone-forming rats[J]. J Am Soc Nephrol, 2005, 16(5): 1300-1308.

78.Bushinsky D A, Asplin J R. Thiazides reduce brushite, but not calcium oxalate,supersaturation,and stone formation in genetic hypercalciuric stone-forming rats[J]. J Am Soc Nephrol, 2005, 16(2):417-424.

79.Karnauskas A J,van Leeuwen J P,van den Bemd G J,et al. Mechanism and function of high vitamin D receptor levels in genetic hypercalciuric stone-forming rats[J]. J Bone Miner Res, 2005, 20(3):447-454.

80. Bushinsky D A, Grynpas M D, Nilsson E L, et al. Stone formation in genetic hypercalciuric rats[J]. Kidney Int, 1995, 48(6):1705-1713.

81. Bushinsky D A, Asplin J R, Grynpas M D, et al. Calcium oxalate stone formation in genetic hypercalciuric stone-forming rats[J]. Kidney Int, 2002, 61(3):975-987.

82. Evan A P, Bledsoe S B, Smith S B, et al. Calcium oxalatecrystal localization and osteopontin immunostaining in genetic hypercalciuric stone-forming rats [J]. Kidney Int, 2004, 65(1):154-161.

83. Bushinsky D A, Favus M J. Mechanism of hypercalciuria in genetic hypercalciuric rats. Inherited defect in intestinal calcium transport[J]. J Clin Invest, 1988, 82(5):1585-1591.

84. Kim M, Sessler N E, Tembe V, et al. Response of genetic hypercalciuric rats to a low calcium diet[J]. Kidney Int, 1993, 43(1):189-196.

85. Yao J, Kathpalia P, Bushinsky D A, et al. Hyperresponsiveness of vitamin D receptor gene expression to 1,25-dihydroxyvitamin D3. A new characteristic of genetic hypercalciuric stone-forming rats[J]. J Clin Invest, 1998, 101(10): 2223-2232.

86. Li X Q, Tembe V, Horwitz G M, et al. Increased intestinal vitamin D receptor in genetic hypercalciuric rats. A cause of intestinal calcium hyperabsorption [J]. J Clin Invest, 1993, 91(2):661-667.

87. Krieger N S, Stathopoulos V M, Bushinsky D A. Increased sensitivity to 1,25 (OH)2D3 in bone from genetic hypercalciuric rats[J]. Am J Physiol, 1996, 271(1 Pt 1):C130-135.

88. Tsuruoka S, Bushinsky D A, Schwartz G J. Defective renal calcium reabsorption in genetic hypercalciuric rats[J]. Kidney Int, 1997, 51(5):

1540-1547.

89. Bushinsky D A, Neumann K J, Asplin J, et al. Alendronate decreases urine calcium and supersaturation in genetic hypercalciuric rats[J]. Kidney Int, 1999, 55(1):234-243.

90. Hoopes R R Jr, Reid R, Sen S, et al. Quantitative trait loci for hypercalciuria in a rat model of kidney stone disease[J]. J Am Soc Nephrol, 2003, 14(7): 1844-1850.

91. Favus M J, Karnauskas A J, Parks J H, et al. Peripheral blood monocyte vitamin D receptor levels are elevated in patients with idiopathic hypercalciuria [J]. J Clin Endocrinol Metab, 2004, 89(10):4937-4943.

92. Avner E D, Harmon W E, Niaudet P, et al. Pediatric nephrology[M]. 5th edn. Berlin: Springer Berlin Heidelberg, 2004.

93. La Manna A, Polito C, Marte A, et al. Hyperuricosuria in children: clinical presentation and natural history[J]. Pediatrics, 2001, 107(1):86-90.

94. Manz F, Kehrt R, Lausen B, et al. Urinary calcium excretion in healthy children and adolescents[J]. Pediatr Nephrol, 1999, 13(9):894-899.

95. Matos V, van Melle G, Boulat O, et al. Urinary phosphate/creatinine, calcium/ creatinine, and magnesium/creatinine ratios in a healthy pediatric population [J]. J Pediatr, 1997, 131(2):252-257.

96. Parekh D J, Pope J C 4th, Adams M C, et al. The association of an increased urinary calcium-to-creatinine ratio, and asymptomatic gross and microscopic hematuria in children[J]. J Urol, 2002, 167(1):272-274.

97. Penido M G, Lima E M, Souto M F, Tupinambá A L, França A. Hypocitraturia: a risk factor for reducedbone mineral density in idiopathic hypercalciuria? [J]. Pediatr Nephrol, 2006, 21(1):74-88.

98. Polito C, La Manna A, Cioce F, et al. Clinical presentation and natural course of idiopathic hypercalciuria in children[J]. Pediatr Nephrol, 2000, 15(3-4):

211-214.

99. Polito C, La Manna A, Nappi B, et al. Idiopathic hypercalciuria and hyperuricosuria: family prevalence of nephrolithiasis [J]. Pediatr Nephrol, 2000, 14(12):1102-1104.

100.Schwaderer A L, Cronin R, Mahan J D, et al. Low bone density in children with hypercalciuria and/ornephrolithiasis [J]. Pediatr Nephrol, 2008, 23 (12):2209-2214.

101.Spivacow F R, Negri A L, del Valle E E, et al. Metabolic risk factors in children with kidney stone disease [J]. Pediatr Nephrol, 2008, 23 (7): 1129-1133.

102.Srivastava T, Alon U S. Pathophysiology of hypercalciuria in children [J]. Pediatr Nephrol, 2007, 22(10):1659-1673.

103.Srivastava T, Schwaderer A. Diagnosis and management of hypercalciuria in children [J]. Curr Opin Pediatr, 2009, 21(2):214-219.

104. Stapleton F B. Idiopathic hypercalciuria: association with isolated hematuriaand risk for urolithiasis in children. The Southwest Pediatric Nephrology Study Group [J]. Kidney Int, 1990, 37(2):807-811.

105.Stapleton FB. Hematuria associated with hypercalciuria and hyperuricosuria: a practical approach [J]. Pediatr Nephrol, 1994, 8(6):756-761.

106.Stapleton F B, Roy S 3rd, Noe H N, et al. Hypercalciuria in children with hematuria [J]. N Engl J Med, 1984, 310(21):1345-1348.

107.Borghi L, Meschi T, Amato F, et al. Urinary volume, water and recurrences in idiopathic calcium nephrolithiasis: a 5-year randomized prospective study [J]. J Urol, 1996, 155(3):839-843.

108.Lemann J Jr, Bushinsky D A, Hamm L L. Bone buffering of acid and base in humans [J]. Am J Physiol Renal Physiol, 2003, 285(5):F811-832.

109.Bataille P, Charransol G, Gregoire I, et al. Effect of calcium restriction on renal excretion of oxalate and the probability of stones in the various pathophysiological groups with calcium stones[J]. J Urol, 1983,130(2): 218-223.

110. Borghi L, Schianchi T, Meschi T, et al. Comparison of two diets for the prevention of recurrent stones in idiopathic hypercalciuria[J]. N Engl J Med, 2002,346(2):77-84.

111. Coe F L, Parks J H, Bushinsky D A, et al. Chlorthalidone promotes mineral retention in patients with idiopathic hypercalciuria[J]. Kidney Int, 1988,33 (6):1140-1146.

112. Laerum E, Larsen S. Thiazide prophylaxis of urolithiasis. A double-blind study in general practice[J]. Acta Med Scand, 1984,215(4):383-389.

113. Ettinger B, Citron J T, Livermore B, et al. Chlorthalidone reduces calcium oxalate calculous recurrence but magnesium hydroxide does not[J]. J Urol, 1988,139(4):679-684.

114. Borghi L, Meschi T, Guerra A, et al. Randomized prospective study of a nonthiazide diuretic, indapamide, in preventing calcium stone recurrences [J]. J Cardiovasc Pharmacol, 1993,22 Suppl 6:S78-86.

115. Ettinger B, Pak C Y, Citron J T, et al. Potassium-magnesium citrate is an effective prophylaxis against recurrent calcium oxalate nephrolithiasis[J]. J Urol, 1997,158(6):2069-2073.

116. Barcelo P, Wuhl O, Servitge E, et al. Randomized double-blind study of potassium citrate in idiopathic hypocitraturic calcium nephrolithiasis[J]. J Urol, 1993,150(6):1761-174.

117. Vezzoli G, Soldati L, Gambaro G. Hypercalciuria revisited: one or many conditions? [J]. Pediatr Nephrol, 2008,23(4):503-506.

118. Zerwekh J E. Bone disease and idiopathic hypercalciuria[J]. Semin Nephrol, 2008,28(2):133-142.

第二节　常染色体显性遗传性低钙血症伴高钙尿症

常染色体显性低钙血症伴高钙尿症(autosomal dominant hypocalcemia with hypercalciuria，ADHH)是一种以甲状旁腺功能减退症伴高钙尿症为特征的遗传性疾病。大多数 ADHH 患者具有钙敏感受体(calcium-sensitive receptors，CaSR)基因突变。CaSR 基因控制甲状旁腺分泌物的产生，该基因的突变可以通过血清钙水平的变化来检测。CaSR 基因的激活突变导致家族性或散发性 ADHH。

一、ADHH 简史

1994 年，*Nature Genetics* 杂志首次报道了 CaSR 基因中的错义突变(Glu128Ala)会导致一个家庭的受影响成员发生家族性低钙血症。与表达野生型受体的卵母细胞相比，表达突变受体的非洲爪蟾卵母细胞在响应 Ca^{2+} 时表现出更大幅度的肌醇 1,4,5-三磷酸增加。从而可得出结论，这种细胞外结构域突变在低 Ca^{2+} 浓度下增加了受体的活性，导致这种突变杂合子患者的低钙血症。

两年后，新英格兰医学杂志首次提到了"钙敏感受体突变导致的低钙血症和高钙尿症家族性综合征"，研究了钙敏感受体功能获得性突变导致家族性低钙血症伴高钙尿症表型的可能性。据 6 个亲属的低钙血症和正常的血清甲状旁腺激素浓度，被诊断为常染色体显性甲状旁腺功能减退症，这表明钙敏感受体存在缺陷。在钙敏感受体的细胞外域中检测到 5 个杂合错义突变(Asn118Lys、Phe128Leu、Thr151Met、Glu191Lys 和 Phe612Ser)，并显示出与疾病共分离。对 HEK-293 细胞中三种突变受体的功能表达的分析表明，剂量-反应曲线发生了变化，因此产生细胞中总肌醇磷酸酯半数最大增加所需的细胞外钙浓度显著增加($P=0.02$ 至 $P<0.001$)低于野生型受体所需量。从而可得出结论，钙敏感受体的功能获得性突变与家族性低钙血症

伴高钙尿症综合征有关，需要与甲状旁腺功能减退症相鉴别。

随后，陆续有文献报道了与 ADHH 相关的 CaSR 基因突变，多达几十种，但这些突变是否皆为致病变异仍有待进一步验证。

二、遗传与病理生理学

钙敏感受体基因（CaSR）位于染色体 3q13.3~q21 上，编码一种含有 1078 个氨基酸的细胞表面蛋白，在甲状旁腺和肾脏中表达，属于 G 蛋白偶联受体家族，在维持细胞外钙离子稳态中起关键作用。CaSR 的突变可能导致钙稳态失调，表现为家族性良性低钙尿症伴高钙血症（familial benign hypocalciuria with hypercalcemia，FBHH）、新生儿严重甲状旁腺功能亢进症（NSHPT）或 ADHH。FBHH 的人群患病率约为一万六千分之一，ADHH 的人群患病率约为七万分之一，NSHPT 则更为罕见。

CaSR 为机体维持钙稳态，保持正常生理功能的关键分子。CaSR 的活化可抑制甲状旁腺激素分泌，减少肾小管钙的重吸收，促进甲状腺 C 细胞降钙素分泌。CaSR 失活性突变可引起 FBHH 及 NSHPT，激活性突变引起 ADHH。获得性甲状旁腺功能亢进时病变甲状旁腺中 CaSR 表达减少，CaSR 基因多态性可能与甲状旁腺功能亢进症的临床表现严重程度相关。CaSR 也是自身免疫性甲状旁腺功能减退症的关键自身抗原。

家族性良性高钙血症，也称为家族性低钙尿症伴高钙血症（即 ADHH）。患有这种常染色体显性遗传疾病的患者，通常无症状，终生血清钙浓度升高，同时尿钙排泄量降低。钙敏感受体基因的两种突变与低钙血症的关联，使我们推测其功能获得性突变的表型可能是低钙血症伴高钙尿症。

2012 年，Hannan 等人的研究确认了 70 个 CaSR 突变，并报道了 25 个与 ADHH 相关的突变。CaSR 基因的激活突变，也称为杂合性功能获得，导致家族性或散发性 ADHH。据报道，大多数 CaSR 基因的激活突变都是从头错义突变。最近有研究报道了 CaSR 基因的新型激活突变（c.2474A>T [p. Tyr825Phe]）的第一个新生儿 ADHH 病例报告。该突变对应于跨膜结构域。CaSR 由 1078 个氨基酸组成，由 7 个跨膜结构域组成的胞外结构域和一个胞内尾巴组成，由位于染色体 3q13.3-21 上的 CaSR 基因的 6 个外显子编码。该研究报道的患者出现了一个新的 CaSR 基因变异，而其表现出与之前报道的 CaSR 基因突变病例相同的临床特征(低钙血症、高磷血症和高钙尿)。如果保守评分在疾病预测中可靠，因其 Phastcon 和 GERP 评分都很高(分别为 0.994 和 5.89)，那么 c.2474A>T (p.Tyr825Phe)变异可能是致病因素。此外，该患者的变异发生在 p.T825P，在对照组人群中并未发现，与其他致病变异(p.A824P 和 p.T828N)的位置相似。因此，认为此新生儿患者的 CaSR 基因变异可能是一种新的 ADHH 致病变异。

使用 TruSightOne 测序板对患者进行了靶向外显子测序，结果在 CaSR 基因的第 7 外显子中发现了一个杂合的新变异 c.2474A>T(p.Tyr825Phe)，经 Sanger 测序证实，在对父母进行的 Sangel 测序中没有发现相同的变异。因此，患者被发现有一个全新的 CaSR 基因激活突变。该突变的 SIFT 评分为 0，polyphen2HVAR 评分为 0.994。

然而，并非所有测序结果指示的突变皆为致病性突变，有学者研究发现，以往被认为是复发性突变的 Glu250Lys 突变体是功能中性的多态性，即证明了在 ADHH 中功能表征研究的价值，且发现 VFTD 裂隙在细胞外 Ca^{2+} 结合和 CaSR 功能调节中起主要作用。作为在 CaSR 的数据库中的一个经常性突变，Glu250Lys 变体被发现在 FHH 和 ADHH 患者中包含了进化上保守的 Glu250 残基，因此被认为可能不是突变，而是功能中性的多态性。研究人员对其进行了进一步的功能表征，发现 Glu250 和 Lys250CaSR 具有相似的 EC50，从而证实了 Glu250Lys 不是 CaSR 突变而是其多态性之一。虽然此研究强调了对 CaSR 突变体进行功能表征的价值，然而，由于时间和成本的限制，这项工作很难进行全部完善。当前 ADHH 具体的诊断、治疗等临床实践主要还是靠患者的临床表现来发挥指导作用。

三、临床表现

多数的 ADHH 患者会表现出不同程度的无症状轻度低钙血症，少数患者在婴儿期会出现癫痫发作，并可能在成年后复发。尽管患者低钙血症可能会引起抽搐，但大多数患者表现为无症状或间歇性肢体麻木、手足痉挛、肌肉收缩和喉部痉挛等轻微症状。若患者用维生素 D 的活性代谢物治疗以纠正低钙血症，则会导致显著的高钙尿症、肾钙质沉着症、肾结石和肾功能损害等严重并发症(图 1.2.1)，而在停止维生素 D 治疗后，相关症状则可出现部分可逆。低钙血症、高磷血症和低镁血症这些生化特征与甲状旁腺功能减退症和假性甲状旁腺功能减退症完全一致。因此，对于功能性获得性 CaSR 突变而非甲状旁腺功能减退症引起的低钙血症患者，若被确诊为 ADHH，则患者及其家属应尤为注意识别并避免维生素 D 治疗。此外，有趣的是，一些患者在血钙正常时可出现烦渴、多尿等症状，而当他们的血钙水平低于正常(低血钙)时，这些症状则会消失。

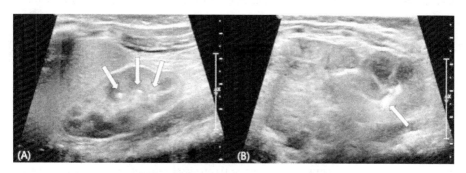

(A)肾脏超声示右肾多发小盏结石(白色箭头)

(B)左肾盂内有 0.6cm 的结石(白色箭头)

(A，B)未发现阻塞性尿路病变

图 1.2.1　ADHH 患者出现的双肾小结石

四、诊断与鉴别诊断

(一)临床诊断

(1)多数受累患者可出现无症状低钙血症。

（2）少数患者表现为癫痫发作、肌肉痉挛或搐搦，多在婴儿期发病。已证实80%以上的ADHH家系存在CaSR的突变，多数为受体蛋白单个氨基酸的改变。在ADHH患者中，CaSR受体功能的检测均提示激活性的受体突变，表达突变受体的细胞对细胞外钙离子的反应增强。

（3）在没有明显其他原因的中度低钙血症患者中，尿钙/肌酐比值升高及一级亲属存在低钙血症提示ADHH。

（4）在有低钙血症伴高钙尿症的家族中，低钙血症的最初诊断常归因于甲状旁腺功能减退，因其与血清甲状旁腺激素浓度低于正常范围有关。

（二）鉴别诊断

在临床诊疗中，注意区分ADHH和甲状旁腺功能减退患者是至关重要的，因为用维生素D治疗前者的低钙血症可能会导致高钙尿、肾钙质沉着和肾损害等更为严重的并发症。因此，建议无症状的家族性低钙血症伴高钙尿症患者不应常规服用维生素D；这种治疗仅适合有症状的患者使用，其目的并非恢复正常血钙浓度，而是维持血钙浓度刚好足以缓解症状即可。

仅根据血清甲状旁腺激素和尿钙的测量，可能难以将ADHH与甲状旁腺功能减退症区分开来。然而，钙敏感受体基因突变的鉴定将有助于区分和促进ADHH患者的早期识别，但基因的突变多样性使筛查该疾病既费时，又费力。迄今为止，使用PSR-SSCP技术进行快速分子遗传筛查已经可以检测到钙敏感受体细胞外域的所有突变，这表明PCR-SSCP分析应该有助于区分家族性低钙血症和其他低钙血症原因。因此，若低钙血症的发现与检测不到或非常低的血清甲状旁腺激素浓度和尿钙排泄显著减少无关，则应提示低钙性高钙尿症的诊断，进而可以通过进一步分析钙敏感受体基因的突变来加以证实。

不论细胞外钙离子浓度处于何种水平，甲状旁腺和肾脏对血清钙的升高都会产生"抵抗"作用，从而分别使甲状旁腺激素的分泌增加及尿钙的排泄减少。然而，低钙血症伴高钙尿症患者在维生素D治疗期间出现高钙尿症和肾钙质沉着症的潜在机制尚不清楚，可能是维生素 D 治疗使血清钙浓度升高时，甲状旁腺激素分泌受抑制，肾钙重吸收减少所致；或与甲状旁腺功能减退症患者血清钙浓度升高时发生的情况相比，它可能反映了参与调节肾钙重吸收的远端小管中突变钙敏感受体的更大程度的激活。这种情况与家族性良性高钙血症形成对比，其中突变的钙敏感受体功能下降，因此，即使在全甲状旁腺切除术后，高钙血症引起的尿钙排泄增加也显著减少。此外，在一些低钙血症伴高钙尿症受试者中，在正常血清钙浓度下会出现多尿和烦渴，这可能是由于集合管中突变受体的活性增加。这也与家族性良性高钙血症形成对比，其中高钙血症不会损害尿液浓缩能力。因此，高钙尿症和脱水的联合作用可能使患有低钙血症伴高钙尿症的受试者特别容易患肾钙质沉着症，以及肾功能损害。

五、治疗与预后

在治疗方面，激活 CaSR 基因的突变可能会导致身体将低钙浓度视为正常，从而影响甲状旁腺分泌物。随后，钙的给药可加重高钙尿症。也就是说，CaSR 的激活作用可增加肾脏对钙的排泄和血清镁的排泄，从而降低甲状旁腺作用。因此，如果在纠正低镁血症和低钙血症期间，低钙血症持续存在或出现甲状旁腺功能减退症和高钙尿症，则应考虑 CaSR 基因的激活突变。对于具有 CaSR 基因激活突变的患者，应尽量减少钙剂的给药；虽然可以使用骨化三醇，但它也会引起高钙尿症，尤其是 CaSR 激活突变的 ADHH 患者的基因对骨化三醇敏感，可导致使用低剂量骨化三醇后即出现高钙尿症。因此，在治疗使用骨化三醇时，氢氯噻嗪(0.5~2.0mg/(kg·天))应同时给药，从而使肾小管中钙的重吸收增加，进而弱化骨化三醇的效应。

患者在随访期间，应定期进行血液和尿液中相关指标的检测以及肾脏超声检查，以进行治疗药物剂量监测和调整。若在服用钙和骨化三醇期间观察到肾结石生成，则应停止使用碳酸钙，并尽量减少使用骨化三醇，以预防严重的高钙尿症出现。若患者有低血钙性惊厥和持续性高磷血症病史，则不应停用碳酸钙，而仅停用骨化三醇，同时用噻嗪类药物继续治疗。

ADHH 患者尿钙水平高于特发性甲状旁腺功能减退症患者，治疗前尿钙/肌酐比值>0.3，在使用维生素 D 或其类似物治疗的过程中，ADHH 患者的血钙水平对药物较不敏感，但尿钙水平可显著升高，容易导致泌尿系统结石或肾脏钙化。若使用维生素 D 类似物进行治疗，则应注意监测血清钙和尿钙水平。

由于 ADHH 发病率极低，可用于研究的病例甚少，因此，关于 CaSR 的突变位点的探索尚未系统化健全，继而对于疾病的预防策略也较为匮乏，有待研究。

（刘浩然　徐华）

参考文献

1.Brown E M, Gamba G, Riccardi D, et al. Cloning and characterization of an extracellular Ca2+—sensing receptor from bovine parathyroid[J]. Nature, 1993, 366:575-580.

2.Garrett J E, Capuano I V, Hammerland L G, et al. Molecular cloning and functional expression of human parathyroid calcium receptor cDNAs[J]. J Biol Chem., 1995, 270:12919-12925.

3.Brown E M, Pollak M, Seidman C E, et al. Calcium-ion-sensing cell-surface receptors[J]. N Engl J Med., 1995, 333:234-240.

4.Pollak M R, Brown E M, Chou Y H, et al. Mutations in the human Ca2+—sensing receptor gene cause familial hypocalciuric hypercalcemia and neonatal severe hyperparathyroidism[J]. Cell., 1993, 75:1297-1303.

5.Janicic N, Pausova Z, Cole D E C, et al. Insertion of an Alu sequence in the Ca2+—sensing receptor gene in familial hypocalciuric hypercalcemia and neonatal severe hyperparathyroidism[J]. Am J Hum Genet., 1995, 56:880-886.

6.Chou Y H, Pollak M R, Brandi M L, et al. Mutations in the human Ca2+—sensing receptor gene that cause familial hypocalcemia[J]. Am J Hum Genet.,

1995, 56:1075-1079.

7.Pearce S H S,Trump D,Wooding C,et al. Calcium—sensing receptor mutations in familial benign hypercalcemia and neonatal hyperparathyroidism[J]. J Clin Invest., 1995, 96:2683-2692.

8. Aida K, Koishi S, Inoue M, et al. Familial hypocalciuric hypercalcemia associated with mutation in the human Ca2+—sensing receptor gene[J]. J Clin Endocrinol Metab., 1995, 80:2594-2598.

9.Heath H III, Odelberg S, Jackson CE, et al. Clustered inactivating mutations and benign polymorphisms of the calcium receptor gene in familial benign hypocalciuric hypercalcemia suggest receptor functional domains [J]. J Clin Endocrinol Metab., 1996, 81:1312-1317.

10.Hannan F M,Nesbit M A,Zhang C,et al. Identification of 70 calcium-sensing receptor mutations in hyper- and hypo-calcaemic patients: evidence for clustering of extracellular domain mutations at calcium-binding sites[J]. Hum Mol Genet., 2012, 21:2768-2778.

11. Thakker R V. Diseases associated with the extracellular calcium-sensing receptor[J]. Cell Calcium, 2004, 35:275-282.

12.Moon J E,Lee S J,Park S H,et al. De novo a novel variant of CaSR gene in a neonate with congenital hypoparathyroidism [J]. Ann Pediatr Endocrinol Metab., 2018, 23(2):107-111.

13.Brown E M,Pollak M,Seidman C E,et al. Calcium-ion-sensing cell-surface receptors[J]. N Engl J Med., 1995, 333:234-240.

14. Brown E M, Pollak M, Hebert S C. Sensing of extracellular Ca2 + by parathyroid and kidney cells: cloning and characterization of an extracellular Ca2+-sensing receptor[J]. Am J Kidney Dis., 1995, 25:506-513.

15.Attie M F,Gill J R Jr,Stock J L,et al. Urinary calcium excretion in familial hypocalciuric hypercalcemia: persistence of relative hypocalciuria after induction of hypoparathyroidism[J]. J Clfin Invest., 1983, 72:667-676.

16. Davies M, Adams P H, Lumb G A, et al. Familial hypocalciuric hypercalcaemia: evidence for continued enhanced renal tubular reabsorption of calcium following total parathyroidectomy [J]. Acta Endocrinol Suppl (Copenh)., 1984, 106:499-504.

17. Marx S J, Attie M F, Stock J L, et al. Maximal urine-concentrating ability: familial hypocalciuric hypercalcemia versus typical primary hyperparathyroidism [J]. J Clin Endocrinol Metab., 1981, 52:736-740.

18. Pearce S H, Bai M, Quinn S J, et al. Functional characterization of calcium-sensing receptor mutations expressed in human embryonic kidney cells[J]. J Clin Invest., 1996, 98:1860-1866.

19. WatanabeS, Fukumoto S, Chang H, et al. Association between activating mutations of calcium-sensing receptor and Bartter's syndrome [J]. Lancet, 2002, 360:692-694.

20. Gong Y, Renigunta V, Himmerkus N, et al. Claudin-14 regulates renal Ca++ transport in response to CaSR signalling via a novel microRNA pathway[J]. EMBO J., 2012, 31:1999-2012.

21. Pearce S H, Williamson C, Kifor O, et al. A familial syndrome of hypocalcemia with hypercalciuria due to mutations in the calcium-sensing receptor[J]. N Engl J Med., 1996, 335:1115-1122.

22. Mittelman S D, Hendy G N, Fefferman R A, et al. A hypocalcemic child with a novel activating mutation of the calcium-sensing receptor gene: successful treatment with recombinant human parathyroid hormone[J]. J Clin Endocrinol Metab., 2006, 91(7):2474-2479.

23. Suzuki M, Aso T, Sato T, et al. A case of gain-of-function mutation in calcium-sensing receptor: supplemental hydration is required for renal protection[J]. Clin Nephrol., 2005, 63(6):481-486.

第三节　**Bartter** 综合征

1962 年，Bartter 等人发现了一种以低钾血症和代谢性碱中毒伴醛固酮增多症以及肾小球旁器官增生为特征的新综合征，取名为巴特综合征（Bartter Syndrome）。这类患者与典型的醛固酮增多症患者不同，因为他们较年轻，血压正常，而且生长迟缓。Bartter 综合征目前被认为是一种罕见的遗传性肾小管疾病，约 100 万人口中有 1 人受到该疾病影响，它们的共同症状为低血钾、低血氯、代谢性碱中毒以及血中肾素浓度过高，但血压同时为正常。此症候群为肾小管上的数个离子通道基因突变所导致的疾病。近年来，不同离子通道的基因特征及其调控方式检测有助于更好地了解其潜在机制。

一、遗传分类与病理机制

（一）病理生理学

Bartter 综合征患者的病理特征是在髓袢升支粗段存在原发性氯化钠重吸收缺陷。容量不足，会导致继发性醛固酮增多症；加上远端流量和钠输送增加，会造成尿钾丢失和氢离子分泌增加。亨利袢中的氯化钠重吸收在建立髓质浓度梯度时，发挥着核心作用。Bartter 综合征患者中尿液浓缩能力受损和多尿主要是由于亨利袢中的钠转运过程受损，还可能与前列腺素水平升高和慢性低钾血症有关。同时，患者的尿液稀释功能也会受损，因为亨利袢中氯化钠的重吸收会降低小管液的渗透压。此外，在升支粗段中 Mg^{2+} 和 Ca^{2+} 的细胞旁路重吸收需要该小管段中 NaCl 转运产生的电化学梯度。因此，升支粗段中异常的氯化钠转运会增加肾脏 Mg^{2+} 和 Ca^{2+} 的排泄。所以，尿钙排泄正常或增加，并且常发生低镁血症。

亨氏袢的髓袢升支粗段负责近 20% 的 Na^+ 的重吸收。Na^+、K^+ 和 Cl^- 是通过升支粗段顶端膜的 $Na^+-K^+-2Cl^-$ 共转运蛋白 2（$Na^+-K^+-2Cl^--$cotransporter2，NKCC2，SLC12A1）共同运输的。NKCC2 是一种对速尿敏感的 $Na^+-K^+-2Cl^-$-共转运体，由溶质载体家族 12 成员 1（Solute carrier family 12 member 1，SLC12A1）基因编码。Na^+ 通过基底外侧 Na^+-K^+-三磷酸腺苷（Na^+/K^+-ATPase）被泵出升支粗段细胞，而 Cl^- 通过特定的 Cl^- 通道离开细胞，这些通道也位于基底外侧膜，被称为 Cl^- 电压门控通道 Ka（Chloride voltage-gated channel Ka，CLC-Ka）和 Cl^- 电压门控通道 Kb（Chloride voltage-gated channel Kb，CLC-Kb）。这两种氯通道都需要 Barttin 亚基参与，来行使功能。

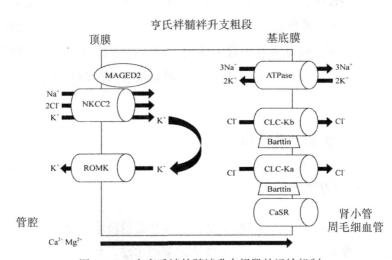

图 1.3.1 在亨氏袢的髓袢升支粗段的运输机制

氯化钠在亨氏袢的粗升肢的转运通过顶膜 NKCC2 完成，这是一种速尿敏感的 $Na^+-K^+-2Cl^-$-共转运体。NKCC2 的活性由基底外侧 Na^+/K^+-ATP 酶产生的电化学梯度维持，该酶也由 MAGED2 基因调控，并通过 ROMK 的 K^+ 回收支持。管腔上皮电压是呈正电荷的，这是由于 Cl^- 通过 ClC-Ka 和 ClC-Kb 基底外侧通道的被动运输引起的，同时 K^+ 的回收也发挥一定作用。管腔正电压会进一步刺激 Mg^{2+} 和 Ca^{2+} 的细胞旁路被动转运。CASR 促进钙的重吸收，以响应其血浆浓度的增加。

肾外髓质 K^+ 通道（ROMK）由钾电压门控通道 J 亚家族成员 KCNJ1 基因编码。K^+ 通过 ROMK 循环回收到腔内，K^+ 循环决定了管腔上皮电压正电荷，这促进了 Na^+、K^+、Mg^{2+} 和 Ca^{2+} 在管状段的细胞旁路被动转运（图 1.3.1）。

慢性 Na⁺ 消耗会导致细胞外体积的收缩。低血容量导致肾素-血管紧张素-醛固酮系统的激活、继发性醛固酮增多症通过激活 Na^+/K^+-ATP 酶泵，决定了 Na⁺ 重吸收、K⁺ 分泌和 H⁺ 分泌的增加。盐消耗和血管紧张素 II（Angiotensin II，Ang II）的局部释放增加了环氧酶-2（Cytochrome c oxidase subunit II，COX-2）的局部活性，后者反过来又导致前列腺素 E2（Prostaglandin E2，PGE2）的过量产生。AngII 使入球小动脉的血管收缩，而 PGE2 决定入球小动脉的血管舒张，这主要是通过增加肾小球滤过压加剧 Na⁺ 的流失，最终导致肾小球过度过滤。高肾素症可能并不总是由低血容量引起的。由于黄斑致密细胞突变引起的不规则的肾小球反馈，肾素的分泌与体积状态无关。氯化钠重吸收减少合并肾小球高滤过导致了 Bartter 综合征的主要临床变化。多尿通常存在是由于不能产生适当的髓质间质张力。Bartter 综合征的病理生理学如图 1.3.2 所示。

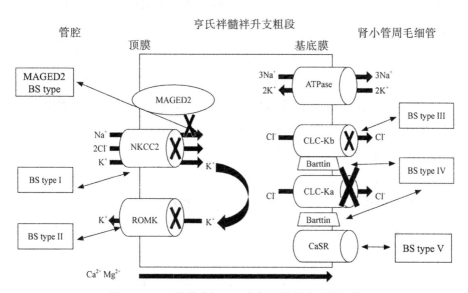

图 1.3.2 巴特综合征亚型中肾通道缺陷运输机制

Na⁺ 与 K⁺ 和 2Cl⁻ 一起通过 NKCC2 被重吸收。K⁺ 通过 ROMK 循环利用，向管腔提供定期的 K⁺ 供应，否则氯化钠的重吸收将受到限制。Cl⁻ 通过 ClCKb 退出管状细胞，包括 Barttin 亚基。CaSR 的调节功能抑制 NKCC2，导致 Bartter 综合征常染色体显性低钙血症。MAGED2 突变影响 NKCC2 的表达和功能。

(二)遗传分类

Bartter 综合征可能由一些编码转运蛋白的基因发生纯合或复合杂合(双等位基因)突变导致。不同的基因突变类型意味着不同的疾病类型。目前关于 Bartter 综合征的亚型分类存不同的说法,但综合来看,主要有以下几类:

Ⅰ型 Bartter 综合征(OMIM601678)是由编码 NKCC2 的 SLC12A1 基因突变引起的,该基因主要负责升支粗段上皮细胞顶端膜中大部分 NaCl 重吸收。SLC12A1(Solute carrier family 12 member 1)结合 SLC12A2(Solute carrier family 12 member 2),共同地介导 $1Na^+$、$1K^+$ 和 $2Cl^-$ 通过细胞膜的主动的电中性运输。SLC12A1 被扰乱的结果是,Bartter 综合征患者表现出的高钙尿和早期严重容量不足。虽然 NKCC2 主要受环磷酸单环腺苷的调控,但这种共转运体的调控是复杂的。最近的一些体外研究表明,这种共转运体受到了 Cl^- 传感器的无赖氨酸激酶 3 的一些有限的正向调控。此外,AngII 通过激活 NKCC2,从而影响远端肾单位的 Na^+ 和体液稳态。NKCC2 在粗升支上皮细胞的顶端膜上表达,并被髓袢利尿剂阻断。低钾血症是醛固酮水平升高的结果,这增加了远曲小管中上皮细胞 Na^+ 通道的活性,导致 ROMK 通道增加了 Na^+ 重吸收和 K^+ 排泄。高钙尿是 NKCC2 功能缺陷的结果,它增加了腔内 Cl^- 的浓度,并产生负电性梯度,阻止了细胞旁路阳离子(如钙离子)的重吸收。最近的全外显子组测序显示,在不同程度高钙血症和原发性甲状旁腺功能亢进的Ⅰ型 Bartter 综合征患者中,SLC12A1 基因存在新的致病突变,构成非典型表型。Han 等人鉴定了 11 个新的 SLC12A1 变异,并表明异常的外显子跳跃是一种以前未被认识到的机制,通过该机制,SLC12A1 中的一个外显子变异导致了Ⅰ型 Bartter 综合征型。

Ⅱ型 Bartter 综合征(OMIM241200)是编码 ROMK 的 KCNJ1(Potassium inwardly rectifying channel subfamily J member 1)基因突变的结果。KCNJ1 与 WNK 激酶(WNK kinase)、Src 家族蛋白酪氨酸激酶、富 SH3 蛋白以及蛋白激酶 C 相互作用,以调节肾脏对 K^+ 的控制。在 KCNJ1 中,该基因第 2 个

外显子的突变通常是错义的或者无义的，通过磷酸化位点的改变，或基因开放阅读框的移码，导致 K⁺ 通道失活。ROMK 活性是 NKCC2 发挥正常功能所必需的，这是 I 型和 II 型 Bartter 综合征具有相似的产前表现（高钙尿）的原因。Kandelwal 等人报道了一名 14 岁的晚发性 II 型 Bartter 综合征患者，在评估高钙尿导致孤立性肾钙质沉着后被诊断。本病例强调了在高钙尿和肾钙质沉着症患者中筛查 KNJ1 基因的重要性，无论年龄大小如何。

III 型 Bartter 综合征（OMIM607364）是由 CLCNKB 基因突变引起的，该基因编码 CLC-Kb，其功能丧失最终导致 Cl⁻ 在粗升段的重吸收障碍。CLC-Kb 功能丧失的严重程度是广泛 III 型 Bartter 综合征表型的重要决定因素，因为整个基因缺失变异可能导致患者出现更严重的表型。一项关于 CLCNKB 的突变研究显示，至少有 3 个不同类型的突变可以部分或完全干扰通道的胞内组分，甚至直接影响膜表面组分，最终导致通道门控特性的大范围改变。有研究显示，包含整个 CLCNKB 基因的纯合缺失突变是 III 型 Bartter 综合征中最常见的典型分子表现，通常与最严重的表型和高钙尿相关。

IVa 型 Bartter 综合征（OMIM602522）是由 Barttin（BSND）型辅助 β 亚基基因的突变引起的，该基因编码 Barttin 蛋白，存在于粗升肢的 CLC-Ka 和 CLC-Kb 通道，以及内耳纹状体。该亚型的特征是严重的肾盐消耗和感音神经性耳聋。

IVb 型 Bartter 综合征（OMIM613090）是由 CLCNKB 和 CLCNKA 基因的异常突变引起的，这些基因分别编码 CLC-Kb 和 CLC-Ka 通道。一项研究调查了小鼠中一种 Barttin 酶 DHHC7，表明该蛋白可能在氯通道功能障碍中发挥重要作用。低盐饮食喂养后，突变体小鼠出现低钠血症和轻度代谢性碱中毒，这是人 IVb 型 Bartter 综合征非常常见的代谢改变。

V 型 Bartter 综合征（OMIM601198）即常染色体显性遗传性低钙血症 1 型（Autosomal dominant hypocalcaemia，ADH）1 型。CaSR 基因编码粗升支细胞基底外侧膜上的 Ca²⁺ 传感受体。通过控制甲状旁腺激素分泌和肾脏钙重吸收速率来应对血清钙水平的变化，在调节磷酸钙代谢中发挥关键作用。

CaSR 基因杂合突变功能获得性引起 CaSR 对细胞外钙浓度变化的敏感性增加。活性增加的 CaSR 基因使钾离子在 ROMK 通道流出减少，并且靶向 NKCC2 的磷酸化和激活途径来抑制 NKCC2 的功能。

Ⅵ型 Bartter 综合征由 CLCN5 突变引起，该基因编码氯离子通道蛋白5（ClC-5，也称为 H$^+$/Cl$^-$ 交换运输蛋白 5），CLCN5 突变一般被认为与 Dent 病相关（见 Dent 病章节）。有病例显示，CLCN5 基因突变（c.1073G>a）引起的 Dent 病的 5 岁男孩，在整个随访过程中均表现为低钾代谢性碱中毒和高肾素性醛固酮增多症，而且未发现 NKCC2，ROMK，NCCT（SLC12A3，solute carrier family 12 member 3）或 ClC-Kb 基因突变。在 Dent 病患者中看到的 Bartter 综合征表型可能代表 Bartter 综合征的一种独特形式。

MAGED2 突变 Bartter 综合征（OMIM300971），之前被描述为 Bartter 综合征的瞬态形式，最早在 2016 年被报道，它是由 X 连锁的黑素瘤相关抗原 D2（MAGE family member D2，MAGED2 基因）突变产生，将引起一种重度产前 Bartter 综合征。在发育中的肾脏和成年人肾脏中，MAGED2 在粗升支和远端肾小管中表达，其对于胎儿肾盐重吸收和羊膜融合稳态是必不可少的。正如 Laghmani 等人所指出的那样，MAGED2 对于维持正常妊娠也至关重要，因为胎儿基因型对于整个分娩和围产期表型是必要的和有利的。异常的 MAGE-D2 蛋白可能干扰 NKCC2 对亨利袢管腔膜细胞，以及 Na-Cl 协同转运蛋白（NCC）对远端小管管腔膜细胞的适当伴侣作用。目前的数据表明，MAGED2 促进了这些共转运体的生成，因此，NKCC2 和 NCC 表达同时减少，可能是 MAGED2 突变患者中 Bartter 综合征特征较为严重的部分原因。

Ⅰ-Ⅳ型为常染色体隐性遗传，与耳聋相关，这是因为内耳道中分泌钾离子的边缘细胞表达 Barttin。Ⅴ型 Bartter 综合征表现为常染色体显性遗传，主要临床表现是低钙血症，是 CASR 杂合激活突变的结果；Ⅴ型 Bartter 综合征的表型特征可能受 CASR 功能获得性突变严重程度的影响（表 1-3-1）。Ⅵ型 Bartter 综合征是一种 X 连锁隐性遗传疾病；该病的 CLCN5 突变通常与 Dent 病相关。MAGED2 基因突变引起 Bartter 综合征，也是一种 X 染色体连锁的遗传性疾病。

V 型 Bartter 综合征的定义存在歧义，过去指 CaSR 发生功能获得性突变导致，现在部分研究者把 MAGED2 突变引起的 Bartter 综合征定义为 V 型。本章中我们采用 CaSR 突变为 V 型 Bartter 综合征定义，特此区分避免混淆。

表 1-3-1   **Bartter 综合征的分类及遗传特征**

类型	遗传方式	基因	染色体定位	基因产物	OMIM 编号
Ⅰ 型	AR	NKCC2	15q21.1	钠钾氯协同转运蛋白	601678
Ⅱ 型	AR	ROMK	11q24.3	ATP 敏感型钾离子通道	241200
Ⅲ 型	AR	CLCNKB	1p36.13	电压门控氯离子通道 CLC-Kb	607364
Ⅳa 型	AR	BSND	1p32.3	BSDN 编码的巴丁是 CLCNKB 氯离子通道的重要亚基	602522
Ⅳb 型	AR	CLCNKB 和 CLCNKA	1p36-13	氯离子电压门控通道蛋白	613090
Ⅴ 型	AD	CASR	3p21.1	钙感受器受体	601198
Ⅵ 型	XLR	CLCN5	Xp11.23	电压门控氯离子通道	—
MAGED2 突变 Bartter 综合征	XLR	MAGED2	Xp11.2	MAGED 基因家族成员，调节钠氯协同转运蛋白的功能、定位以及表达水平	300971

注：AD：常染色体显性；AR：常染色体隐性遗传；XLR：X 染色体连锁隐性遗传。

二、临床表现

Bartter 综合征作为一种常染色体隐性遗传肾小管疾病，由髓袢中氯化钠重吸收缺陷引起，通常出现于儿童期，可能存在以下临床特征：生长和精神发育迟滞、低钾血症、代谢性碱中毒、多尿和烦渴（由尿浓缩能力下降所致）、尿钙排泄正常或增加、血清镁浓度正常或轻度降低，偶有患者存在低磷血症等。值得注意的是，在杂合子中，临床表现远没这么明显。

虽然罕见，但 Bartter 综合征可发生在成人和怀孕期间，并表现出变化性的表型。这些患者可能表现为低钾血症、代谢性碱中毒、尿液中 K^+ 和 Cl^- 排泄量高、血清肾素和醛固酮水平高、高钙尿、肾钙质沉着症和肾小球滤过率正常或降低。

（一）儿童各成长阶段临床表现

产前 Bartter 综合征症状通常在出生前开始，比如妊娠 24~30 周出现羊水过多，宫内生长受限，胎儿畸形。出生后，通常为早产儿。产前 Bartter 综合征的临床和实验室症状包括低尿、强烈盐消耗、多尿、血浆肾素水平高、正常至低血压、低钾血症、轻度低氯代谢性碱中毒和体重快速减轻。产前 Bartter 综合征可能与羊水过多有关。

在新生儿期，ROMK 通道的破坏也可能导致短暂高钾血症。PGE2 水平在血液和尿液中较高，导致呕吐、发烧、腹泻和肾小球高滤过。Bartter 综合征患者的尿中常见的现象包括尿氯浓度持续升高和尿中 Na^+、K^+ 和 Ca^{2+} 的排泄增加，这有助于临床上区分 Bartter 综合征与其他代谢性碱中毒。

婴儿可能表现出喂养困难、生长障碍、多饮、多尿、致命性脱水和严重电解质失衡，并伴有低氯代谢性碱中毒。年龄较大的儿童则可能疲劳、头晕、虚弱和肌肉痉挛。在严重高钙尿的几周后，肾脏超声检查可发现双侧髓质肾钙质沉着。在某些情况下，可观察到典型的面部特征，包括具有突出的前额、大眼睛、突出的耳朵和嘴下垂的三角形面部。

儿童期 Bartter 综合征通常可能存在以下临床特征：生长和精神发育迟滞、低钾血症、代谢性碱中毒、多尿和烦渴（由尿浓缩能力下降所致）、尿钙排泄正常或增加、血清镁浓度正常或轻度降低，极少数患者可能存在由继发性甲状旁腺功能亢进引起的低磷血症。

（二）不同分型临床表现

Bartter 综合征的严重程度和临床表现因类型而异。

Ⅰ和Ⅱ型通常较严重，可导致妊娠期间羊水过多和早产。婴儿期存活下来的患者可发生低钾血症、代谢性碱中毒、多尿症和高钙尿症。Ⅱ型突变可降低 ROMK 通道活性，存在该突变的新生儿通常最初发生高钾血症。但随着患儿成长，其他钾通道会发挥活性，促使发生低钾血症。存在这些突变的患者常发生肾钙质沉着症，很可能促使晚期发生肾功能不全，罕见情况下促使发生终末期肾病。

Ⅲ型是 Bartter 综合征的经典类型，通常不太严重，最常发生于婴儿期后，表现为低钾血症、代谢性碱中毒和高钙尿症，但没有发展为肾钙质沉着症的倾向。Ⅲ型 Bartter 综合征严重程度降低的原因可能是升支粗段细胞中存在冗余的氯通道。ClC-Kb 活性丧失会导致疾病，但此时如果 ClC-Ka 有活性，则可能缓和病程。一些存在 ClC-Kb 基因突变的患者具有至少 1 种 Gitelman 综合征特征，包括低镁血症、低钙尿症（而非高钙尿症），以及对噻嗪类利尿剂（而非对袢利尿剂）无反应。这是因为 ClC-Kb 参与了远曲小管、连接小管和升支粗段的氯重吸收。其他患者可在早期发病（出生前或新生儿期）。一项关于 115 例有 CLCNKB 突变患者的研究显示，30% 的病例在出生前或新生儿期有 Bartter 综合征的表现，44% 出现了经典型 Bartter 综合征，26% 出现了 Gitelman 样综合征（低钾血症伴低镁血症和/或低尿钙症）。导致Ⅲ型 Bartter 综合征的许多突变会破坏通道结构稳定性、诱导 ClC-Kb 潴留在内质网，和/或加速通道降解。Ⅲ型 Bartter 综合征的晚期表现包括蛋白尿和肾小球滤过率（glomerular filtration rate，GFR）下降。在中位随访 8 年的 77 例患者中，25% 的患者 GFR 下降，1 例患者需要透析，4 例进行了肾移植。治疗用非甾体类抗炎药（nonsteroidal antiinflammatory drug，NSAID）的不良反应及肾钙沉着症均可导致肾功能恶化。

Ⅳa 和Ⅳb 型 Bartter 综合征基因存在联合缺陷，会同时累及 ClC-Ka 和 ClC-Kb 两种通道，导致严重疾病，这两型通常有产前表现和先天性听力损失。这两种氯通道对内耳血管纹的正常离子传输和建立正常的耳蜗内电位差至关重要。由于在耳中，这两种氯通道功能有重叠，ClC-Ka 和 ClC-Kb 均需缺陷，才会出现听力损失。与其他 Bartter 亚型相比，Ⅳa 或Ⅳb 型 Bartter 综合征患者不常发生肾钙沉着症，但他们更常发生进行性肾功能不全。

Ⅴ型 Bartter 综合征是由于 CaSR 发生功能获得性突变导致的常染色体显性遗传低钙血症 1 型，也称为常染色体显性甲状旁腺功能减退症。在甲状旁腺，这将导致向下"重新设置"正常血清钙范围。因此，低于正常的血清钙浓度可抑制甲状旁腺激素释放，从而导致低钙血症。在一些患者中，CaSR 的功能获得性突变会产生轻至中度的肾性氯化钠消耗，导致容量缩减及醛固酮和肾素水平升高，肾性钾消耗、低钾血症和代谢性碱中毒随之发生。V 型 Bartter 综合征和其他类型的区别在于其存在低钙血症和低镁血症。患者发生钙代谢异常的倾向，这可能导致高钙尿、肾钙质沉着病和甲状旁腺功能减退。一些患者可能会发展为无症状的低钙血症。

VI 型 Bartter 综合征由 CLCN5 突变引起，CLCN5 突变一般被认为与 Dent 病相关。该型主要影响近端肾小管，其特征是低分子量蛋白尿（LMWP），高钙尿症，肾钙化病/肾结石病，具有多种 Fanconi 综合征特征。在 Dent 病患者中可见表现为低钾代谢性碱中毒和高肾素性醛固酮增多症的特殊病例。此外，患者表现出与部分生长激素（GH）缺乏症相关的生长衰竭。在 Dent 病患者中看到的 Bartter 综合征表型可能代表 Bartter 综合征的一种独特形式。

X 染色体上 MAGED2 基因发生功能丧失性突变可导致重度出生前 Bartter 综合征。临床特征是严重羊水过多、极度早产、大量持续盐消耗和多尿，导致高死亡率。出生后，通常早产，存活的患者往往出现低钾血症，更严重的情况是低氯代谢碱中毒和高钙尿，可导致肾钙质沉着症。此亚型常见于男孩，但也有部分携带此突变的女孩受累。一项研究表明，该突变占所有出生前 Bartter 综合征病例的 9%。许多存活患儿的肾小管缺陷逐渐改善甚至消退，但原因不明。肾以外的其他许多器官也表达 MAGED2 基因，已有此类患者出现多种肾外异常的报道。

I 型、II 型、IVa 型和IVb 型 Bartter 综合征通常在产前或新生儿期发病。III 型和V 型 Bartter 综合征通常症状较轻，发病年龄较大。然而，基因型/表型相关性并非绝对，且许多患者并不符合上述规律。例如，据报道，有两兄弟存在 NKCC2 编码基因的复合杂合子突变（I 型 Bartter 综合征），均于青春期发病，并且表现为轻度。一些具有影响基底外侧膜氯通道（ClC-Kb）的基因突变（III 型 Bartter 综合征）的患者会发生一种更符合 Gitelman 病的表型或混合临床特征，而不是经典的 Bartter 综合征的表现。见表 1-3-2。

表 1-3-2　Bartter 综合征不同亚型的主要遗传缺陷及其相关的临床表现和生化特征

疾病亚型	遗传突变	基因产物	OMIM	临床表现	生化特征
I型	SLC12A1	NKCC2	601678	早产、羊水过多、胎儿和产前多尿、生长障碍、呕吐、发热、危及生命的脱水，产前体重快速减轻、肾钙质沉着病和甲状旁腺功能亢进	低钾性碱中毒、高钙尿、低钙尿，前列腺素 e2 的高水平和严重的容量消耗
II型	KCNJ1	ROMK	241200	早产、羊水过多、胎儿和产前多尿、生长障碍、呕吐、发烧、危及生命的脱水，产前体重快速减轻和肾钙质沉着症	代谢性碱中毒、产前低钾血症或短暂性高钾血症、高钙尿、低钙尿，前列腺素 e2 高水平和严重的容量消耗
III型	CLCNKB	CLC-Kb	607364	在婴儿期发育不良，而没有发生肾钙质沉着病的倾向	低镁血症、低钾血症、低钙尿症，低钙尿或高钙血症
IVa型	BSND	Barttin（CLC-Ka 和 CLCKb 的β亚基）	602522	早产、羊水过多、胎儿和产前多尿、生长障碍、呕吐、发烧、危及生命的脱水，产前体重快速减轻和神经觉性耳聋	严重肾消耗、低钾血症、前列腺素 E2 高水平和轻度低氯性碱中毒
IVb型	CLCNKB 和 CLCNKA	CLC-Ka 和 CLC-Kb	613090	早产、羊水过多、胎儿和产前多尿、生长障碍、呕吐、发烧、危及生命的脱水，产前体重快速减轻和神经觉性耳聋	严重肾消耗、低钾血症、前列腺素 E2 高水平和轻度低氯性碱中毒
V型	CaSR	CaR	601198	肾钙质沉着病和甲状旁腺功能减退症	低钙血症、高钙尿，继发性高醛固酮增多症，低钾代谢性碱中毒和高钙尿
VI型	CLCN5	CLCN5		Dent 病相关、近端小管功能障碍、慢性肾病、高钙尿、肾钙质沉着症及肾结石，具有多种 Fanconi 综合征特征	低分子量蛋白尿，高钙尿症
MAGED2突变 Batter	MAGED2	MAGED2	300971	早期羊水过多、极度早产、多尿和肾钙质沉着，症状会在儿周内自行缓解	大量持续的盐消耗，低钾血症、高钙尿和严重的低氯血症代谢性碱中毒

三、诊断与鉴别诊断

(一)评估诊断

对于存在不明原因低钾血症、代谢性碱中毒且血压正常或偏低的患者，可怀疑存在 Bartter 综合征。对于这些患者，若排除了无法解释的低钾血症和代谢性碱中毒的其他更常见病因，则可初步诊断 Bartter 综合征。排除途径包括：详细的病史采集、全面的体格检查、尿氯浓度(或氯排泄分数)测量，以及评估是否存在滥用利尿剂(诊断过程注意与 Gitelman 综合征区分，见下文鉴别诊断)。

Bartter 综合征产前可通过产前羊水生化分析进行诊断，并允许在出生前后进行适当的干预治疗。Garnier 等人提出了一种名为 Bartter 指数(总蛋白×甲胎蛋白)的方法，该指数在产前 Bartter 综合征患者的羊水中通常显著降低(敏感性 94.3%，特异性 100%)。

(二)确诊

如果评估结果显示无其他病因，且符合遗传性肾小管病变，则患者很可能存在 Bartter 综合征，往往需基因检测进一步确诊。值得注意的是，不同基因突变所致综合征之间，如Ⅲ型 Bartter 综合征和 Gitelman 综合征间，存在临床重叠。

(三)鉴别诊断

Bartter 综合征的临床特征是低钾血症、代谢性碱中毒和正常至低血压。在诊断 Bartter 综合征时，必须排除以下可产生上述症状的情况：①慢性呕吐。这些患者的尿液氯化物水平较低；他们的尿液氯含量相对较高。②利尿剂(速尿)的滥用。在做出诊断之前，医生必须对患者进行多种利尿剂使用的筛查。③镁缺乏和钙缺乏。这些患者的血清和尿液镁和钙较低。Bartter 综合征患者的肾素和醛固酮水平也可能升高。

Gitelman 综合征是一种罕见的盐丢失肾小管病，以低钾代谢性碱中毒伴低镁血症和低钙尿为特征，该疾病是常染色体隐性遗传病，是由编码 NCC 的 SLC12A3 基因失活突变引起的。Bartter 和 Gitelman 综合征均以血液中钾和镁含量低、血压正常至低以及低氯性代谢性碱中毒为特征。然而，Bartter 综合征的特征还包括高肾素、高醛固酮、高钙尿症和袢环粗升支的 Na^+-K^+-$2Cl^-$ 转运蛋白异常，而 Gitelman 综合征会因为肾小管远端段中的噻嗪类敏感转运蛋白异常而导致低钙尿症。测量尿钙排泄(24 小时尿液收集或随机尿钙/肌酐比值)可帮助鉴别 Bartter 综合征和 Gitelman 综合征，在 Bartter 综合征患者中，尿钙排泄为正常高值或升高，而在 Gitelman 综合征患者中，尿钙排泄低于正常。Gitelman 综合征和经典型 Bartter 综合征的临床症状和生化标志物可能会重叠，因此需要进行基因分析才能作出准确的鉴别。

Bartter 样表型是指类似于 Bartter 综合征的表型，可见于其他临床情况：①EAST 综合征-EAST 综合征(SeSAME 综合征)，是一种出现于婴儿期的罕见遗传性疾病，其特征为癫痫、严重共济失调、中度感音神经性耳聋，以及肾小管病导致肾性盐消耗、低钾血症和代谢性碱中毒但血压正常。这种疾病由 KCNJ10(potassium inwardly rectifying channel subfamily J member 10)基因纯合突变所致，该基因编码一种表达于远端肾单位基底外侧膜和脑的钾通道。②使用氨基糖苷类抗生素(如庆大霉素和阿米卡星)治疗的患者曾报道一种 Bartter 样综合征。该患者特征为低钾血症、代谢性碱中毒、低镁血症伴尿镁排泄增加，以及高钙尿症，这些表现在停药后 2~6 周消退。氨基糖苷类抗生素为聚合阳离子，有拟钙剂作用并能活化 CaSR。因此，这种疾病可能代表了一种获得性Ⅴ型 Bartter 综合征，但也可能是因为药物直接诱导的肾小管损害导致。

原发性醛固酮增多症是低钾血症和代谢性碱中毒的另一个原因，该病通常不在鉴别诊断之列，因为受累者往往有高血压，且血浆肾素活性较低，而在 Bartter 综合征患者中，血压正常或较低，且血浆肾素活性升高。

引起容量不足但不影响肾小管功能的疾病被称为假性 Bartter 综合征，

其表现与 Bartter 综合征相似，如囊性纤维化患者流失富盐分汗水，尤其是在炎热夏季。尽管大多数患者通常确诊为囊性纤维化，但是病情不太重的患者初始临床表现可为原因不明的低钾血症和代谢性碱中毒。使用缺乏氯的流质配方食品喂养婴儿可出现低钾血症和代谢性碱中毒。另外，干燥综合征和顺铂毒性可能与 Bartter 综合征类似。

四、治疗与预后

Bartter 或 Gitelman 综合征中的肾小管缺陷无法得到矫正，除非是肾移植。因此，治疗必须持续终身，目标是尽量减少细胞外液丢失的影响（从而减少肾素、醛固酮和部分患者前列腺素增加的影响），以及纠正容量不足和电解质异常。治疗包括终身补充体液和电解质，也包括醛固酮拮抗剂，甚至使用 NSAIDs 来抑制过量的 PGE2，阻断远端小管 Na^+-K^+ 交换，从而有助于纠正低钾代谢性碱中毒。然而，长期使用非甾体抗炎药治疗的安全性是有争议的，特别是对早产儿。

（一）主要治疗方法

（1）补充钠、钾、镁：应鼓励自主摄入氯化钠。通过氯化钾盐补充钾，以及存在低镁血症时补充镁，是治疗的基础。低镁血症较严重时，应首先补充镁，因为低镁血症可促进肾性钾消耗。

（2）NSAID：PGE2 升高，是由于致密黄斑中 COX-2 的激活导致的。因此，通过 NSAID 抑制 COX-2，已广泛应用于小儿 Bartter 综合征患者的治疗。减少肾小球超滤是必要的，因为这种情况与局灶性肾小球硬化的发生有关，从而导致间质性纤维化。吲哚美辛的推荐剂量为 $1\sim5\,mg/(kg\cdot d)$，分 2 次或 3 次服用。吲哚美辛对胃肠道有副作用，因此仔细监测非常重要。罗非昔布作为 COX-2 选择性抑制剂使用，可以抑制高肾素血症到与吲哚美辛相同的水平，并可能减少胃部副作用。然而，接受 COX-2 选择性抑制剂治疗的患者发生心血管事件的高风险限制了其使用。值得一提的是，产前使用吲哚美辛来预防早产和减少羊水过多是有争议的，因为它可能会增加坏死性小肠结肠炎的风险，影响肾脏的成熟及胎儿肾单位的总数，也可能产生过早关闭动脉导管。

（3）阻滞远端小管钠-钾交换的药物：如螺内酯（醛固酮阻断受体）、依普利酮或阿米洛利（ENaC 通道的直接抑制剂），可能有助于提高血清钾和逆转代谢性碱中毒。不过一般会高于常规剂量（分别高达 300mg/d、150mg/d 和 40mg/d）。这一方案可升高血清钾浓度，逆转代谢性碱中毒，并部分纠正低镁血症。对于任何原因引起的钾消耗致低钾血症的患者，阻滞远端小管钠-钾交换的药物通常比单纯补钾更有效，且耐受性更好。然而，在脱盐脱水和循环容量收缩的情况下，需谨慎使用保钾利尿剂治疗。

（4）血管紧张素转换酶抑制剂和血管紧张素受体阻滞剂：可以减少血管紧张素 II 和醛固酮生成，从而控制蛋白尿，并在某些情况下增加血清钾浓度。由于多尿和脱水是常见的副反应，因此在高危患者组中，急性肾损伤的潜在风险需要警惕。

（二）其他治疗方案

乙酰唑胺：最近的一项随机临床试验结果显示，在标准治疗中加入乙酰唑胺（acetazolamide，AZM）是有益的。在本试验中，AZM 的使用降低了血清碳酸氢盐，增加了血清钾水平。此外，AZM 还降低了血清醛固酮水平和血浆肾素活性。虽然在短期试验中没有发现特定的 AZM 相关的副反应，但长期疗效和安全性需要进一步研究，因为这种药物不推荐用于肾功能受损的患者。

生长激素（GH）：骨质减少是 Bartter 综合征中一种确定的缺陷，可能是由于高钙的表型。因此，必须对这类患者进行骨密度的检测和监测工作。即使接受了充分的治疗，Bartter 综合征儿童的身高也通常被认为低于该年龄的正常身高。在这些情况下，生长激素已经成功地治疗 Bartter 综合征潜在相关的生长迟缓和身材矮小。然而，以往的研究表明，当存在严重的低钾血症时，生长激素并不促进生长。事实上，只有在适当给予体液和电解质治疗后仍然出现生长迟缓时，才应该使用生长激素。

肾移植：可纠正 Bartter 综合征中的氯化钠转运异常，目前尚无移植后疾病复发的报道。因下述原因进展至终末期肾病的极少数患者实施了肾移植：共存肾病或长期容量不足、电解质异常、药物相关副作用和/或肾钙沉着症的影响。此外，还在 2 例重度新生儿 Bartter 综合征患者中成功实施了抢先双侧肾切除术和肾移植。

试验性治疗：部分致 Bartter 综合征的突变会产生功能正常的转运蛋白。但突变会导致这些转运蛋白留滞在细胞内，不能正确插入合适的细胞膜。若这些蛋白质能成功地插入细胞膜，则能发挥功能并至少部分纠正基础缺陷。使用分子伴侣(如 4-苯丁酸)可以改善这些有全部或部分功能的蛋白质向细胞膜运送和插入，从而部分挽救氯化钠的重吸收。

V 型患者：该类患者存在低钙血症伴有血清甲状旁腺素(parathyroid hormone，PTH)浓度过低、血清磷酸盐浓度升高或在正常范围的上限，以及血清镁浓度降低或者在正常范围的下限。约 10% 的患者存在高钙尿症，从而使这些患者患肾结石的风险增加。维生素 D 活性代谢物治疗可导致高钙尿症、肾钙质沉着症、肾结石和肾损害，V 型患者应避免使用。

妊娠患者：如果确诊产前 Bartter 综合征且伴有严重羊水过多，则可使用 NSAID 治疗孕妇及胎儿直到 31 周孕龄，以抑制前列腺素生成并减慢羊水产生速率。但在孕龄 32 周后，则应避免使用 NSAID，因为可能导致动脉导管早闭。因此，对于妊娠晚期严重羊水过多的女性，需要间断地引流羊水，如果使用 NSAID，则需要重复超声评估是否发生三尖瓣关闭不全。妊娠期通常禁用阻滞肾素-血管紧张素系统的药物，也不提倡使用 NSAID。虽然无正式的大规模研究，但多项病例报告提示，螺内酯、阿米洛利和/或依普利酮可在妊娠期安全使用。

(三)预后

现有的有限预后信息表明，对患有经典 Bartter 综合征的婴幼儿进行早期诊断和适当治疗，可能会改善生长发育，甚至智力发育。此外，持续的低钾血症和高肾素血症可引起进行性肾小管间质性肾炎，导致终末期肾病（肾衰竭）。通过早期治疗电解质紊乱，经典 Bartter 综合征患者的预后良好。目前关于这些患者的预后的信息还很少，尽管晚期会表现出诸如蛋白尿和肾功能受损的情况，但他们中的大多数往往在至少 10 年的随访中表现出不错的预后。

Bartter 综合征很难治疗，目前还没有完全治愈的方法。未经治疗的病例与死亡率升高相关，这主要是由慢性肾病引起的。总体预后取决于受体功能障碍的程度。尽管如此，大多数患者在严格遵守他们的治疗计划的前提下，可以过着正常的生活。儿童时期的早期识别和治疗可以防止生长迟缓。与氨基糖苷类相关的巴特样综合征可在抗生素终止后的 2~6 周内看到症状好转。建议密切监测并及时补充钾、钙和镁。对于行肾移植的患者，目前没有复发的报道。

五、展望

Bartter 综合征是一种罕见的盐丢失肾小管病，由多种基因缺陷和不同类型的突变引起。由于与其他共转运体的相互作用，以及通过其他途径进行不同程度的补偿，其表型-基因型关联度较差。由于对潜在基因突变的认识，人们已经了解到了一些关于 Bartter 综合征的信息，这就进一步强化了进行基因检测的重要性。更好地理解突变蛋白，可能会产生特定治疗的靶点。未来的治疗策略应集中于纠正突变蛋白的缺陷，从而改善氯化钠重吸收功能。尽管最近有许多关于此疾病的新进展，但由于这些疾病的罕见性，缺乏长期随访经验，所以关于治疗的争议仍然存在。未来，对于该疾病发病机制和临床研究的探索，将更加有助于人们了解该疾病，并帮助医生们更好地开展有效的治疗。

（李刚　李胜）

参考文献

1. Bartter F C, Pronove P, Gill J R, Maccardle R C. Hyperplasia of the juxtaglomerular complex with hyperaldosteronism and hypokalemic alkalosis: a new syndrome[J]. Am J Med, 1962, 33: 811-828.

2. Lee B H, Cho H Y, Lee H, et al. Genetic basis of Bartter syndrome in Korea [J]. Nephrol Dial Transplant, 2012, 27(4): 1516-1521.

3. Calò L, Davis P A, Semplicini A. Reduced content of alpha subunit of Gq protein content in monocytes of Bartter and Gitelman syndromes: relationship with vascular hyporeactivity[J]. Kidney Int., 2002, 61(1): 353-354.

4. Bogdanoviĉ R. et al. A novel CLCN5 mutation in a boy with Bartter-like syndrome and partial growth hormone deficiency[J]. Pediatr Nephrol., 2010, 25:2363-2368.

5. Janssen A G H. et al. Disease-causing dysfunctions of Barttin in Bartter syndrome type IV[J]. J Am Soc Nephrol, 2009, 20:145-153.

6. Seyberth H W, Schlingmann K P. Bartter- and Gitelman-like syndromes: salt-losing tubulopathies with loop or DCT defects[J]. Pediatr Nephrol, 2011, 26: 1789-1802.

7. Gill J R Jr, Bartter F C. Evidence for a prostaglandin-independent defect in chloride reabsorption in the loop of Henle as a proximal cause of Bartter's syncrome[J]. Am J Med, 1978, 65:766.

8. Bettinelli A, Bianchetti M G, Girardin E, et al. Use of calcium excretion values to distinguish two forms of primary renal tubular hypokalemic alkalosis: Bartter and Gitelman syndromes[J]. J Pediatr, 1992, 120:38.

9. Kömhof M, Lagmani K. Pathophysology of antenatal Bartter's syndrome [J]. Curr Opin Nephrol Hypertens, 2017, 26: 419-425.

10. Kömhof M, Lagmani K. MAGED2: a novel of antenatal Bartter's syndrome[J]. Curr Opin Nephrol Hypertens, 2018, 27: 323-328.

11. Ji W, Foo J N, O'Roak B J, Zhao H, Larson M G, Simon D B, et al. Rare

independent mutations in renal salt handling genes contribute to blood pressure variation[J]. Nat Genet, 2008, 40: 592-599.

12. Kleta R, Bockenhauerc D. Bartter syndromes and other salt-losing tubulopathies[J]. Nephron Physiol, 2006, 104: 73-80.

13. Vargas-Poussou R. Functional characterization of a calcium-sensing receptor mutation in severe autosomal dominant hypocalcemia with a Bartter-like syndrome[J]. J Am Soc. Nephrol, 2002, 13:2259-2266.

14. Watanabe S, et al. Association between activating mutations of calcium-sensing receptor and Bartter's syndrome[J]. Lancet, 2002, 360:692-694.

15. Simon D B, Karet F E, Hamdan J M, et al. Bartter's syndrome, hypokalaemic alkalosis with hypercalciuria, is caused by mutations in the Na-K-2Cl cotransporter NKCC2[J]. Nat Genet,1996, 13: 183.

16. Simon D B, Karet F E, Rodriguez-Soriano J, et al. Genetic heterogeneity of Bartter's syndrome revealed by mutations in the K^+ channel, ROMK[J]. Nat Genet,1996, 14:152.

17. Lorenz J N, Baird N R, Judd L M, et al. Impaired renal NaCl absorption in mice lacking the ROMK potassium channel, a model for type II Bartter's syndrome[J]. J Biol Chem, 2002, 277: 37871.

18. Simon D B, Bindra R S, Mansfield T A, et al. Mutations in the chloride channel gene, CLCNKB, cause Bartter's syndrome type III[J]. Nat Genet, 1997, 17: 171.

19. Konrad M, Vollmer M, Lemmink H H, et al. Mutations in the chloride channel gene CLCNKB as a cause of classic Bartter syndrome[J]. J Am Soc Nephrol, 2000, 11: 1449.

20. Laghmani K, Beck B B, Yang S S, Seaayfan E, Wenzel A, Reusch B, et al. Polyhydramnios, transient antenatal Bartter's syndrome, and MAGED2 mutations[J]. N Engl J Med, 2016, 374: 1853-1863.

21. Rossi G M, Regolisti G, Peyronel F, Fiaccadori E. Recent insights into sodium

and potassium handling by the aldosterone-sensitive distal nephron: implications on pathophysiology and drug discovery[J]. J Nephrol, 2020, 33: 447-466.

22.Fazilaty H, Behnam B. Molecular genetics of Bartter syndrome[J]. J Ped Nephrol, 2014, 1: 6-14.

23.Wongsaengsak S, Vidmar A P, Addala A, Kamil E S, Sequeira P, Fass B, et al. A novel SLC12A1 gene mutation associated with hyperparathyroidism, hypercalcemia, nephrogenic diabetes insipidus and nephrocalcinosis in four patients[J]. Bone, 2017, 97: 121-125.

24.Simon D B, Bindra R S, Mansfield T A, Nelson-Williams C, Mendonça E, Stone R, et al. Mutations in the chloride channel gene, CLCNKB, cause Bartter's syndrome type III[J]. Nat Genet, 1997,17:171-178.

25.Garcia Castaño A, de Nanclares G P, Madariaga L, Aguirre M, Madrid A, Chocrón S, et al. Poor phenotype-genotype association in a large series of patients with type III Bartter syndrome[J]. PLoS One, 2017, 12: e0173581.

26.Cheng C J, Lo Y F, Chen J C, Huang C L, Lin S H. Functional severity of CLCNKB mutations with phenotypes in patients with classic Bartter's syndrome [J]. J Physiol, 2017, 15: 5573-5586.

27. Markadieu N, Delpire E. Physiology and pathophysiology of SLC12A1/2 transporters[J]. Pfugers Arch, 2014, 466: 91-105.

28.Mederle K, Mutig K, Paliege A, Carota I, Bachmann S, Castrop H, et al. Loss of WNK3 is compensated for by the WNK1/SPAK axis in the kidney of the mouse[J]. Am J Physiol Renal Physiol, 2013, 304: F1198-1209.

29. Koulouridis E, Koulouridis I. Molecular pathophysiology of Bartter's and Gitelman's syndrome[J]. World J Pediatr, 2015, 11: 113-125.

30. Gross I, Siedner-Weintraub Y, Simckes A, Gillis D. Antenatal Bartter syndrome presenting as hyperparathyroidism with hypercalcemia and hypercalciuria: a case report and review[J]. J Pediatr Endocrinol Metab,

2015, 28: 943-946.

31. Li D, Tian L, Hou C, Kim C E, Hakonarson H, Levine M A. Association of mutations in SLC12A1 encoding the NKCC2 cotransporter with neonatal primary hyperparathyroidism [J]. J Clin Endocrinol Metab, 2016, 101: 2196-2200.

32. Han Y, Zhao X, Wang S, Wang C, Tian D, Lang Y, et al. Eleven novel SLC12A1 variants and an exonic mutation cause exon skippinh in Bartter syndrome type I[J]. Endocrine, 2019, 64: 708-718.

33. Dos Reis G S, de Miranda D M, de Barros Pereira P C, Sarubi H C, Rodrigues L B, de Marco L A C, et al. Application of molecular biology at the approach of Batter's syndrome: case report[J]. J Bras Nefrol, 2011, 34: 82-86.

34. Hussain S, Tarar S H, Al-Muhaizaen M. A Rare disorder with common clinical presentation: neonatal Bartter syndrome[J]. J Coll Phys Surg Pak, 2015, 25 (Suppl 1): S58-60.

35. Amar A, Majmundar A J, Ullah I, Afzal A, Braun D A, Shril S, et al. Gene panel sequencing identifes a likely monogenic cause in 7% of 235 Pakistani families with nephrolithiasis[J]. Hum Genet, 2019, 138: 211-219.

36. Khandelwal P, Sabanadesan J, Sinha A, Hari P, Bagga A. Isolated nephrocalcinosis due to compound heterozygous mutations in renal outer medullary potassium channel[J]. CEN Case Rep, 2020.

37. Wang C, Han Y, Zhou J, Zheng B, Zhou W, Bao H, et al. Splicing characterization of CLCNKB variants in four patients with type III Bartter syndrome[J]. Front Genet, 2020, 11: 81.

38. Bignon Y, Sakhi I, Bitam S, Bakouh N, Keck M, Frachon N, et al. Analysis of CLCNKB mutations at dimer-interface, calcium-binding site, and pore reveals a variety of functional alterations in ClC-Kb channel leading to Bartter syndrome[J]. Hum Mutat, 2020, 41: 774-785.

39. Schlingmann K P, Konrad M, Jeck N, Waldegger P, Reinalter S C, Holder M,

et al. Salt wasting and deafness resulting frommutations two chloride channels [J]. N Engl J Med, 2004, 350: 1314-1319.

40. Kontorinis G, Giesemann A M, Iliodromiti Z, Weidermann J, Aljeraisi T, Schwab B. Treating hearing loss in patients with infantile Bartter syndrome [J]. Laryngoscope, 2012, 122: 2524-2528.

41. ElrharchiS, Riahi Z, Salime S, Nahili H, Rouba H, Kabine M, et al. Two novel homozygous missense mutations identifed in the BSND gene in Moraccan patients with Bartter's syndrome [J]. Int J Pediatr Otornhinolaryngol, 2018, 113: 46-50.

42. Gorinski N, Wojciechowski D, Guseva D, Galil D A, Mueller F E, Wirth A, et al. DHHC7-mediated palmitoylation of the accessory protein barttin critically regulates the functions of ClC-K chloride channels [J]. J Biol Chem, 2020, 295: 5970-5983.

43. Carmosino M, Gerbino A, Hnedy G N, Torretta S, Rizzo F, Debellis L, et al. NKCC2 activity is inhibited by the Bartter's syndrome type 5 gain-of-fucntion CaR-A843E mutant in renal cells [J]. Bio Cell, 2015, 107: 98-110.

44. Pearce S H, et al. A familial syndrome of hypocalcemia with hypercalciuria due to mutations in the calciumsensing receptor [J]. N Engl J, Med, 1996, 335: 1115-1122.

45. Nesbit M A, et al. Mutations affecting G-protein subunit α11 in hypercalcemia and hypocalcemia [J]. N Engl J. Med, 2013, 368: 2476-2486.

46. Gorvin C M et al. Calcium-sensing receptor residues with loss- and gain-of-function mutations are located in regions of conformational change and cause signalling bias [J]. Hum Mol Genet, 2018, 27: 3720-3733.

47. Gorvin C M, et al. Gα11 mutation in mice causes hypocalcemia rectifiable by calcilytic therapy [J]. JCI Insight, 2017, 2: e91103.

48. Hannan F M, Babinsky V N, Thakker R V. Disorders of the calcium-sensing receptor and partner proteins: insights into the molecular basis of calcium

homeostasis[J]. J Mol Endocrinol, 2016, 57:R127-142.

49. Yamamoto M, Akatsu T, Nagase T, OgataE. Comparison of hypocalcemic hypercalciuria between patients with idiopathic hypoparathyroidism and those with gain-of-function mutations in the calcium-sensing receptor: is it possible to differentiate the two disorders? [J]. J Clin Endocrinol Metab, 2000, 85: 4583-4591.

50. Legrad A, Treard C, Rocelin I, Dreux S, Bertholet-Thomas A, Borux F, et al. Prevalence of novel MAGED2 mutations in antenatal Bartter syndrome[J]. Clin J Am Soc Nephrol, 2018,13:242-250.

51. Stein J H. The pathogenetic spectrum of Bartter's syndrome[J]. Kidney Int, 1985, 28:85.

52. Vaisbich M H, Fujimura M D, Koch V H. Bartter syndrome: benefits and side effects of long-term treatment[J]. Pediatr Nephrol, 2004, 19:858.

53. Dillon M J, Shah V, Mitchell M D. Bartter's syndrome: 10 cases in childhood. Results of long-term indomethacin therapy[J]. Q J Med, 1979, 48:429.

54. Sann L, David L, Bernheim J, François R. Hypophosphatemia and hyperparathyroidism in a case of Bartter's syndrome[J]. Helv Paediatr Acta, 1978, 33:299.

55. Bettinelli A, Viganò C, Provero M C, et al. Phosphate homeostasis in Bartter syndrome: a case-control study[J]. Pediatr Nephrol, 2014, 29:2133.

56. Abou Tayoun A N, Spinner N B, Rehm H L, Green R C, Bianchi D W. Prenatal DNA sequencing: clinical, counseling and diagnostic laboratory considerations[J]. Prenat Diagn, 2018,38:26-32.

57. Bhat Y R, Vinayaka G, Sreelakshmi K. Antenatal Bartter syndrome: a review [J]. Int J Pediatr, 2012,2012:857136.

58. Brochard K, Boyer O, Blanchard A, Loirat C, Niaudet P, Macher M A, et al. Phenotype-genotype correlation in antenatal and antenatal variants of Bartter syndrome[J]. Nephrol Dial Transplant, 2009,24:1455-1464.

59. Meyer M, Berrios M, Lo C. Transient antenatal Bartter's syndrome: a case report[J]. Front Pediatr, 2018, 6: 51.

60. Garnier A, Dreux S, Vargas-Poussou R, Oury J F, Benachi A, Deschenes G, et al. Bartter syndrome prenatal diagnosis based on amniotic fuid biochemical analysis[J]. Pediatr Res, 2010, 67: 300-303.

61. Hegde D, Mondkar J, Abdagire N. Neonatal Bartter syndrome in an extremely low birth weigth baby [J]. Saudi J Kidney Dis Transpl, 2017, 28: 1162-1164.

62. Sakalli H, Bucak H I. Type IV neonatal Bartter syndrome complicated with congenital chloride diarrhea[J]. Am J Case Rep, 2012, 13: 230-233.

63. Blanchard A, Bockenhauer D, Bolignano D, Caio L A, Cosyns E, Devuyst O, et al. Gitelman syndrome: consensus andguidance from a kidney disease: improving global outcomes (KDIGO) contorversies conference[J]. Kidney Int, 2017, 91: 24-33.

64. Han Y, Lin Y, Sun Q, Wang S, Gao Y, Shao L. Mutation spectrum of chinese patients with Bartter syndrome[J]. Oncotarget, 2017, 8: 101614-101622.

65. de la Gómez F C L, Novoa P J M, Caviedes R N. Bartter syndrome: an infrequent tubulopathy of prenatal onset[J]. Rev Chil Pediatr, 2019, 90: 437-442.

66. Cha E J, Hwang W M, Yun S R, Park M H. An adult case of Bartter syndrome type III presenting with proteinuria[J]. J Pathol Transl Med, 2016, 50: 160-164.

67. Lee S E, Han K H, Jung Y H, Lee H K, Kang H G, Moon K C, et al. Renal transplantation in a patient with Bartter syndrome and glomerulosclerosis[J]. Korean J Pediatr, 2011, 54: 36-39.

68. Luqman A, Kazmi A, Wall B M. Bartter's syndrome in pregnancy: review of potassium homeostasis in gestation[J]. Am J Med Sci, 2009, 338: 500-504.

69. Kumar A C V, Reddy M H K, Chaitanya V, Lakshmi B S, Ram R, Kumar V S.

Bartter's syndrome in a geriatric patient[J]. Indian J Nephrol, 2016, 26: 227-228.

70. Yagub S, Arif M S. A case of Bartter's syndrome presenting in adulthood[J]. Iran J Kidney Dis, 2020,14:65-67.

71. Bartter F C, Pronove P, Gill J R, MacCardle R C. Hyperplasia of the juxtaglomerular complex with hyperaldosteronism and hypokalemic alkalosis. A new syndrome[J]. Am J Med, 1962, 33 (6): 811-828.

72. Dane B, Yayla M, Dane C, Cetin A. Prenatal diagnosis of Bartter syndrome with biochemical examination of amniotic fluid: case report[J]. Fetal Diagn Ther, 2007, 22 (3): 206-208.

73. Gitelman H J, Graham J B, Welt L G. A new familial disorder characterized by hypokalemia and hypomagnesemia[J]. Trans Assoc Am Physicians, 1966, 79: 221-235.

74. Metyas Samy, Rouman Heba, Arkfeld Daniel G. Pregnancy in a patient with gouty arthritis secondary to Pseudo-Bartter syndrome[J]. Journal of Clinical Rheumatology, 2010, 16(5): 219-220.

75. Bockenhauer D, Feather S, Stanescu H C, et al. Epilepsy, ataxia, sensorineural deafness, tubulopathy, and KCNJ10 mutations[J]. N Engl J Med, 2009, 360:1960.

76. Scholl U I, Choi M, Liu T, et al. Seizures, sensorineural deafness, ataxia, mental retardation, and electrolyte imbalance (SeSAME syndrome) caused by mutations in KCNJ10[J]. Proc Natl Acad Sci U S A, 2009, 106:5842.

77. Chou C L, Chen Y H, Chau T, Lin S H. Acquired bartter-like syndrome associated with gentamicin administration [J]. Am J Med Sci, 2005, 329:144.

78. Chen Y S, Fang H C, Chou K J, et al. Gentamicin-induced Bartter-like syndrome[J]. Am J Kidney Dis, 2009, 54:1158.

79. Chrispal A, Boorugu H, Prabhakar A T, Moses V. Amikacin-induced type 5

Bartter-like syndrome with severe hypocalcemia[J]. J Postgrad Med, 2009, 55: 208.

80.Zietse R, Zoutendijk R, Hoorn E J. Fluid, electrolyte and acid-base disorders associated with antibiotic therapy[J]. Nat Rev Nephrol, 2009, 5: 193.

81.Bettinelli A, Borsa N, Bellantuono R, et al. Patients with biallelic mutations in the chloride channel gene CLCNKB: long-term management and outcome[J]. Am J Kidney Dis, 2007, 49: 91.

82.Jentsch TJ. Chloride transport in the kidney: lessons from human disease and knockout mice[J]. J Am Soc Nephrol, 2005, 16: 1549.

83.Pressler C A, Heinzinger J, Jeck N, et al. Late-onset manifestation of antenatal Bartter syndrome as a result of residual function of the mutated renal $Na^+-K^+-2Cl^-$ co-transporter[J]. J Am Soc Nephrol, 2006, 17: 2136.

84.Tammaro F, Bettinelli A, Cattarelli D, et al. Early appearance of hypokalemia in Gitelman syndrome[J]. Pediatr Nephrol, 2010, 25: 2179.

85.da Silva CT, Heilberg I P. Bartter syndrome: causes, diagnosis and treatment [J]. Int J Nephrol Renovasc Dis, 2018, 11: 291-301.

86.Gollasch B, Anistan Y M, Canaan-Kuhl S, Gollasch M. Late-onset Bartter syndrome type II[J]. Clin Kidney J, 2017, 10:594-599.

87.Vaisbich M H, Fujimura M D, Koch V H. Bartter syndrome: benefts and side efects of long-term treatment[J]. Pediatr Nephrol, 2004, 19: 858-863.

88.Nüsing R M, Reinalter S C, Peters M, Kömhof M, Seyberth H W. Pathogenetic role of cyclooxygenase-2 in hyperprostaglandin E syndrome/antenatal Bartter syndrome: therapeutic use of the cyclooxygenase-2 inhibitor nimesulide[J]. Clin Pharmacol Ther, 2001, 70: 384-390.

89.Mukherjee D, Nissen S E, Topol E J. Risk of cardiovascular events associated with selective COX-2 inhibitors[J]. JAMA, 2001, 286: 954-959.

90.Nascimento C L P, Garcia C L, Schvartsmana B G S, Vaisbich M H. Treatment of Bartter syndrome [J]. Unsolved issue. J Pediatr (Rio J), 2014, 90:

512-517.

91.Nagao R, Suzuki S, Kawashima H, Nozu K, Iijima K. Acute kidney injury in type 3 Bartter syndrome: angiotensin-converting enzyme inhibitors as a cause [J]. Pediatr Int, 2016, 58: 1373-1374.

92.Mazaheri M, Assadi F, Sadeghi-Bojd S. Adjunctive acetazolamide therapy for the treatment of Bartter syndrome[J]. Int Urol Nephrol, 2020, 52: 121-128.

93.Kaur A, Webb N J A, Shenoy M, Hulton S A. Bartter syndrome, 15-year experience in the United Kingdom[J]. J Rare Disord Diagn Ther, 2018, 4: 1-7.

94.Chou C L, Chen Y H, Chau T, Lin S H. Acquired bartter-like syndrome associated with gentamicin administration[J]. Am J Med Sci, 2005, 329(3): 144-149.

95.Bokhari S R A, Zulfiqar H, Mansur A. Bartter Syndrome[M]. Treasure Island (FL): StatPearls Publishing, 2021.

96.Puricelli E, Bettinelli A, Borsa N, et al. Long-term follow-up of patients with Bartter syndrome type I and II[J]. Nephrol Dial Transplant, 2010, 25(9): 2976-2981.

97.Bettinelli A, Borsa N, BellantuonoR, et al. Patients with biallelic mutations in the chloride channel gene CLCNKB: long-term management and outcome[J]. Am J Kidney Dis, 2007, 49(1): 91.

98. Blanchard A, Bockenhauer D, Bolignano D, et al. Gitelman syndrome: consensus and guidance from a kidney disease: improving global outcomes (KDIGO) controversies conference[J]. Kidney Int, 2017, 91: 24.

99. Matsunoshita N, Nozu K, Shono A, et al. Differential diagnosis of Bartter syndrome, Gitelman syndrome, and pseudo-Bartter/Gitelman syndrome based on clinical characteristics[J]. Genet Med, 2016, 18:180.

100. Bianchetti M G, Edefonti A, Bettinelli A. The biochemical diagnosis of Gitelman disease and the definition of "hypocalciuria"[J]. Pediatr Nephrol,

2003, 18: 409.

101.Kose M, Pekcan S, Ozcelik U, et al. An epidemic of pseudo-Bartter syndrome in cystic fibrosis patients[J]. Eur J Pediatr, 2008, 167: 115.

102. Kennedy J D, Dinwiddie R, Daman-Willems C, et al. Pseudo-Bartter's syndrome in cystic fibrosis[J]. Arch Dis Child, 1990, 65: 786.

103.Escobar Castro H, Medina E, Kirchschläger E, et al. Metabolic alkalosis with hypo-electrolytaemia or pseudo-Bartter syndrome as a presentation of cystic fibrosis in infancy. Discription of three cases[J]. Eur J Pediatr, 1995, 154: 868.

104.Bates C M, Baum M, Quigley R. Cystic fibrosis presenting with hypokalemia and metabolic alkalosis in a previously healthy adolescent[J]. J Am Soc Nephrol, 1997, 8: 352.

105.Davé S, Honney S, Raymond J, Flume P A. An unusual presentation of cystic fibrosis in an adult[J]. Am J Kidney Dis, 2005, 45: e41.

106.Leoni G B, Pitzalis S, Podda R, et al. A specific cystic fibrosis mutation (T3381) associated with the phenotype of isolated hypotonic dehydration [J]. J Pediatr, 1995, 127: 281.

107.Roy S 3rd, Arant B S Jr. Hypokalemic metabolic alkalosis in normotensive infants with elevated plasma renin activity and hyperaldosteronism: role of dietary chloride deficiency[J]. Pediatrics, 1981, 67: 423.

108.Linshaw M A, Harrison H L, Gruskin A B, et al. Hypochloremic alkalosis in infants associated with soy protein formula[J]. J Pediatr, 1980, 96: 635.

109.Malloy M H, Graubard B, Moss H, et al. Hypochloremic metabolic alkalosis from ingestion of a chloride-deficient infant formula: outcome 9 and 10 years later[J]. Pediatrics, 1991, 87: 811.

110.Reznik V M, Griswold W R, Mendoza S A, McNeal R M. Neo-Mull-Soy metabolic alkalosis: a model of Bartter's syndrome? [J]. Pediatrics, 1980, 66: 784.

111. Casatta L, Ferraccioli G F, Bartoli E. Hypokalaemic alkalosis, acquired Gitelman's and Bartter's syndrome in chronic sialoadenitis [J]. Br J Rheumatol, 1997, 36: 1125.

112. Schwarz C, Barisani T, Bauer E, Druml W. A woman with red eyes and hypokalemia: a case of acquired Gitelman syndrome [J]. Wien Klin Wochenschr, 2006, 118: 239.

113. Chen Y C, Yang W C, Yang A H, et al. Primary Sjögren's syndrome associated with Gitelman's syndrome presenting with muscular paralysis[J]. Am J Kidney Dis, 2003, 42: 586.

114. Panichpisal K, Angulo-Pernett F, Selhi S, Nugent K M. Gitelman-like syndrome after cisplatin therapy: a case report and literature review[J]. BMC Nephrol,2006, 7: 10.

115. Tourne G, Collet F, Varlet M N, et al. Prenatal Bartter's syndrome. Report of two cases[J]. J Gynecol Obstet Biol Reprod (Paris), 2003, 32: 751.

116. Vaisbich M H, Fujimura M D, Koch V H. Bartter syndrome: benefits and side effects of long-term treatment[J]. Pediatr Nephrol, 2004, 19: 858.

117. Blanchard A, Vargas-Poussou R, Vallet M, et al. Indomethacin, amiloride, or eplerenone for treating hypokalemia in Gitelman syndrome [J]. J Am Soc Nephrol, 2015, 26: 468.

118. Vinci J M, Gill J R Jr, Bowden R E, et al. The kallikrein-kinin system in Bartter's syndrome and its response to prostaglandin synthetase inhibition [J]. J Clin Invest, 1978, 61: 1671.

119. Griffing G T, Komanicky P, Aurecchia S A, et al. Amiloride in Bartter's syndrome[J]. Clin Pharmacol Ther, 1982, 31: 713.

120. Calò L A, Marchini F, Davis P A, et al. Kidney transplant in Gitelman's syndrome[J]. Report of the first case. J Nephrol, 2003, 16: 144.

121. Kim J Y, Kim G A, Song J H, et al. A case of living-related kidney

transplantation in Bartter's syndrome[J]. Yonsei Med J, 2000, 41: 662.

122. Takahashi M, Yanagida N, Okano M, et al. A first report: living related kidney transplantation on a patient with Bartter's syndrome[J]. Transplant Proc, 1996, 28: 1588.

123. Chaudhuri A, Salvatierra O Jr, Alexander S R, Sarwal M M. Option of pre-emptive nephrectomy and renal transplantation for Bartter's syndrome[J]. Pediatr Transplant, 2006, 10: 266.

124. Andrini O, Keck M, Briones R, et al. ClC-K chloride channels: emerging pathophysiology of Bartter syndrome type 3[J]. Am J Physiol Renal Physiol, 2015, 308: F1324.

125. de Jong J C, Willems P H, Goossens M, et al. Effects of chemical chaperones on partially retarded NaCl cotransporter mutants associated with Gitelman's syndrome in a mouse cortical collecting duct cell line[J]. Nephrol Dial Transplant, 2004, 19: 1069.

126. Peters M, Ermert S, Jeck N, et al. Classification and rescue of ROMK mutations underlying hyperprostaglandin E syndrome/antenatal Bartter syndrome[J]. Kidney Int, 2003, 64: 923.

127. Mascetti L, Bettinelli A, Simonetti G D, et al. Pregnancy in inherited hypokalemic salt-losing renal tubular disorder[J]. Obstet Gynecol, 2011, 117: 512.

128. Daskalakis G, Marinopoulos S, Mousiolis A, et al. Gitelman syndrome-associated severe hypokalemia and hypomagnesemia: case report and review of the literature[J]. J Matern Fetal Neonatal Med, 2010, 23: 1301.

129. de Arriba G, Sánchez-Heras M, Basterrechea M A. Gitelman syndrome during pregnancy: a therapeutic challenge [J]. Arch Gynecol Obstet, 2009, 280: 807.

第四节　Dent 病

Dent 病是一种具有 X 连锁隐性遗传的家族性肾脏疾病，是一种罕见的肾小管病变，其特征在于近端肾小管功能障碍，其几乎仅发生在男性中。流行病学显示，迄今为止，大约有 250 个家庭报告了这种疾病，临床表现为低分子量蛋白尿、高钙尿、肾钙沉着症、肾结石、肾衰竭和佝偻病等。它主要在儿童期表现早期症状，并可能在人类生命的第 3 至 5 年之间发展为终末期肾衰竭(end stage renal disease，ESRD)。

一、Dent 病简史

1964 年，英国伦敦大学医学院的 Dent 和 Friedman 医生描述了两名英国男性患有与高钙尿症和不明原因的肾小管蛋白尿相关性疾病。由于没有家族史，他们排除了这种疾病的遗传起源。

30 年后，人们对 Dent 疾病进行了更彻底的调查。1991 年，纽约州立大学健康科学中心 Frymoyer 等人报告了一项针对来自纽约北部家庭 162 名成员的大型亲属研究，该家庭患有 X 连锁遗传模式的肾结石并伴有肾衰竭(X-linked recessive nephrolithiasis with renal failure，XRN)。受试的 9 位成员患有钙肾结石、蛋白尿、肾钙化病、尿液浓度缺陷、钙、磷酸盐、钾和肾尿酸排泄异常以及肾功能不全、无骨病或肾小管酸中毒。此时报道的唯一其他 X 连锁近端肾小管病变是 Lowe 综合征，但由于缺乏神经或眼科特征，于是排除了它。大约在同一时间，日本国立西北浦医院儿科 Furuse 等人报道了来自两个不同家庭的 6 名男性患者，他们患有肾小管蛋白尿、氨基酸尿和高钙尿症，其中 4 人也有血尿，2 人患有糖尿症。然而无法确定这种特发性低分子量蛋白尿的疾病是 X 连锁还是常染色体显性遗传。

"Dent 病"一词于 1993 年首次提出，用于分类一种通常表现为低分子量蛋白(low molecular weight protein，LMWP)、高钙尿症、肾钙化病和肾结石的肾 Fanconi 综合征。较少见的是，它可能与氨基酸尿、血尿、钾尿、糖尿、尿酸尿和尿酸化受损有关。英国伦敦皇家研究生医学院 MRC 临床科学中心 Pook 等人研究了 Dent 疾病的遗传基础，他们在 Xp11.22 区域确定了导致该疾病的基因座。Xp11.22 中标记物作图的连锁分析使作者得出结论，Dent 病和 XRN 是由两个不同的基因引起的。英国伦敦哈默史密斯医学院 Thakker 等人进一步研究了先前描述的来自北美的家族，并将 XRN 的遗传定位在 Xp11.22 区域。同年，意大利热那亚 G. Gaslini 研究所分子遗传学实验室报告了一个四代家庭，患有一种新形式的 X 连锁隐性低磷酸盐血症性 rick 病（X-linked recessive hypophosphatemic rickets，XLRH），归因于 Xp11.2 区域中的另一个基因。

　　1 年后，伦敦大学医学院泌尿学和肾脏学研究所 Wrong 等人检查了 25 名英国患者，包括最初由 Dent 和 Friedman 研究的 2 名受试者。这些案例中有 22 个是 5 个不同家庭的成员。对这些家族的分析扩大了 Dent 和 Friedman 最初描述的临床特征的范围。Wrong 等人指出，骨软化症不如 LMWP、高钙尿症或肾结石常见，并证实了该病的 X 连锁遗传。他们是第一个认为 Dent 疾病的主要异常是肾小管重吸收缺陷，而不是肾小管细胞的破坏。同时，英国牛津大学生物化学系 Fisher 等人最终克隆并鉴定了 CLCN5 基因，提出它可能是 Dent 病的罪魁祸首。

　　1995 年，东京大学儿科的 Igarashi 等人对 XRN 和 Dent 疾病之间是否存在差异表示怀疑，直到 1996 年英国伦敦哈默史密斯医学院 MRC 临床科学中心 Lloyd 等人提出，CLCN5 作为候选基因，不仅用于 Dent 疾病，而且还用于 XRN 和 XLRH，从而阐明了 Dent 疾病的明显表型异质性。Lloyd 等人和日本熊本大学医学院儿科 Nakazato 等人在 1997 年证实了 CLCN5 在 Dent 疾病和 XRN 中的作用。

　　直到 2004 年，关于 Dent 疾病的遗传异质性达到另一个里程碑。纽约州立大学医学系的 Hoopes 等人描述了 13 名无亲缘关系的男性，他们具有 Dent 疾病表型（LMWP、高钙尿症和至少一种肾钙化病、肾结石、肾功能不全、低磷血症或血尿），而没有任何 CLCN5 基因突变。Hoopes 等人建议，需要在患病家族中识别 Dent 病发生突变的其他基因。次年，该小组确定了位于 Xq27-Xq27.1 区域的 OCRL 基因，该基因在其 13 例病例中有 5 例与 Dent 疾病表型有关。这5名患者没有 Lowe 综合征的主要特征(白内障或代谢性酸中毒),但其中2名患有神经系统异常。自此,术语"Dent 疾病2型"被提出,以区分 OCRL 基因突变的病例和 CLCN5 突变的病例(Dent 疾病1型)。

2009年,一项来自英国、美国、日本、加拿大的国际合作研究,阐明了 Dent 和 Friedman 研究的最后一个要素,该研究发现第2号案例中的遗传异常是 OCRL 基因第7外显子的突变。除了肾脏症状外,患者的智力低下还支持 Dent 疾病2型的诊断。不幸的是,该患者在知道自己的分子诊断之前就去世了。图1.4.1显示了 Dent 病史。

二、遗传与临床分类

研究人员通常根据 X 染色体上的突变基因定义两种形式的 Dent 疾病,即 Dent 病1型和 Dent 病2型。CLCN5 基因突变的患者被归类为 Dent 病1型患者,约占 Dent 疾病所有病例的60%;OCRL 基因突变的患者定义为 Dent 疾2型患者,约占 Dent 疾病所有病例的15%;其余25%～35%的患者具有 Dent 疾病表型,但均未发生这些突变,被归类为 Dent 病3型。Dent 病1型和 Dent 病2型在临床和生物学表型上部分相似。Dent 病1型患者的主要临床表现包括 LMWP、高钙尿症、肾钙化和肾结石以及肾小管功能障碍。一些患者甚至可能有进行性肾功能衰竭和佝偻病相关症状。相比之下,Dent 病2型患者的肾外特征可能比 Lowe 综合征患者轻。他们的症状通常包括肌肉无力,眼部异常和轻度智力低下。此外,最近的观察表明,Dent 病2型具有典型的皮肤特征,即化脓性汗腺炎,以前从未报道过。

(一)Dent 病1型和 CLCN5 突变

Dent 病1型是由位于 X 染色体短臂(Xp11.22)上的 CLCN5 基因失活引起的。CLCN5 基因编码746个氨基酸的 CLC-5 蛋白,这是一种高度保守的电 $2Cl^-/H^+$ 反向转运蛋白,包含18个 α-螺旋,具有2个磷酸化位点和1个 N-糖基化位点。CLC-5 蛋白由同二聚体组成,该同二聚体沿相反方向跨越细胞膜。每个亚基都有自己的孔,负责氯离子和氢离子的选择性转运。CLC-5 主要在肾脏集合管的近端小管和闰细胞中表达,并且主要位于早期核内体中,与 V 型 H^+-ATP 酶共定位。

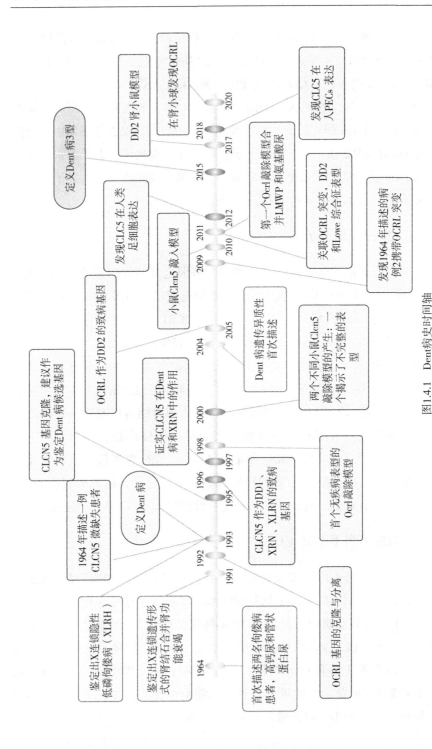

图1.4.1 Dent病史时间轴

通常，由肾小球过滤的葡萄糖、白蛋白、转铁蛋白、离子、维生素 D、氨基酸、胰岛素、生长激素和甲状旁腺激素在近端小管中被有效地重吸收。重吸收过程基本上由 megalin/cubilin 介导，并通过内吞作用完成。在 H^+-ATP 酶的帮助下，内体逐渐酸化，导致受体-配体复合物解离，随后溶酶体中配体降解。研究人员已经证明，CLC-5 在内体酸化中起关键作用，并且是质子直接驱动到近端肾小管细胞中，从而有助于内吞途径。在缺乏功能性 CLC-5 的情况下，近端肾小管上皮细胞的内吞作用受到抑制，并且不能发挥重吸收碳水化合物、氨基酸和激素的生物学功能，导致 LMWP。此外，近端肾小管上皮细胞内吞作用的缺陷导致近端小管中甲状旁腺激素（Parathyroid hormone，PTH）的重吸收，导致尿液中 PTH 浓度增加，从而导致高水平的 $1,25\text{-}(OH)_2D_3$。因此，促进钙的肠吸收，导致高钙尿症和肾钙化的临床症状。当巨蛋白受体在近端小管顶膜上的表达不足时，可触发肾上皮细胞的炎症和凋亡途径。

Dent 病和遗传性低磷血佝偻病均与 CLCN5 基因的变化有关。迄今为止，已鉴定出 200 多种不同的 CLCN5 基因突变，主要包括无义突变（p. R637X，p. Y143X），错义突变（p. A540D，p. G135E，p. G703V），缺失突变（外显子 9，10，11，12，13，1 缺失）和移码变体（p. T260Tfs * 10）。CLCN5 基因的突变位点具有不固定和多样的特征；它们与临床症状的关系仍不清楚。Mansour-Hendili 等回顾了 2001 年 1 月至 2014 年 12 月报道的 234 种 CLCN5 基因突变。通过描述性分析，他们发现有 33.33% 的错义，29.05% 的移码，17.52% 的无义和其他突变类型。

除外显子突变外，研究人员还发现 CLCN5 基因的内含子突变在引起 Dent 病中起着至关重要的作用，这一点可能被以前的研究忽略。Matsumoto 等报道了一名患有 Dent 病的 40 岁日本男性，是由 CLCN5 基因剪接位点上的一个新的内含子突变（1348-1G>a）引起的，该突变以前未包含在任何遗传数据库中。Tosetto 等人还发现了另外两个内含子突变（IVS3+2G>C 和 IVS3-1G>A）。研究人员得出结论，不同类型的突变体可以大致分为三类：第一类突变体的特征在于不能诱导 $2Cl^-/H^+$ 反向电流；第二类突变体的特征在于不能稳定地进行蛋白质加工和成熟；第三类突变体的特征在于生物电活动不足。尽管 Grand 等总结了在 Dent 病患者中观察到的 CLCN5 基因突变，但突变类型（错义、无义、缺失或移码）与疾病或预后的预测结果之间的关系尚不清楚。

通过比较 CLCN5 突变，对突变的病理生理严重程度尝试进行分级总结在表 1-4-1 中，该突变分级适用于错义、无义和移码突变。

表 1-4-1　　　　　　　　　　**Dent 病 1 型突变级别**

级别	具　体　描　述
1 级	导致蛋白质加工缺陷的突变使电活动消失； 突变导致 CCLC-5 在内质网内滞留，导致蛋白质在细胞表面和（或）早期内小体的迁移。
2 级	导致蛋白质加工和稳定缺陷的突变使有缺陷的电活动； 这些突变导致 CCLC-5 缺陷，其功能较低，质膜表达较低，但在早期内小体中呈正态分布。
3 级	在蛋白质定位上没有差异的突变，但会导致电活动的减少； 这些突变导致一种正确折叠的蛋白质，这些蛋白质可以正确定位于质膜和早期的内小体，但显示出减少或消失的氯电流。

（二）Dent 病 2 型和 OCRL 突变

Dent 病 2 型是由 OCRL 突变引起的，OCRL 位于 X 染色体（Xq26.1）的长臂上，包含 24 个外显子。OCRL 基因突变首先由 Attree 等确定，它会导致 Lowe 综合征，这是一种 X 连锁隐性疾病，其特征是先天性白内障、智力障碍和肾综合征。Hoopes 等也发现 OCRL 突变是 Dent 病 2 型的基础。研究表明，致病性突变可发生在 OCRL 基因的所有区域。突变位点分布在 OCRL 基因的外显子 1–15 区域，而 Lowe 综合征主要分布在外显子 8–23。迄今为止，已经报道了 OCRL 基因中 140 多个引起 Dent 病 2 型的突变位点，包括插入、缺失、剪接和错义突变。Dent 病 2 型相关的错义突变分布于外显子 4-15，主要为外显子 9-15，而其他突变(无义、移码和剪接)在前 7 个外显子和外显子 22-24。

OCRL 编码肌醇多磷酸 5-磷酸酶，该酶水解磷脂酰肌醇 4，5-二磷酸(PIP2)以调节膜运输以及细胞骨架的结构和功能。在几乎所有组织中普遍表达，蛋白质结构域主要包括 5-磷酸酶催化结构域，Rho-GAP 样结构域，N-末端结构域和 C-末端脂质结合结构域。以前，人们认为影响 Dent 病 2 的突变位点主要位于 PH 结构域。然而，Ye 等人发现，OCRL 的 5-磷酸酶催化结构域和 Rho GAP 样结构域编码区是 DD2 中的重要功能结构域。在肾单位中，它主要位于肾小球、近端小管和集合管。

肌醇多磷酸 5-磷酸酶最初集中在复杂的反高尔基网络中，该网络对蛋白和其他分子进行分类，并将其递送至细胞内外的预期目的地。它还存在于细胞表面上形成的内体和专门的区室中，以将蛋白质和小分子转运至细胞内的特定目的地。肌醇多磷酸 5-磷酸酶的缺乏导致斑马鱼的内吞作用受损，表明肾小管内吞作用需要肌醇多磷酸 5-磷酸酶的催化活性，这是体内内吞运输所必需的。关于详细的分子机制，一些研究人员认为，肌醇多磷酸 5-磷酸酶活性降低可能导致 PIP2 积累，从而改变与胞吞作用相关的细胞磷脂酰肌醇 4-磷酸 5 激酶信号通路。

(三)Dent 病 2 型与 Lowe 综合征

Dent 病 2 型和 Lowe 综合征(又称为眼脑肾综合征)是 OCRL 突变的两种不同的表型，两者均存在慢性肾脏病(chronic kidney disease，CKD)，但 Lowe 综合征患者的 CKD 进展速度快于 Dent 病 2 型患者。完整的 Lowe 综合征具有一系列精神发育障碍和眼科表现，尤其是白内障以及肾小管性酸中毒。但一般 Dent 病 2 型患者没有上述特征，有研究显示，某些患者具有这些特征，只是比 Lowe 综合征患者中要轻得多。

Lowe 综合征患者与 Dent 病 2 型患者之间的表型差异可以用现有多种机制说明。虽然这两种疾病中 OCRL1 序列的磷酸酶域错义突变都很常见，但 Lowe 综合征患者的无义突变和移码突变仅发生于外显子 8-23，Dent 病 2 型患者的此类突变都发生于前 7 个外显子。这表示可能存在不同肌醇多磷酸 5-磷酸酶的组织特异性表达，有人认为可以来解释 Dent 病 2 型患者保留神经和眼功能的原因；另外据推测，症状严重程度或器官受累情况的差异可能反映了修饰磷酸酶基因表达的差异。来自 Dent 病 2 型患者培养的成纤维细胞表现出肌动蛋白纤维功能缺陷，其程度介于来自 Lowe 综合征患者与来自正常对照组患者的成纤维细胞缺陷之间，这与 Dent 病 2 型作为 Lowe 综合征的较温和表型的观点一致。

(四) Dent 病的遗传异质性

大约 25% 的 Dent 病患者不携带 CLCN5 或 OCRL 突变，表明存在其他无法识别的遗传因素。这类没有明确的遗传学诊断的患者，被归类为 Dent 病 3 型。通常认为，患有 Dent 疾病的患者在 CLCN5 基因或 OCRL 基因中具有单个基因突变；很少有患者同时携带 OCRL 和 CLCN5 致病突变，从而实现 Dent 疾病的累加作用。Zhang 等利用下一代测序技术对复旦大学附属儿童医院 9 例患者的整个外显子组进行了分析，发现与囊性纤维化(CF)或 CF 样疾病相关的修饰基因 CFTR、SCNN1A 和 SCNN1B 可能导致 Dent 疾病病理。然而，这些基因的确切致病突变尚未确定。肾小球病变，特别是涉及足细胞，可能促进 Dent 疾病的进展。因此，需要更好的筛查工具作为诊断工具，并且还应提高识别与 Dent 疾病相关的新突变的意识。

三、病理生理学

(一) 正常生理学

CLC-5 存在于近端小管中的近顶侧内体膜上。CLC-5 与膜上也存在的 H^+-ATP 酶一起促进了这些内体的酸化，并且在功能上与 H^+-ATP 酶介导的内体酸化耦合，这对于通过使内体去极化来激活 CLC-5 至关重要。CLC-5 活性的开、关"爆发"对防止氯离子离开内体并维持跨内体膜的电化学梯度非常重要。如图 1.4.2 所示，新生内体中高浓度的内体氯化物驱动质子进入和酸化。在表达 H⁺-ATP 酶的成熟内体中，CLC-5 为质子从内体中退出提供了一条途径，从而消散了质子泵产生的正电荷。特定的 CLCN5 突变可以改变有效偶联率，导致原本功能正常蛋白靶向错误或导致产生一种截短蛋白永远无法从内质网分离出来。

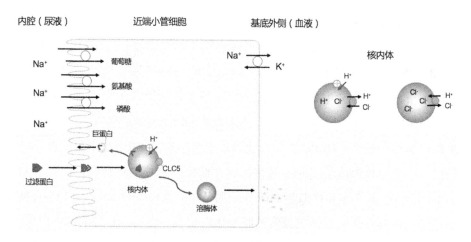

图 1.4.2　近端小管细胞中的 CLC-5 和核内体膜的运输

在近端小管上皮细胞中，CLC-5 于根尖下核内体中表达，其中 V 型 H⁺-ATP 酶负责将质子电运输到核内体管腔。过滤蛋白与细胞腔表面受体如巨蛋白，核内体从其中脱落，内体腔的酸化需要蛋白质从受体中释放出来，以进行随后溶酶体溶解，并使小肽和氨基酸返回血液。巨蛋白和其他受体蛋白被循环回顶端表面。CLC-5 通过充当 Cl⁻/H⁺ 交换剂促进内体酸化，在有活性的 H⁺-ATP 酶存在的情况下（图左），质子梯度将驱动 H⁺ 的出口和 Cl- 的进入，这将有效耗散内部正电荷，在新生核内体中（图右），最初较高的管腔 Cl 浓度将驱动 Cl⁻ 的出口和 H⁺ 的进入，从而在没有质子泵的情况下实现酸化，假设一种机制分流反向器产生的内部正电荷。

(二)蛋白尿的机制

所有致病突变都会导致内体中的 CLC-5 功能异常或缺失，并且似乎可以解释 Dent 病患者出现低分子量蛋白尿。低分子量蛋白质在肾小球处自由过滤，吸附到近端肾小管细胞顶表面的受体（包括巨蛋白），然后被内吞。核内体酸化作用受损会导致细胞无法处理吸附的蛋白（图 1.4.2）。这也可能会导致内体膜回到顶端表面的再循环减少。基因敲除小鼠研究证实了 CLC-5 在受体介导的内吞作用中的重要性。

CLC-5 蛋白还直接与肌动蛋白途径的成分和驱动蛋白家族成员 3B（kinesin family member 3B，KIF3B）一种参与细胞内细胞器移位的蛋白相互作用。因此，CLC-5 可以显著影响近端小管中的膜运输。这与 Dent 病患者和 CLCN5 基因敲除小鼠中的尿巨蛋白减少的观察结果一致。多项研究证实，Dent 病 1 型患者中不存在对照个体近端小管顶侧存在的 CLC-5 表达。

OCRL 突变可引起 Dent 病表型，这表明 OCRL 磷酸酶与 CLC-5 蛋白的生理功能存在重叠。OCRL 磷酸酶通过改变细胞中的 PIP2 水平以及与网格蛋白一种参与核内体装配的蛋白直接相互作用影响核内体运输。一项针对 OCRL 缺陷型培养的人肾细胞的研究表明，PI3 激酶（PI3-kinase，PI3K）抑制剂可挽救内吞缺陷并纠正异常的肌动蛋白聚合。在 OCRL 缺陷型小鼠中，PI3 激酶抑制剂可改善蛋白尿并恢复细胞中巨蛋白的水平。除了增加我们对 OCRL 缺乏导致近端肾小管功能障碍的机制的理解之外，这些发现提供了一种潜在新疗法，PI3K 抑制剂 alpelisib 已经被美国食品和药物管理局（FDA）批准为癌症治疗药物。

(三)高钙尿和高磷酸盐尿的机制

Dent 病患者的高钙尿症似乎是由胃肠道钙吸收过多而不是肾脏钙泄漏引起的。CLCN5 基因敲除小鼠发生高钙尿症的观察结果支持了这一观点，低钙饮食可以消除高钙尿症。另外，口服钙负荷在患者和 CLC-5 部分抑制的小鼠中均可引起过度钙尿反应，相反，饮食钙限制常可纠正高钙尿，但不推荐作为治疗。这种模式与钙三醇过量在高钙尿症中的作用一致。

饮食中的钙在 CLCN5 基因敲除小鼠中受到严格限制时，少量的高钙尿症仍然存在，这些小鼠也具有骨转换增加的生化证据。在这方面，这些成长中的小鼠类似于有空腹高钙尿的 Dent 病儿童。但与基因敲除小鼠一样，在 Dent 病儿童和成人患者中，高钙尿最明显的特征是饮食依赖。

基因敲除小鼠的研究表明，近端小管中磷酸盐转运蛋白的再循环虽然减慢了，但完好无损。因此，敲除小鼠和 Dent 病患者中高磷酸尿症和 25-羟基维生素 D 的 1α-羟基化增加不能通过磷酸盐转运蛋白的运输受损来解释。

相反，高磷酸尿症和增加的 1α-羟基化可能是由于 PTH 增加了晚期近端小管顶膜上 PTH 受体的激活。PTH 是一种低分子量蛋白质，在肾小球处被过滤。因此，由于无功能的 CLC-5 导致的低分子量蛋白质重吸收减少可能导致近端小管中高水平的激素，促进受体激活。基因敲除小鼠和 Dent 病患者的尿 PTH 排泄均较高。磷酸尿和维生素 D 活化增加可能共同促进 Dent 病中钙和磷酸盐代谢紊乱。

OCRL 抑制了肠道钙通道 TRPV6 的活性，OCRL 中与疾病相关的突变减轻了这种抑制。因此，至少在 Dent 病 2 型中，也可以通过肠道固有的机制增强肠钙吸收。

四、临床表现

(一)常见的临床表现

Dent 病的遗传方式为 X 连锁隐性，有症状患者几乎仅限于男性。主要临床特征包括低分子蛋白尿、高钙尿症、肾结石、肾钙化，最终导致肾功能衰竭等，在男性患者中的表现率详见表 1-4-2。Dent 病在多个族群和地区都有报道，包括欧洲、北美和亚洲地区等。

1. 近端小管的重吸收功能衰竭和蛋白尿

存在近端肾小管重吸收衰竭和蛋白尿的男性中有明显的低分子量蛋白尿，而在许多携带者女性中则较少。儿童早期存在 1～2g/d 的蛋白质排泄，其中约四分之一由白蛋白组成，并随着年龄的增长而增加。Dent 病 1 型和 Dent 病 2 型中均有一半的患者在肾病范围内都有蛋白尿，但血清白蛋白水平正常，这些患者通常不会发生肾病综合征。

男性患者也常见近端小管功能障碍的其他征象，如糖尿、氨基酸尿和磷酸盐尿。但这些表现有个体差异，且可间歇性发生。例如，约 1/3 的患者可发生低磷血症且通常较轻微。然而，肾小管性酸中毒在 Dent 病患者中很少发生，但在 Lowe(眼脑肾)综合征患者有此表现。

2. 高钙尿、肾钙沉着症及肾结石

大多数男性患者存在高钙尿，直至肾功能开始下降。幼儿的高钙尿可能很严重，达到 8~10mg/kg(正常为<4.0mg/kg)。但青少年和成人患者通常是存在中度高钙尿，与特发性高钙尿患者相当。

肾钙质沉着症发生率高达 75%，通常在儿童时期就很明显。不到一半的患者发生肾结石，结石为草酸钙、磷酸钙或两者的混合物。结石的主要危险因素是高钙尿，草酸盐和枸橼酸盐的尿排泄正常。

一般而言，血清骨化三醇正常或轻度升高，血清钙正常，血清 PTH 正常或偏低。在一项研究中，当患者口服磷酸盐替代治疗时，骨化三醇水平升高降至正常，尚不清楚血清骨化三醇增高是否是低磷血症引起。

3. 慢性肾脏病

约 2/3 的男性患者会出现一定程度的慢性肾脏疾病，到儿童晚期，一些患者的肌酐清除率下降变得明显。通常在 30~40 岁之间，约同比例的CLCN5 突变患者会发展为终末期肾脏疾病(end-stage kidney disease, ESKD)。尽管大多数此类患者患有肾钙化病，但肾衰竭的发展或进展并不总是与肾钙化病的存在或严重程度相关。

肾衰竭的原因尚不清楚。相关因素可能包括肾小球硬化；小管中存在生物活性低分子量激素，生长因子和细胞因子；溶酶体蛋白超负荷的后果；或肾脏异常处理可抑制钙化的蛋白质，如骨桥蛋白。

4. 肾脏病理

肾脏活检结果是非特异性的，无论蛋白尿的程度如何，通常都可以看到局灶性肾小球硬化，但无基底膜异常；然而，局灶性节段性硬化是罕见的。球性硬化的肾小球比例会随年龄而增加，且达到年龄预期值的 7 倍。

也可观察到肾小管萎缩、不同程度的间质炎症和间质纤维化。因此，局灶球性肾小球硬化或无症状蛋白尿患者需要考虑 Dent 疾病，因为免疫抑制治疗无效且可能有害。

研究发现，正常人和蛋白尿性肾脏病患者的肾小球内都存在 CLC-5 蛋白，但 Dent 病 1 型患者没有，并且蛋白尿性肾脏病患者的足细胞 CLC-5 表达可能上调。尚不清楚异常的 CLC-5 蛋白功能是否在 Dent 疾病的整体肾小球硬化的发展中起作用。

5. 低钾血症

Dent 病患者常见低钾血症。在一项研究中，血浆钾浓度随着年龄的增长而下降，尽管肾功能受损，但大约一半的 18 岁以上患者出现低钾血症。一篇分析通过 6 例此类患者证实了不相称的肾性失钾。一项病例报告中的一例男孩存在严重低钾血症和代谢性碱中毒，这些特征提示 Bartter 综合征。然而，该患者还患有低磷血症、蛋白尿和肾钙化病，以及经证实的 CLCN5 缺陷。Dent 病患者似乎对噻嗪类利尿剂（易出现容量不足和低钾血症）的作用特别敏感。

6. 佝偻病或骨软化症

大约 25%的 Dent 病男性患者有佝偻病或骨软化症，这在婴儿中表现为严重的致畸性骨病。但大多数 Dent 病患者无骨病体征、骨密度正常，且可达到正常的身高。佝偻病的报告大多来自欧洲地区，但北美地区也有发生。

一些研究显示，佝偻病可能发生在一个家族中的一个受累的男性身上，其他受累的男性患有相同的突变，没有骨病；最常见的 CLCN5 突变涉及在 244 位密码子（S244L）处用亮氨酸取代丝氨酸，这在 7 个无关家族中已有报道。在两个具有这种突变的欧洲家庭中，所有 9 名受影响的男性都患有病；但在美国南部一个有相同突变的大家族中，则无一例男性患者存在佝偻病证据。以上结果表明，佝偻病与特定的基因突变无关。此外，尚不清楚佝偻病的发生是因为修饰基因、低磷血症严重程度、饮食，还是其他因素。

7. 其他异常

Dent 病患者常从幼儿期就有夜尿和多尿，并且相对抵抗抗利尿激素。在成人中，受损的浓缩能力与肾功能损害或肾钙质沉着的程度相关。尿酸化通常是正常的，酸化受损似乎不是该疾病的固有特征。酸化受损可能发生在肾钙质沉着症或肾功能损害的情况下，这两种情况可以引起该障碍。

(二)Dent 1 型与 Dent 2 型临床症状比较

为了更好地了解 Dent1 型与 Dent2 型患者，收集了 Dent1 型男性和 Dent2 型男性患者的临床症状数据，并总结了分析结果。见表 1-4-2。

表 1-4-2　　**Dent 1 型和 Dent 2 型男性患者的临床和生化指标**

表型	Dent 1 型($n=772$)	Dent 2 型($n=143$)*	X^2 检验(p 值)
诊断年龄(年龄、范围)	0.2~66	0.1~30.5	
蛋白尿	136/148 (92)	39/39 (100)	0.141
低分子量蛋白尿	719/720 (100)	134/134 (100)	1.000
肾病范围蛋白尿	55/149 (37)	20/42 (48)	0.282
高钙尿症	556/686 (81)	104/122 (85)	0.323
血尿	88/145 (61)	16/32 (50)	0.361
氨基酸尿	84/178 (47)	30/72 (42)	0.513
高尿酸尿	10/26 (38)	—	
糖尿	84/376 (22)	11/113(10)	0.005
高磷尿	62/228 (27)	9/46 (20)	0.372
低尿症	25/62 (40)	3/5 (60)	0.699
低磷血症	78/240 (33)	5/49 (10)	0.003
低钾血症	80/257 (31)	6/56 (11)	0.003
低镁血症	7/36 (19)	1/19 (5)	0.309
不完全 Fanconi 综合征	62/93 (67)	10/14 (71)	0.961
完全性 Fanconi 综合征	8/154 (5)	1/38 (3)	0.810

表型	Dent 1 型（$n=772$）	Dent 2 型（$n=143$）*	X^2 检验（p 值）
肾衰	159/565（28）	39/89（44）	0.004
代谢性碱中毒	3/24（13）	1/10（10）	1.000
代谢性酸中毒	25/321（8）	6/87（7）	0.960
肾钙蛋白病	366/664（55）	32/127（25）	0.000
未能茁壮成长	33/122（27）	27/50（54）	0.001
肾结石	95/388（24）	9/66（14）	0.000
骨紊乱	85/449（19）	8/67（12）	0.223
神经症状	—	4/16（25）	—
智力残疾	7/76（9）	13/53（25）	0.037
白内障	1/9（11）	8/87（9）	1.000
低张力	—	1/18（5）	—
行为改变	—	0/20（0）	—

注：＊包括一名杂合子女性。

（三）Dent 病 3 型

CLCN5 和 OCRL 基因突变不能解释所有 Dent 病患者。一些表现出 Dent 疾病表型的患者没有明确的遗传学诊断，他们被归类为 Dent 病 3 型。自 2005 年 Hoopes 等人报道 OCRL 具有第二个致病基因以来，已经描述了几种 Dent 3 型病例。表1-4-3 总结了这些患者常见的临床特征。

表 1-4-3　非 CCLC-5/OCRL 突变 Dent 病（Dent3 型）临床和生化指征

表型	Dent 病 3 型
年龄（年龄、范围）	2~58
低分子量	64/64（100）
高钙尿症	44/59（75）

续表

表型	Dent 病 3 型
糖尿	5/7（71）
氨基酸尿	3/5（60）
高磷尿	9/17（53）
血尿	1/6（17）
低磷血症	6/13（46）
肾衰	13/58（22）
完全性 Fanconi 综合征	0/14（0）
肾钙蛋白病	19/34（56）
肾结石	8/27（30）
骨紊乱	10/54（19）

五、诊断与鉴别诊断

（一）临床诊断

早期诊断是治疗 Dent 疾病的关键，可以通过进行可能的有效干预来预防药物滥用以及肾衰竭的发生和发展。然而，Dent 疾病通常在晚期才被诊断或有时未被诊断。Dent 病的临床表现多种多样。此外，缺乏典型的血清学变化和儿科医生的认识不足，使得在常规临床工作中早期诊断 Dent 疾病极为困难。儿童蛋白尿的发生首先被认为是由肾小球病变引起的，这导致误诊为肾病综合征。因此，Dent 疾病很容易被忽略。

目前，Dent 病的诊断方法主要包括两个方面：靶向症状和靶向基因突变。以 LMWP、高钙尿症和各种组合的进行性肾衰竭为特征的典型表型通常使临床诊断更容易和更精确。如果患者以蛋白尿和/或局灶性肾小球硬化为特征，则应考虑患有 Dent 病，特别是在没有水肿或低白蛋白血症的男性患者，以及在母体有肾脏疾病家族史的男性患者。高钙尿症不是用于诊断 Dent 疾病的典型症状，而 LMWP 是所有患者中常见的症状。患有肾Fanconi 综合征的儿童也具有临床特征，例如近端小管功能障碍，这与 Dent病患者相似。

1. 疑似 Dent 病的个体特征

（1）低分子量蛋白尿。低分子量蛋白质的过量尿排泄是该疾病的标志，通常比参考范围的上限高 5~10 倍。可以在临床环境中测量的低分子量蛋白质包括视黄醇结合蛋白、α-1-微球蛋白和 β-2-微球蛋白。β-2-微球蛋白可在酸性尿中降解，因此有条件时，应优选视黄醇结合蛋白或 α-1-微球蛋白。低分子量蛋白尿的升高通常明显（参考范围的 10 倍或以上）。因此，校正肌酐后的随机尿结果足以确诊。也可采用随机尿蛋白与肌酐比值>600mg/g，以及尿白蛋白与总蛋白比值<0.3，来筛查 Dent 病。

（2）高钙尿。24 小时尿中的尿钙排泄通常>4mg/kg 或在现场样品中每毫克肌酐含 Ca^{2+}>0.25mg。肾功能已经开始下降的患者可能无此表现。

（3）至少具有一种下列情况：肾钙沉着症、肾结石、血尿、低磷血症、CKD。

2. 确诊 Dent 病

家族史提示有符合 X 连锁遗传的 1 个或多个上述临床特征时支持诊断，鉴定出 CLCN5 或 OCRL 突变时则可以确诊。多家商业实验室都可支持CLCN5 和 OCRL 基因检测。但是，如上所述，并非所有受影响的患者都具有这两个基因之一的突变。此外，一些 CLCN5 或 OCRL 突变确诊的患者将不符合所有三个临床标准。因此，虽然在有相关临床表现时发现上述两种基因突变之一即可确诊，但基因检测结果阴性并不能排除 Dent 病。值得注意的是，患者的家庭成员有后代受累的风险，特别是可能为致病突变杂合子的女性。因此，无症状的家庭成员成年后应接受遗传咨询。

（二）鉴别诊断

Dent 病的鉴别诊断包括会引起 Fanconi 综合征（近端肾小管功能障碍）的其他疾病，遗传性疾病中胱氨酸病、半乳糖血症、I 型酪氨酸血症、威尔逊病、遗传性果糖不耐受、糖原贮积病等，获得性疾病中多发性骨髓瘤、干燥综合征、自身免疫性间质性肾炎、神经性厌食症等，另外，外源性物质氨基糖苷类，水杨酸盐阿德福韦，西多福韦，替诺福韦异环磷酰胺，顺铂，甲磺酸伊马替尼，中草药(马兜铃酸)，化合物(百草枯、二色、6-巯基嘌呤、甲苯、马来酸盐)，重金属(铅、镉、铬、铂、尿嘧啶、汞)等，均会导致 Fanconi 综合征。

钙化病和慢性肾脏疾病的其他单基因原因(例如 SLC34A1、SLC34A3、CLDN16 突变)也可以模仿 Dent 疾病的某些特征，但通常缺乏明显增加的低分子量蛋白尿。无肾小管性酸中毒时更有可能是 Dent 病。部分 Dent 病患者有慢性肾病并伴有蛋白尿，但没有其他典型特征，如肾结石、肾钙质沉着症或骨病。这些病例的肾活检示局灶球性肾小球硬化。这说明 Dent 病患者存在蛋白尿伴活检示局灶肾小球硬化的情况，以及必须在有这类表现的部分患者(如年轻男性)中考虑 Dent 病，并进行低分子量蛋白尿筛查。

实验数据验证，尿蛋白电泳提供了一种更快速，更准确地筛查低分子量蛋白尿以发现肾小管疾病的方法。白蛋白/总蛋白≤0.21 和 α-1-微球蛋白/肌酐≥120mg/g 已被提出作为筛查 Dent 疾病的标准；但是，这种实验室诊断技术尚未在临床工作中常规使用。亚临床身体状况也可能导致诊断条件不足，限制了 Dent 疾病的早期诊断，建议进行基因检测，以确认对临床可疑患者及其女性家庭成员的诊断。尽管基因检测能够提供准确的诊断，但由于其成本高昂且缺乏认识，因此基因检测，尤其是下一代测序，尚未在临床诊断中得到很好的应用。目前，疑似病例基因测序最常用的方法是，提取患者的外周血基因组 DNA，扩增 CLCN5 基因和 OCRL 基因的所有编码序列，并对 PCR 产物进行测序和分析。该方法可用于诊断 Dent 疾病，但相当耗时。因此，需要更好的筛查工具作为诊断工具。还应该提高识别与 Dent 疾病相关的新突变的意识。研究人员建议，当患者出现蛋白尿时，蛋白质检测可用于区分肾小管蛋白尿和肾小球蛋白尿。然后，可以在实验室中进行进一步的基因测试，以确定 CLCN5 和/或 OCRL 基因是否发生了突变。

值得注意的是，同为 OCRL 突变相关的 Dent 病 2 型和 Lowe 综合征表型重叠，两种疾病都存在低分子量蛋白尿和高钙尿症，但 Lowe 综合征患者还存在 Dent 病患者少有的肾小管性酸中毒、先天性白内障和精神发育迟滞。此外，Lowe 综合征患者通常具有生长衰竭，可通过碱疗法和进行性肾功能损害得到纠正；此外，一般会比 Dent 患者更早发生进展性肾功能损伤，且病情更严重。

六、治疗

虽然尚不清楚高钙尿对 Dent 病患者的肾衰竭有多大影响，但它是肾结石的主要原因。因此，最好尝试减少钙排泄。

(一)减少钙排泄

减少钙排泄的方法包括：限制饮食钠摄入（因为钠排泄可促进钙排泄），给予可刺激钙重吸收的噻嗪类利尿剂。个案报道和一项试验的结果表明，以接近特发性高钙尿的治疗剂量使用噻嗪类利尿剂时，Dent 病患者的高钙尿至少可以得到部分纠正，短期内可减少 40% 以上，例如氯噻酮：成人 25mg/d；儿童 0.3mg/(kg·d)，最多 25mg/d。然而，使用这些剂量的噻嗪类利尿剂，患有 Dent 病的患者可能会出现症状性低血压和低血钾，因此，在开始使用此类药物时，必须密切监测血压和血钾。

不建议限制膳食钙摄入量，因为它可能加剧骨病的风险。此外，较低的钙摄入量与一般人群中肾结石的年发病率增加有关。

(二)骨髓移植与生长激素治疗

Gabriel 等发现，骨髓移植可以通过 Clcn5Y/-小鼠改善 Dent 病的近端肾小管功能障碍。GH 治疗可以提高生长速度和血清胰岛素样生长因子 1 水平，特别是延缓 Dent 病患者血尿的改善。然而，这些研究的研究对象有限，为了制定良好的治疗方案，需要更多的临床试验为治疗提供理论依据。

(三)其他潜在治疗

(1)枸橼酸盐饮食：Dent 病实验模型显示，高枸橼酸盐饮食能有效延缓肾病进展，可能是因为提高了钙在尿中的溶解度。目前尚无相关的人体研究。

(2)口服磷酸盐疗法和补充维生素 D：口服磷酸盐疗法和补充维生素 D 可以改善骨病。口服中性磷治疗也可能减少循环中的 $1,25\text{-}(OH)_2D_3$ 和高钙尿症，但尚未得到广泛研究。使用维生素 D 时，务必根据血清碱性磷酸酶水平和尿钙排泄情况谨慎调整剂量，以免因肠道钙吸收增加而加重高钙尿。

(3)血管紧张素转换酶抑制剂(ACEI)：关于 ACEI 在 Dent 疾病中的价值的数据很少。蛋白尿的病理主要是肾小管间质，因此，尚不清楚 ACE 抑制剂是否有益。此外，在用噻嗪类药物治疗以减少钙排泄的患者中，ACE 抑制剂可能会产生低血压。在一项回顾性研究中，使用 ACEI 和/或血管紧张素受体阻滞剂(ARBs)可减少约一半 Dent 病患者的蛋白尿。

(四)ESKD 的治疗

Dent 病患者发展为 ESKD，且透析效果良好，则通常很适合肾移植(据报道移植后疾病没有复发)。只要依从常规治疗，无既存佝偻病的患者就不易患肾性骨营养不良。

八、展望

Dent 病是 X 连锁隐性遗传性肾小管疾病，具有 LMWP、高钙尿症、肾结石、肾钙化、肾衰竭和佝偻病等临床特征。Dent 病主要由 CLCN5 基因突变引起，一小部分 Dent 病病例由 OCRL 基因突变引起。在过去的几十年中，人们在了解 Dent 疾病方面取得了很大进展。随着 Dent 病分子遗传学研究的深入，更多致病基因的发现促进了对 Dent 病发病机制的更深入了解，也提示了新的诊疗思路：①需要进一步研究以利用疾病异质性并开发

早期诊断技术；②基因治疗可能为 Dent 病的治疗带来新的希望；③在治疗
Dent 疾病时应避免滥用激素和免疫抑制剂，这可能会对儿童造成不必要的
伤害。

（王冠怡　李胜）

参考文献

1.Scheinman S J. X-linked hypercalciuric nephrolithiasis：clinical syndromes and chloride channel mutations[J]. Kidney Int, 1998, 53：3.

2.Devonald M A, Karet F E. Renal epithelial traffic jams and one-way streets[J]. J Am Soc Nephrol, 2004, 15：1370.

3. Frymoyer P A, Scheinman S J, Dunham P B, et al. X-linked recessive nephrolithiasis with renal failure[J]. N Engl J Med, 1991, 325：681.

4.Igarashi T, Hayakawa H, Shiraga H, et al. Hypercalciuria and nephrocalcinosis in patients with idiopathic low-molecular-weight proteinuria in Japan：is the disease identical to Dent's disease in United Kingdom? [J]. Nephron, 1995, 69：242.

5.Bolino A, Devoto M, Enia G, et al. Genetic mapping in the Xp11.2 region of a new form of X-linked hypophosphatemic rickets[J]. Eur J Hum Genet, 1993, 1：269.

6.Oudet C, Martin-Coignard D, Pannetier S, et al. A second family with XLRH displays the mutation S244L in the CLCN5 gene [J]. Hum Genet, 1997, 99：781.

7.Wrong O M, Norden A G, Feest T G. Dent's disease；a familial proximal renal tubular syndrome with low-molecular-weight proteinuria, hypercalciuria, nephrocalcinosis, metabolic bone disease, progressive renal failure and a marked male predominance[J]. QJM, 1994, 87：473.

8.Hoopes R R Jr, Shrimpton A E, Knohl S J, et al. Dent Disease with mutations in OCRL1[J]. Am J Hum Genet, 2005, 76：260.

9. Dent C E, Friedman M. Hypercalciuric rickets associated with renal tubular damage[J]. Arch Dis Child, 1964, 39:240-249.

10. Lowe C U, Terrey M, MacLachlan E A. Organic-aciduria, decreased renal ammonia production, hydrophthalmos, and mental retardation; a clinical entity [J]. AMA Am J Dis Child, 1952, 83:164-184.

11. Silver D N, Lewis R A, Nussbaum R L. Mapping the Lowe oculocerebrorenal syndrome to Xq24-q26 by use of restriction fragment length polymorphisms [J]. J Clin Invest, 1987, 79: 282-285.

12. Furuse A, Futagoishi Y, Karashima S, et al. Familial progressive renal tubulopathy[J]. Clin Nephrol, 1992, 37: 192-197.

13. Pook M A, Wrong O, Wooding C, et al. Dent's disease, a renal Fanconi syndrome with nephrocalcinosis and kidney stones, is associated with a microdeletion involving DXS255 and maps to Xp11.22[J]. Hum Mol Genet, 1993, 2: 2129-2134.

14. Scheinman S J, Pook M A, Wooding C, et al. Mapping the gene causing X-linked recessive nephrolithiasis to Xp11.22 by linkage studies[J]. J Clin Invest, 1993,91: 2351-2357.

15. Bolino A, Devoto M, Enia G, et al. Genetic mapping in the Xp11.2 region of a new form of X-linked hypophosphatemic rickets[J]. Eur J Hum Genet EJHG, 1993, 1: 269-279.

16. Wrong O M, Norden A G, Feest T G. Dent's disease: a familial proximal renal tubular syndrome with low-molecular-weight proteinuria, hypercalciuria, nephrocalcinosis, metabolic bone disease, progressive renal failure and a marked male predominance[J]. QJM, 1994, 87: 473-493.

17. Fisher S E, Black G C, Lloyd S E, et al. Isolation and partial characterization of a chloride channel gene which is expressed in kidney and is a candidate for Dent's disease (an X-linked hereditary nephrolithiasis)[J]. Hum Mol Genet, 1994, 3: 2053-2059.

18. Fisher S E, Vanbakel I, Lloyd S E, et al. Cloning and characterization of CLCN5, the human kidney chloride channel gene implicated in dent disease (an X-linked hereditary nephrolithiasis)[J]. Genomics, 1995, 29: 598-606.

19. Igarashi T, Hayakawa H, Shiraga H, et al. Hypercalciuria and nephrocalcinosis in patients with idiopathic low-molecular-weight proteinuria in Japan: is the disease identical to Dent's disease in United Kingdom? [J]. Nephron, 1995, 69: 242-247.

20. Lloyd S E, Pearce S H, Günther W, et al. Idiopathic low molecular weight proteinuria associated with hypercalciuric nephrocalcinosis in Japanese children is due to mutations of the renal chloride channel (CLCN5)[J]. J Clin Invest, 1997, 99: 967-974.

21. Nakazato H, Hattori S, Furuse A, et al. Mutations in the CLCN5 gene in Japanese patients with familial idiopathic low-molecular-weight proteinuria [J]. Kidney Int, 1997, 52: 895-900.

22. Hoopes R R, Raja K M, Koich A, et al. Evidence for genetic heterogeneity in Dent's disease[J]. Kidney Int, 2004, 65: 1615-1620.

23. Hoopes R R, Shrimpton A E, Knohl S J, et al. Dent Disease with mutations in OCRL1[J]. Am J Hum Genet, 2005, 76: 260-267.

24. Shrimpton A E, Hoopes R R, Knohl S J et al. OCRL1 mutations in Dent 2 patients suggest a mechanism for phenotypic variability[J]. Nephron Physiol, 2009, 112:27-36.

25. Ehlayel A M, Copelovitch L. Update on Dent disease[J]. Pediatr Clin N Am, 2019, 66: 169-178.

26. Mansour-Hendili L, Blanchard A, Le Pottier N, Roncelin I, Lourdel S, Treard C, et al. Mutation update of the CLCN5 gene responsible for Dent disease 1 [J]. Hum Mutat, 2015, 36: 743-752.

27. Ye Q, Shen Q, Rao J, Zhang A, Zheng B, Liu X, et al. Multicenter study of the clinical features and mutation gene spectrum of Chinese children with Dent

disease[J]. Clin Genet, 2020, 97: 407-417.

28. Wang X, Anglani F, Beara-Lasic L, Mehta A J, Vaughan L E, Herrera H L. Glomerular pathology in Dent disease and its association with kidney function [J]. Clin J Am Soc Nephrol, 2016, 11: 2168-2176.

29. Zaniew M, Bökenkamp A, Kołbuc M, La Scola C, Baronio F, Niemirska A, et al. Long-term renal outcome in children with OCRL mutations: retrospective analysis of a large international cohort[J]. Nephrol Dial Transpl, 2018, 3F3: 85-94.

30. Bökenkamp A, Böckenhauer D, Cheong H I, Hoppe B, Tasic V, Unwin R, et al. Dent-2 disease: a mild variant of Lowe syndrome[J]. J Pediatr, 2009, 155: 94-99.

31. Marzuillo P, Caiazzo R, Coppola C, Camponesco O, Miraglia Del Giudice E, Argenziano G, et al. Polyclonal gammopathy in an adolescent afected by Dent disease 2 and hidradenitis suppurativa[J]. Int J Dermatol, 2020. https://doi.org/10.1111/ijd.14789.

32. Marzuillo P, Piccolo V, Mascolo M, Apicella A, Argenziano G, Della Vecchia N, et al. Patients afected by dent disease 2 could be predisposed to hidradenitis suppurativa [J]. J Eur Acad Dermatol Venereol, 2018, 32: e309-311.

33. Picollo A, Pusch M. Chloride/proton antiporter activity of mammalian CLC proteins ClC-4 and ClC-5[J]. Nature, 2005, 436: 420-423.

34. Dutzler R, Campbell E B, Cadene M, Chait B T, Mackinnon R. X-ray structure of a ClC chloride channel at 3.0 Å reveals the molecular basis of anion selectivity[J]. Nature, 2002, 415: 287-294.

35. Novarino G, Weinert S, Rickheit G, Jentsch T J. Endosomal chlorideproton exchange rather than chloride conductance is crucial for renal endocytosis[J]. Science, 2010, 328: 1398-1401.

36. Günther W, Lüchow A, Cluzeaud F, Vandewalle A, Jentsch T J. ClC-5, the

chloride channel mutated in Dent's disease, colocalizes with the proton pump in endocytotically active kidney cells[J]. Proc Natl Acad Sci USA, 1998, 95: 8075-8088.

37. Claverie-Martín F, Ramos-Trujillo E, García-Nieto V. Dent's disease: clinical features and molecular basis[J]. Pediatr Nephrol, 2011, 26: 693-704.

38. Günther W, Piwon N, Jentsch T J. The ClC-5 chloride channel knockout mouse—an animal model for Dent's disease[J]. Pfugers Arch, 2003, 445: 456-462.

39. Wellhauser L, D'Antonio C, Bear CE. ClC transporters: discoveries and challenges in defning the mechanisms underlying function and regulation of ClC-5[J]. Pfugers Arch, 2010, 460: 543-557.

40. Matsumoto A, Matsui I, Mori T, Sakaguchi Y, Mizui M, Ueda Y, et al. A case of severe osteomalacia with Dent disease caused by a novel intronic mutation of the CLCN5 gene[J]. Internal Med, 2018, 57: 3603-3610.

41. Tosetto E, Ghiggeri G M, Emma F, Barbano G, Carrea A, Vezzoli G, et al. Phenotypic and genetic heterogeneity in Dent's disease—the results of an Italian collaborative study[J]. Nephrol Dial Transpl, 2006, 21: 2452-2463.

42. Lourdel S, Grand T, Burgos J, González W, Sepúlveda F V, Teulon J. ClC-5 mutations associated with Dent's disease: a major role of the dimer interface [J]. Pfugers Arch, 2012, 463: 247-256.

43. Zhang Y, Fang X Y, Xu H, Shen Q. Genetic analysis of Dent's disease and functional research of CLCN5 mutations [J]. DNA Cell Biol, 2017, 36: 1151-1158.

44. Grand T, L'Hoste S, Mordasini D, Defontaine N, Keck M, Pennaforte T, et al. Heterogeneity in the processing of CLCN5 mutants related to Dent disease[J]. Hum Mutat, 2011, 32: 476-483.

45. Smith A J, Reed A A C, Loh N Y, et al. Characterization of Dent's disease mutations of CLC-5 reveals a correlation between functional and cell biological

consequences and protein structure[J]. Am J Physiol Renal Physiol, 2009, 296:F390-397.

46. Lourdel S, Grand T, Burgos J, et al. ClC-5 mutations associated with Dent's disease: a major role of the dimer interface[J]. Pflugers Arch, 2012, 463: 247-256.

47. Attree O, Olivos I M, Okabe I, Bailey L C, Nelson D L, Lewis R A, et al. The Lowe's oculocerebrorenal syndrome gene encodes a protein highly homologous to inositol polyphosphate-5-phosphatase[J]. Nature, 1992, 358: 239-242.

48. Hoopes R R Jr, Shrimpton A E, Knohl S J, Hueber P, Hoppe B, Matyus J, et al. Dent disease with mutations in OCRL1[J]. Am J Hum Genet, 2005, 76: 260-267.

49. De Matteis M A, Staiano L, Emma F, Devuyst O. The 5-phosphatase OCRL in Lowe syndrome and Dent disease 2 [J]. Nat Rev Nephrol, 2017, 13: 455-470.

50. Staiano L, De Leo M G, Persico M, De Matteis M A. Mendelian disorders of PI metabolizing enzymes[J]. Biochim Biophys Acta, 2015, 1851: 867-881.

51. Song E, Luo N, Alvarado J A, Lim M, Walnuss C, Neely D, et al. Ocular pathology of oculocerebrorenal syndrome of Lowe: novel mutations and genotype-phenotype analysis[J]. Sci Rep, 2017, 7: 1442.

52. Stenson P D, Ball E V, Mort M, Phillips A D, Shiel J A, Thomas N S, et al. Human Gene Mutation Database (HGMD): 2003 update[J]. Hum Mutat, 2003, 21: 577-581.

53. Erb B C, Velázquez H, Gisser M, Shugrue C A, Reilly R F. cDNA cloning and localization of OCRL-1 in rabbit kidney[J]. Am J Physiol, 1997, 273: F790-795.

54. Oltrabella F, Pietka G, Ramirez IB, Mironov A, Starborg T, Drummond IA, et al. The Lowe syndrome protein OCRL1 is required for endocytosis in the

zebrafsh pronephric tubule[J]. PLoS Genet, 2015, 11: e1005058.

55. Mehta Z B, Pietka G, Lowe M. The cellular and physiological functions of the Lowe syndrome protein OCRL1[J]. Traffic, 2014, 15: 471-487.

56. Hichri H, Rendu J, Monnier N, et al. From Lowe syndrome to Dent disease: correlations between mutations of the OCRL1 gene and clinical and biochemical phenotypes[J]. Hum Mutat, 2011, 32: 379.

57. Utsch B, Bökenkamp A, Benz M R, et al. Novel OCRL1 mutations in patients with the phenotype of Dent disease[J]. Am J Kidney Dis, 2006, 48: 942.e1.

58. Bökenkamp A, Böckenhauer D, Cheong HI, et al. Dent-2 disease: a mild variant of Lowe syndrome[J]. J Pediatr, 2009, 155: 94.

59. Shrimpton AE, Hoopes R R Jr, Knohl S J, et al. OCRL1 mutations in Dent 2 patients suggest a mechanism for phenotypic variability[J]. Nephron Physiol, 2009, 112: 27.

60. Montjean R, Aoidi R, Desbois P, et al. OCRL-mutated fibroblasts from patients with Dent-2 disease exhibit INPP5B-independent phenotypic variability relatively to Lowe syndrome cells[J]. Hum Mol Genet, 2015, 24: 994.

61. Chang M H, Brown M R, Liu Y, et al. Cl- and H+ coupling properties and subcellular localizations of wildtype and disease-associated variants of the voltage-gated Cl-/H+ exchanger ClC-5[J]. J Biol Chem, 2020, 295: 1464.

62. Günther W, Lüchow A, Cluzeaud F, et al. ClC-5, the chloride channel mutated in Dent's disease, colocalizes with the proton pump in endocytotically active kidney cells[J]. Proc Natl Acad Sci USA, 1998, 95: 8075.

63. Picollo A, Pusch M. Chloride/proton antiporter activity of mammalian CLC proteins ClC-4 and ClC-5[J]. Nature, 2005, 436: 420.

64. Piwon N, Günther W, Schwake M, et al. ClC-5 Cl-channel disruption impairs endocytosis in a mouse model for Dent's disease [J]. Nature, 2000, 408: 369.

65.Wang S S,Devuyst O,Courtoy P J,et al. Mice lacking renal chloride channel, CLC-5,are a model for Dent's disease,a nephrolithiasis disorder associated with defective receptor-mediated endocytosis[J]. Hum Mol Genet, 2000, 9: 2937.

66.Devuyst O,Guggino W B. Chloride channels in the kidney: lessons learned from knockout animals[J]. Am J Physiol Renal Physiol, 2002, 283: F1176.

67.Hryciw D H, Wang Y, Devuyst O, et al. Cofilin interacts with ClC-5 and regulates albumin uptake in proximal tubule cell lines[J]. J Biol Chem, 2003, 278: 40169.

68.Reed A A,Loh N Y,Terryn S,et al. CLC-5 and KIF3B interact to facilitate CLC-5 plasma membrane expression,endocytosis,and microtubular transport: relevance to pathophysiology of Dent's disease[J]. Am J Physiol Renal Physiol, 2010, 298: F365.

69. Norden A G, Lapsley M, Igarashi T, et al. Urinary megalin deficiency implicates abnormal tubular endocytic function in Fanconi syndrome[J]. J Am Soc Nephro, 2002, 13: 125.

70.Gianesello L,Ceol M,Bertoldi L,et al. Genetic Analyses in Dent Disease and Characterization of CLCN5 Mutations in Kidney Biopsies[J]. Int J Mol Sci, 2020, 21.

71.Dressman M A, Olivos-Glander I M, Nussbaum R L, Suchy S F. Ocrl1, a PtdIns(4,5)P(2)5-phosphatase,is localized to the trans-Golgi network of fibroblasts and epithelial cells[J]. J Histochem Cytochem, 2000, 48: 179.

72.Apodaca G. Endocytic traffic in polarized epithelial cells: role of the actin and microtubule cytoskeleton[J]. Traffic, 2001, 2: 149.

73.Berquez M, Gadsby J R, Festa B P, et al. The phosphoinositide 3-kinase inhibitor alpelisib restores actin organization and improves proximal tubule dysfunction in vitro and in a mouse model of Lowe syndrome and Dent disease

[J]. Kidney Int, 2020, 98: 883.

74.Luyckx V A, Leclercq B, Dowland L K, Yu A S. Diet-dependent hypercalciuria in transgenic mice with reduced CLC5 chloride channel expression[J]. Proc Natl Acad Sci USA, 1999, 96: 12174.

75.Reinhart S C, Norden A G, Lapsley M, et al. Characterization of carrier females and affected males with X-linked recessive nephrolithiasis[J]. J Am Soc Nephrol, 1995, 5: 1451.

76.Silva I V, Cebotaru V, Wang H, et al. The ClC-5 knockout mouse model of Dent's disease has renal hypercalciuria and increased bone turnover[J]. J Bone Miner Res, 2003, 18: 615.

77.Norden A G, Lapsley M, Thakker R V. The tubular proteinuria of Dent's disease (CLCN5 mutation) comprises proteins in the mass range from insulin to intact immunoglobulin G and provides a new approach to estimation of in vivo glomerular sieving coefficients (abstract)[J]. J Am Soc Nephrol, 2000, 11: 93A.

78.Wu G, Zhang W, Na T, et al. Suppression of intestinal calcium entry channel TRPV6 by OCRL, a lipid phosphatase associated with Lowe syndrome and Dent disease[J]. Am J Physiol Cell Physiol, 2012, 302: C1479.

79.Claverie-Martín F, Ramos-Trujillo E, García-Nieto V. Dent's disease: clinical features and molecular basis[J]. Pediatr Nephrol, 2011, 26: 693.

80.Sekine T, Komoda F, Miura K, et al. Japanese Dent disease has a wider clinical spectrum than Dent disease in Europe/USA: geneticand clinical studies of 86 unrelated patients with low-molecular-weight proteinuria[J]. Nephrol Dial Transplant, 2014, 29: 376.

81.Blanchard A, Curis E, Guyon-Roger T, et al. Observations of a large Dent disease cohort[J]. Kidney Int, 2016, 90: 430.

82.van Berkel Y, Ludwig M, van Wijk J A E, Bökenkamp A. Proteinuria in Dent disease： a review of the literature[J]. Pediatr Nephrol, 2017, 32： 1851.

83.Scheinman S J. Nephrolithiasis[J]. Semin Nephrol, 1999, 19： 381.

84.Langlois V, Bernard C, Scheinman S J, et al. Clinical features of X-linked nephrolithiasis in childhood[J]. Pediatr Nephrol, 1998, 12： 625.

85.Bosio M,Bianchi M L,Lloyd S E,Thakker R V. A familial syndrome due to Arg648Stop mutation in the X-linked renal chloride channel gene[J]. Pediatr Nephrol, 1999, 13： 278.

86.Copelovitch L, Nash M A, Kaplan B S. Hypothesis： Dent disease is an underrecognized cause of focal glomerulosclerosis [J]. Clin J Am Soc Nephrol, 2007, 2： 914.

87.Wang X, Anglani F, Beara-Lasic L, et al. Glomerular Pathology in Dent Disease and Its Association with Kidney Function[J].Clin J Am Soc Nephrol, 2016, 11： 2168.

88.Frishberg Y,Dinour D,Belostotsky R,et al. Dent's disease manifesting as focal glomerulosclerosis： Is it the tip of the iceberg? [J]. Pediatr Nephrol,2009, 24： 2369.

89.Yanagida H,Ikeoka M,Kuwajima H,et al. A boy with Japanese Dent's disease exhibiting abnormal calcium metabolism and osseous disorder of the spine： defective megalin expression at the brushborder of renal proximal tubules[J]. Clin Nephrol, 2004, 62： 306.

90.Fervenza F C. A patient with nephrotic-range proteinuria and focal global glomerulosclerosis[J]. Clin J Am Soc Nephrol, 2013, 8： 1979.

91.Lloyd S E,Pearce S H,Fisher S E,et al. A common molecular basis for three inherited kidney stone diseases[J]. Nature, 1996, 379： 445.

92.Ceol M,Tiralongo E,Baelde H J,et al. Involvement of the tubular ClC-type exchanger ClC-5 in glomeruli of human proteinuric nephropathies[J]. PLoS One, 2012, 7： e45605.

93.Ceol M, Gianesello L, Tosetto E, et al. CLCN5 5'UTR isoforms in human kidneys: differential expression analysis between controls and patients with glomerulonephritis[J]. J Investig Med, 2020, 68: 864.

94.Devuyst O, Thakker R V. Dent's disease[J]. Orphanet J Rare Dis, 2010, 5:28.

95.Hoopes R R Jr, Hueber P A, Reid R J Jr, et al. CLCN5 chloride-channel mutations in six new North American families with X-linked nephrolithiasis [J]. Kidney Int, 1998, 54: 698.

96.Kelleher C L, Buckalew V M, Frederickson E D, et al. CLCN5 mutation Ser244Leu is associated with X-linked renal failure without X-linked recessive hypophosphatemic rickets[J]. Kidney Int, 1998, 53: 31.

97.Besbas N, Ozaltin F, Jeck N, et al. CLCN5 mutation (R347X) associated with hypokalaemic metabolic alkalosis in a Turkish child: an unusual presentation of Dent's disease[J]. Nephrol Dial Transplant, 2005, 20: 1476.

98.Anglani F, D'Angelo A, Bertizzolo L M, et al. Nephrolithiasis, kidney failure and bone disorders in Dent disease patients with and without CLCN5 mutations [J]. SpringerPlus, 2015, 4:492.

99.Ramos-Trujillo E, González-Acosta H, Flores C et al. A missense mutation in the chloride/proton ClC-5 antiporter gene results in increased expression of an alternative mRNA form that lacks exons 10 and 11. Identification of seven new CLCN5 mutations in patients with Dent's disease[J]. J Hum Genet, 2007, 52:255-261.

100.Sekine T, Nozu K, Iyengar R et al. OCRL1 mutations in patients with Dent disease phenotype in Japan [J]. Pediatr Nephrol Berl Ger, 2007, 22: 975-980.

101.Zhang Y, Fang X, Xu H, Shen Q. Genetic analysis of Dent's disease and functional research of CLCN5 mutations[J]. DNA Cell Biol, 2017b, 36:

1151-1158.

102.Bockenhauer D,Bokenkamp A,van't Hoff W,et al. Renal phenotype in Lowe Syndrome: a selective proximal tubular dysfunction [J]. Clin J Am Soc Nephrol, 2008, 3:1430.

103.Scheinman S J, Cox J P, Lloyd S E, et al. Isolated hypercalciuria with mutation in CLCN5: relevance to idiopathic hypercalciuria[J]. KidneyInt, 2000, 57:232.

104.Beara-Lasic L,Cogal A,Mara K,et al. Prevalence of low molecular weight proteinuria and Dent disease 1 CLCN5 mutations in proteinuric cohorts[J]. Pediatr Nephrol, 2020, 35:633.

105.Li F,Yue Z,Xu T,Chen M,Zhong L,Liu T,et al. Dent disease in Chinese children and fndings from heterozygous mothers: phenotypic heterogeneity, fetal growth,and 10 novel mutations[J]. J Pediatr, 2016,174:204-10.e1.

106.Frishberg Y,Dinour D,Belostotsky R,Becker-Cohen R,Rinat C,Feinstein S, et al. Dent's disease manifesting as focal glomerulosclerosis: is it the tip of the iceberg? [J]. Pediatr Nephrol, 2009,24:2369-2373.

107.Raja K A,Schurman S,D'mello R G,et al. Responsiveness of hypercalciuria to thiazide in Dent's disease[J]. J Am Soc Nephrol, 2002, 13:2938.

108.Blanchard A, Vargas-Poussou R, Peyrard S, et al. Effect of hydrochloro-thiazide on urinary calcium excretion in dent disease: an uncontrolled trial [J]. Am J Kidney Dis, 2008, 52:1084.

109.Zhang H,Wang F,Xiao H,Yao Y. The ratio of urinary α1-microglobulin to microalbumin can be used as a diagnostic criterion for tubuloproteinuria[J]. Intractable Rare Dis Res, 2018,7:46-50.

110. He G,Zhang H,Wang F,Liu X,Xiao H,Yao Y. Diagnosis and treatment of Dent disease in 10 Chinese boys[J]. Intractable Rare Dis Res, 2017,6: 41-45.

111. Levinson SS. Urine protein electrophoresis and immunofxation electrophoresis supplement one another in characterizing proteinuria[J]. Ann Clin Lab Sci, 2000,30:79-84.

112. Anglani F,D'Angelo A,Bertizzolo L M, et al. Nephrolithiasis,kidney failure and bone disorders in Dent disease patients with and without CLCN5 mutations[J]. SpringerPlus, 2015, 4:492.

113. Beara-Lasic L, Cogal A, Mara K, Enders F, Mehta R A, Haskic Z, et al. Prevalence of low molecular weight proteinuria and Dent disease 1 CLCN5 mutations in proteinuric cohorts. Pediatr Nephrol[J]. 2019, https://doi.org/10.1007/s00467-019-04210-0.

114. Gabriel S S,Belge H,Gassama A,Debaix H,Luciani A,Fehr T,et al. Bone marrow transplantation improves proximal tubule dysfunction in a mouse model of Dent disease[J]. Kidney Int, 2017,91:842-55.

115. Sheffer-Babila S,Chandra M,Speiser P W. Growth hormone improves growth rate and preserves renal function in Dent disease[J]. J Pediatr Endocrinol Metab, 2008,21:279-286.

116. Curhan G C,Willett W C,Rimm E B,Stampfer MJ. A prospective study of dietary calcium and other nutrients and the risk of symptomatic kidney stones [J]. N Engl J Med, 1993, 328:833.

117. Cebotaru V,Kaul S,Devuyst O,et al. High citrate diet delays progression of renal insufficiency in the ClC-5 knockout mouse model of Dent's disease[J]. Kidney Int, 2005, 68:642.

118. Deng H,Zhang Y,Xiao H,et al. Phenotypic spectrum and antialbuminuric response to angiotensin converting enzyme inhibitor and angiotensin receptor blocker therapy in pediatric Dent disease[J]. Mol Genet Genomic Med, 2020, 8:e1306.

第五节　遗传性低磷血症佝偻病伴高钙尿

遗传性低磷血症佝偻病伴高钙尿(hereditary hypophosphataemic rickets with hypercalciuria, HHRH)是一种罕见的常染色体隐性遗传病，患病率约为1/250000。HHRH首次是在1985年的一项贝都因种族研究中提出的，所有患者均存在SLC34A3基因突变。HHRH患者表现为低磷血症、身材矮小、高钙尿症，约一半患者患有肾结石和/或肾钙质沉着病。低磷血症是由尿磷酸盐排泄增加引起的，这使肾脏1α-羟化酶代偿性上调，从而增加$1,25$-二羟基维生素$D(1,25(OH)_2D_3)$的循环水平。$1,25(OH)_2D_3$水平升高，会导致胃肠道对钙的吸收增加，从而导致短暂性高钙血症、甲状旁腺激素分泌减少和代偿性高钙尿症。远端肾小管中甲状旁腺激素依赖性钙重吸收减少，最终导致肾结石和/或肾钙质沉着。此外，HHRH患者成纤维细胞生长因子23(FGF23)并不升高，这有助于将其与FGF23依赖性低磷血症区分开来，例如常染色体显性遗传性低磷血症性佝偻病(autosomal dominant hypophosphatemic rickets, ADHR；FGF23突变)，常染色体隐性遗传性低磷血症性佝偻病(autosomal recessive hypophosphatemic rickets, ARHR；DMP1、ENPP1突变)，以及和X染色体连锁显性遗传性低磷血症性佝偻病(X-linked dominant hypophosphatemic rickets, XLH；PHEX突变)。

一、流行病学

HHRH影响所有种族，尽管报告的大多数病例是白种人和中东人。迄今为止，已经报道了SLC34A3中超过40种不同的突变。虽然目前不知道其真正的发病率，根据已证实的致病性SLC34A3组合等位基因突变频率约为0.002，HHRH和特发性高钙尿(idiopathic hypercal-ciuria, IH)的患病率分别为1∶25万和1∶500。

二、发病机制

肾脏中存在三类钠磷协同转运蛋白: Ⅰ型协同转运蛋白 NPT1(type Ⅰ sodium-Pi co-transporters, NPT1, SLC17A1 基因表达); Ⅱ型协同转运蛋白 NPT2a(type Ⅱ sodium-Pi co-transporters a, NPT2a, SLC34A1 基因表达) 和 NPT2c(type Ⅱ sodium-Pi co-transporters c, NPT2c, SLC34A3 基因表达), 以及 PIT2。NPT2a 和 NPT2c 仅在近端小管的肾刷状缘膜上表达, 使大量滤过后的磷被重吸收。既往实验数据表明, NPT2c 对磷的总近端肾小管重吸收比例约占 15%~20%。肾近端小管通过 NPT2a 和 NPT2c 从尿液中重吸收磷在维持磷稳态方面起着关键的作用。NPT2c 在人类肾脏中的表达与小鼠肾脏中的分布相似, 并且这些个体对口服磷治疗的反应与 SLC34A1 基因敲除小鼠和 SLC34A1 和 SLC34A3 共同敲除的小鼠相似。

HHRH 的遗传缺陷最初是通过使用贝都因种族的基因组 DNA 进行全基因组连锁分析和纯合子定位法确定的。在所有受影响的个体中都发现了 SLC34A3. c. 228delC 纯合缺失可能导致编码的 NPT2c 完全失活。原始 c. 228delC 突变的杂合携带者表现出轻度低磷血症, 肾小管磷酸盐最大吸收率比上肾小球滤过率降低, 1, 25($OH)_2D_3$ 和/或尿钙排泄升高。同时, SLC34A3 杂合突变也可能导致除高钙尿外的其他生化异常, 如低磷血症、血清 1, 25($OH)_2D_3$ 水平升高和磷酸盐重吸收的最大肾小管阈值(TmP/GFR)的降低。

人类 SLC34A3/NPT2c 功能缺失性突变将导致近端肾小管磷的重吸收减少。与 SLC34A1/NPT2a 突变的个体不同, SLC34A3/NPT2c 突变的个体没有肾 Fanconi 综合征(近端肾小管功能异常)的表现。体外功能研究表明, NPT2c 的缺失会对近端肾小管的其他功能产生影响, 例如细胞色素 P450 家族成员 24A1 的活性、钠排泄、尿阴离子间隙、骨桥蛋白和焦磷酸盐的水平等。除了在 HHRH 和特发性高钙尿患者中观察到的高钙尿外, 这些改变还可能促进肾脏矿物质沉积的形成。除个别案例报道外, HHRH 杂合子个体一般不会导致骨病。

NPT2c 最开始认为仅在小鼠和大鼠肾脏中表达，然而，公共数据库和组织分析表明 NPT2c 在许多组织中有低水平表达。此外，肾脏特异性和诱导性 NPT2c 缺陷小鼠模型的数据表明，肾外 NPT2c 表达在钙稳态中发挥一定的作用。然而，NPT2c 在肾外广泛表达对人钙和磷代谢的意义还需要进一步研究。

三、临床表现

(一)常见临床表现

在大多数 HHRH 病例中报告了 SLC34A3/NPT2c 中的纯合子或复合杂合子功能丧失突变，少数研究报告了 HHRH 杂合突变。杂合突变可导致尿钙排泄增加、HHRH 的生化特征和肾钙质沉着症/肾结石，而骨骼变化缺失。相反，具有两个 SLC34A3 等位基因突变的个体最初也可能仅表现为肾结石，而佝偻病或骨软化症的临床症状缺失。一项对血缘数据的 Meta 分析显示，46%的 SLC34A3 双等位基因突变和16%的杂合子会发生结石或肾钙化。

(二)肌肉骨骼症状

HHRH 及杂合子亲属的代谢性骨病负担尚未得到系统研究。骨痛、佝偻和蹒跚步态是儿童低磷性佝偻病的经典三联征。骨软化症是 HHRH 成人患者中最常见的表现。佝偻病和骨软化症的影像学表现包括骨样矿化不足，导致微小梁结构模糊。其后果是骨痛和力学特性受损，导致骨弯曲和应力性骨折。生长过程中若缺乏软骨细胞凋亡，则可导致骨骺扩张，腕部肿胀和佝偻病。佝偻病和骨软化症的血清生化学改变包括骨特异性碱性磷酸酶、骨钙蛋白、原骨胶原、吡啶啉交联物和 N-和 C-末端肽的升高。除了X 线平片检查外，膝关节 MRI 或桡骨高分辨定量 CT 可作为诊断轻度佝偻病的一种无创技术。高分辨定量 CT 已被用于检测肾性骨营养不良和佝偻病中骨小梁和骨皮质微结构的缺失，并允许构建有限元模型来评估骨的力学特性。根据少数病例报道，骨活检可显示类骨细胞增加和骨软化，口服补充磷可改善。此外，成骨细胞表面增加，破骨细胞数量减少。

低磷血症引起肌无力的机制尚不清楚，可能与磷在细胞内信号转导、磷酸肌酸恢复和 ATP 合成中的作用有关，并且 HHRH 患者的慢性低磷血症可能导致肌肉减少症。与 XLH 或维生素 D 缺乏症相比，HHRH 表现为钙增加，$1，25(OH)_2D_3$ 增加和 FGF23 降低。

研究中观察到，饮食减少磷摄入后夜间呼吸交换比增加，表明由于低磷血症导致能量代谢改变，并且肌肉磷和线粒体 ATP 通量降低，而在输注磷后迅速恢复。这些初步观察表明，非侵入性核磁共振成像可以用于 HHRH 患者肌肉症状的鉴别诊断。

(三)肾脏表现

在最初报道的 HHRH 患者中，没有关注肾钙化和肾结石方面的表现。然而，在随后的研究中，发现这些肾脏方面的并发症在许多复合杂合或纯合 NPT2c 突变的患者中观察到。约 16% 患者的唯一临床表现是肾脏钙化，而没有表现出明显的骨病，即使是杂合突变的携带者，肾脏钙化的发生率也要高出约 3 倍左右。因此，所有受影响的个体和他们的一级亲属应该检查肾脏钙化情况。儿童时期出现这些症状体征可能是 HHRH 等遗传性疾病的初始表现，特别是如果合并轻微的肌肉骨骼症状。

目前尚不清楚 NPT2c 的缺失是否会导致近端肾小管的其他表型，但已有两例 NPT2a 纯合突变的患者表现出 Fanconi 综合征，他们在晚年发展为慢性肾脏疾病。

值得注意的是，目前尿酸性肾结石的全基因组关联研究(genome-wide association study，GWAS)、血清磷水平和慢性肾脏疾病不支持高钙性结石病与 SLC34A3/NPT2c 位点相关，而 GWAS 检测到的 NPT2a 与肾脏钙化明显相关并且会影响肾功能。此外，Meta 分析清楚地表明 SLC34A3 应该被加入高钙性结石疾病基因的名单中。

四、临床诊断

一些临床体征和实验室检查有助于诊断 HHRH，并将这种罕见的遗传性疾病与由维生素 D 缺乏引起的营养性佝偻病和骨软化病或由原发性甲状旁腺功能亢进引起的高钙性肾结石区分开来。

具有常染色体隐性遗传家族史的儿童的佝偻病或早发型骨质疏松伴肾结石，是 HHRH 的典型表现。然而，一些 HHRH 患者最初仅表现为肾结石/肾钙质沉着病，而没有明显的骨病。甲状旁腺功能亢进和维生素 D 缺乏纠正后进一步的实验室评估可以确诊。如果没有原发性甲状旁腺功能亢进、多发性内分泌瘤（multiple endocrine neoplasia，MEN）1 型（原发性甲状旁腺功能亢进、泌乳素瘤、胃泌素瘤、胰岛素瘤）和 MEN2 型（原发性甲状旁腺功能亢进、甲状腺髓样癌、嗜铬细胞瘤）的典型临床表现，则怀疑 HHRH 的诊断。在最初表现为肾脏方面的患者中，应使用骨代谢参数和双能 X 线吸收测量法检测无症状代谢性骨病，肾脏超声检查无症状肾结石/肾钙质沉着病。骨病或低磷性佝偻病家族史可能不会立即表现出来，但可通过询问儿童肌肉和骨骼疼痛史、骨折、佝偻病家族史和成人身高低于预期中位父母身高而鉴别。

（一）血清磷的检测

为了确定甲状旁腺和肾功能正常的患者血清磷水平异常的原因，通常首先评估肾小管磷的重吸收率（tubular reabsorption of phosphate，TRP%）。通过收集患者空腹状态下 3 个小时内尿液和血清的磷和肌酐值计算 TRP%，公式如下：

公式 1：
$$TRP\% = 100 \times \frac{1 - 尿磷 \times 血肌酐}{血磷 \times 尿肌酐}$$

TmP/GFR 反映了血清磷浓度的阈值，高于此阈值时，近端小管处磷将不再被完全回收。下列公式可以更准确地评估小儿人群的肾磷处理情况：

公式 2：
$$TP/GFR = 血磷 - \frac{尿磷 \times 血肌酐}{尿肌酐}$$

由于缺乏维生素 D 而继发性甲状旁腺功能亢进的患者应在上述试验前补充维生素 D。在低磷血症患者中 TRP 降低，提示 NPT2c 功能缺失导致近端肾小管缺陷，可进一步通过确定患者的维生素 D 水平来证实。通常 1，25(OH)$_2$D$_3$ 水平升高，表明非依赖型 FGF-23 血清磷水平异常。同时，1，25(OH)$_2$D$_3$ 水平升高可促进肠道钙吸收增加，导致高钙尿和甲状旁腺激素的受到抑制，同时存在低磷血症的情况下可诊断为 HHRH。而维生素 D 缺乏则可能会掩盖这些发现，因此需要在上述检测前进行纠正。

(二)FGF23 检测

可以使用酶联免疫测定法测定循环 FGF23 的水平，但目前可用的检测方法均不够灵敏，因此限制了它们区分 FGF23 非依赖性低磷血症(如 HHRH)与 FGF23 依赖性低磷血症的效果。FGF23 的 c 端检测(immutopics，Inc.，San Clemente，CA)是针对 FGF23 的 c 端区域内两个不同表位的抗体，是目前美国唯一经 CLIA 认证的检测。在 HHRH 或 Fanconi 综合征等非依赖型 FGF23 的低磷血症疾病中，该检测显示 FGF23 水平<30RU/ml。

(三)基因检测

遗传疾病的基因检测越来越多地通过 EDTA 全血样本白细胞 DNA 的全外显子序列(whole exome sequencing，WES)分析来完成，WES 分析允许筛选一组基因，耶鲁大学临床基因组研究中心提供了足够的内含子序列，用来检测已知的内含子缺失。然而，可能还需要单基因检测来检测 5′和 3′ UTR 的缺失。当发现杂合突变时，应至少对一个亲本进行遗传评估。目前已知的具体突变的类型和位置详细信息，可在以下几个免费访问的网站上查询：Online Mendelian Inheritance of Men(OMIM)(http：//www.ncbi.nlm.nih.gov/omim/)，Exome Variant Server(http：//evs.gs.washington.edu/EVS/)，the National Center of Bioinformatics(NCBI)SNP(http：//www.ncbi.nlm.nih.gov/projects/SNP/)。

五、鉴别诊断

一旦确定肾脏磷丢失为低磷血症的潜在因素，同时存在 1，25(OH)$_2$D

水平被抑制、继发性甲状旁腺功能亢进和尿钙排泄低等情况，则应考虑 FGF23 依赖性疾病如 XLH。XLH、ADHR 和 ARHR 患者也会表现出附着点病，即肌腱病变点附近的疼痛或惰性矿物沉积，通常在下肢，可以在 X 光片上识别，而这种表现在 HHRH 中未见报道。同样，HHRH 患者也不会表现出 XLH 患者 FGF23 受体激活的表现如牙龈脓肿、牙釉质缺陷导致的龋齿、颅缝早闭、面中部发育不良、额凸、舟状头和 I 型小脑扁桃体下疝畸形。

高钙性肾结石应考虑 Bartter 综合征，如有低血压应怀疑 Fanconi 综合征，如有水肿、肾功能受损及呼吸急促则提示肾小管酸中毒。家族性低镁血症合并高钙尿和肾钙质病是一种常染色体隐性肾小管疾病，常与低镁血症相关，进行性肾衰竭由 CLDN16 和 CLDN19 突变引起。在家族性良性高钙血症中发现的一些钙敏感受体失活可导致与常染色体显性低钙血症相似的高钙尿，前者可伴低磷酸盐血症，但甲状旁腺功能亢进使其与 HHRH/IH 区分开来。

（一）Dent 病

男性表现为佝偻病或骨软化、低磷血症和肾脏磷重吸收阈值降低。与 XLH 患者相比，此类患者表现出高钙尿，血清 $1，25(OH)_2D_3$ 水平升高，蛋白尿高达 3g/天。在成年早期，患者还会发展为肾结石和肾钙质沉着病，并伴有进行性肾衰竭。女性携带者除高钙尿外，还有无低磷血症和生化异常。三种相关综合征：X 连锁隐性肾结石伴肾衰竭、Dent 病、低分子蛋白尿伴高钙尿和肾钙质沉着，这些综合征在症状程度上各不相同，但通常都包括近端小管再吸收衰竭、肾结石、肾钙质病、进行性肾功能不全，在某些情况下，还有佝偻病或骨软化症。对电压门控氯通道基因 CLCN5 功能缺失突变的鉴定表明，它们是单一疾病的不同表型。然而，与该基因突变相关的各种表现，特别是低磷酸盐血症和佝偻病/骨软化症，体现了环境、饮食和/或遗传背景对该疾病表型的影响。

（二）CYP24A1 和 SLC34A1 突变致特发性婴儿高钙血症

由 CYP24A1 基因编码的 24-羟化酶，是导致 1，25（OH）$_2$D$_3$ 失活的关键酶。据报道，CYP24A1 功能缺失突变是特发性婴儿高钙血症（idiopathic infantile hypercalcemia，IIH$_1$）的一个原因，伴随吸收性高钙尿和肾结石/钙质沉着病。最近有报道称，SLC34A1 编码 NPT2a 的功能缺失突变是 IIH$_2$ 的原因，其临床表现非常相似，这与 SLC34A1 基因敲除小鼠研究中提出的 NPT2a 作为 CYP24A1 上游阳性调节因子的重要作用是一致的。IIH2 患者在出生后的第一年出现高钙血症和高钙尿的时间比 HHRH 更早。与 CYP24A1 突变携带者不同，IIH2 中存在肾磷酸盐泄漏，但与 HHRH 不同的是，此表现在临床上不太明显，至少在早期不会导致佝偻病或骨软化。然而，由于 SLC34A1 的某些突变会导致代谢性骨病，如果按照 IIH1 的治疗要求减少钙和维生素 D 的摄入量，就有必要考虑代谢性骨病这种并发症。

（三）SLC34A1 和 NHERF-1 突变所致的低磷血症伴骨质疏松症和肾结石

Prie 等人研究了一组异质性的特发性高钙尿症、骨质疏松症和肾结石患者。使用候选基因方法，他们发现 2/20 个体在 SLC34A1/NPT2a 中携带非同义单核苷酸多态性杂合子，7/94 个体在 SLC9A3R1/NHERF1 中携带非同义单核苷酸多态性杂合子。尽管 Prie 等人提出了 SLC34A1/NPT2a 改变对近端肾小管磷酸盐再吸收的主要负面影响的体外实验证据，但他们的发现受到了其他人的质疑。同样，一些已识别的 NHERF-1 突变在 NCBI dbSNP 数据库中被列为低频多态性。因此，需要进一步的研究来证明 NPT2a 或 NHERF1 突变确实是这些临床综合征的原因。与 HHRH 不同，NPT2a 突变的儿童携带者一般没有佝偻病史。

（四）常染色体隐性 Fanconi 综合征

1988 年，Tieder 等人报道了一名患有佝偻病和肾 Fanconi 综合征包括近端肾小管处理磷、氨基酸和葡萄糖缺陷的阿拉伯儿童病例。与其他形式的 Fanconi 综合征不同，患者也有 1，25(OH)$_2$D$_3$水平升高和吸收性高钙尿的表现。最近，对该亲缘关系的纯合子定位显示，该疾病与染色体 5q35.1-3 连锁，随后对连锁区间内的 SLC34A1/NPT2a 基因序列分析发现了一个纯合子复制体 g. 2061_2081dup（p. I154V160dup）。1988 年报告了两名儿童患者，他们成年后 TmP/GFR 仍然很低，而 FGF23 和 PTH 水平提示正常偏低（尽管肾功能受损），这表明他们的低磷酸盐血症不依赖于 FGF23 和 PTH。然而，他们先前记录的 1，25(OH)$_2$D$_3$水平升高导致的吸收性高钙尿，在维生素 D 缺乏的情况下已经正常化。虽然佝偻病的症状出现在儿童时期，但两名患者在成年期相对无症状，并停止磷酸盐的补充。他们都在 30 多岁时发生了肾衰竭，这与上述其他 SLC34A1 和 SLC34A3 相关疾病形成了对比。p. I154_V160dup 的杂合子携带者肾功能正常，没有肾磷酸盐泄漏或近端肾小管病变的证据。然而，由于在完全缺乏 NPT2a 小鼠同源基因的小鼠中未观察到类似的异常，因此突变转运体在纯合子中的细胞内积累可能参与了其近端小管缺陷的发病机制。

（五）Fanconi-Bickel 综合征

Fanconi-Bickel 综合征是一种罕见的常染色体隐性遗传病，主要表现为肝肾糖原积聚、近端肾小管功能障碍、葡萄糖和半乳糖利用障碍。它是一种单基因疾病，由辅助性葡萄糖转运蛋白 2 缺陷引起。患者通常在早期出现佝偻病和肝肿大。2 岁时肾脏明显增大，可出现空腹低血糖、高血糖、餐后高半乳糖血症和高脂血症。一些病例还表现为孤立的近端小管病和尿磷酸盐排泄增加。肝活检显示肝糖原积聚。长骨 X 光片可能显示佝偻病。

六、治疗

HHRH 的正确诊断是前提，因为患者需要长期的磷酸盐补充药物治疗，而不像营养性佝偻病那样补充维生素 D。此外，当 HHRH 被误认为

XLH 时，除了口服磷酸盐补充剂外，治疗上可能还包括活性维生素 D 类似物（即骨化三醇），这可能导致高钙血症、高钙尿、肾钙化症，甚至可能导致肾功能不全。

正确口服磷酸盐补充治疗，HHRH 患者佝偻病骨病将迅速改善。然而，对于肾脏钙化，这种疗法是否长期安全，是否会像 XLH 那样发展为甲状旁腺功能亢进或附着点病，肾磷酸盐泄漏是否会持续终生，或者是否可以像 ADHR 那样可以停止治疗，是否会像某些 NPT2a 或 NHERF1 突变个体所描述的那样，在成年期加速骨质流失等，这些都是未知的。

目前还不清楚哪种遗传和生化标准能最好地预测 HHRH 亲属肾脏钙化的风险，因此应该监测口服磷酸盐治疗。基于对血清磷水平的初步评估，磷酸排泄和血清 $1,25(OH)_2D_3$ 应进一步检测，因为它们可能是肾钙化的非遗传预测因子。在某些条件下，饮食中的磷含量可能是有害的，口服磷补充治疗低磷性佝偻病的骨病可能需要仔细地监测，以避免引起肾钙化。血清 $1,25(OH)_2D_3$ 可能需要很长时间才能正常化，因此可能适合用于评估口服磷酸盐治疗的依从性。

八、展望

HHRH 的自然病史仍需进一步研究以了解长期和短期发病率和当前治疗的安全性，开发针对 HHRH/IH 除高钙尿之外的肾钙质沉着/结石病因的新的治疗方法，了解 NPT2c 突变杂合子的患病率，以及在普通人群中这是否容易导致高钙性肾结石，了解肾外 NPT2c（和 NPT2a）的生物学功能，比较小鼠和人类的差异，进一步确定 HHRH 中低磷血症性肌病的机制，了解磷酸盐如何反馈性调节 PTH、$1,25(OH)_2D_3$ 和 FGF23 等均值得在未来进一步探索。

（曾宪涛　徐华）

参考文献

1. Wagner C A, Rubio-Aliaga I and Hernando N. Renal phosphate handling and inherited disorders of phosphate reabsorption: an update[J]. Pediatr Nephrol, 2019, 34(4): 549-559.

2. Tieder M, Modai D, Samuel R, et al. Hereditary hypophosphatemic rickets with hypercalciuria[J]. New England Journal of Medicine, 1985, 312(10): 611-617.

3. Chi Y, Zhao Z, He X, et al. A compound heterozygous mutation in SLC34A3 causes hereditary hypophosphatemic rickets with hypercalciuria in a Chinese patient[J]. Bone, 2014, 59: 114-121.

4. White K E, Evans W E, O'Riordan J L, et al. Autosomal dominant hypophosphataemic rickets is associated with mutations in FGF23[J]. Nature Genetics, 2000, 26(3): 345-348.

5. Feng J Q, Ward L M, Liu S, et al. Loss of DMP1 causes rickets and osteomalacia and identifies a role for osteocytes in mineral metabolism[J]. Nature Genetics, 2006, 38(11): 1310-1315.

6. Levy-Litan V, Hershkovitz E, Avizov L, et al. Autosomal-recessive hypophosphatemic rickets is associated with an inactivation mutation in the ENPP1 gene[J]. The American Journal of Human Genetics, 2010, 86(2): 273-278.

7. Francis F, Hennig S, Korn B, et al. A gene (PEX) with homologies to endopeptidases is mutated in patients with X-linked hypophosphatemic rickets [J]. Nature Genetics, 1995, 11(2): 130-136.

8. Fukumoto S and Shimizu Y. Fibroblast growth factor 23 as a phosphotropic hormone and beyond[J]. Journal of Bone and Mineral Metabolism, 2011, 29 (5): 507.

9. Daga A, Majmundar A J, Braun D A, et al. Whole exome sequencing frequently

detects a monogenic cause in early onset nephrolithiasis and nephrocalcinosis [J]. Kidney Int,2018, 93(1)：204-213.

10. Dasgupta D, Wee M J, Reyes M, et al. Mutations in SLC34A3/NPT2c are associated with kidney stones and nephrocalcinosis[J]. J Am Soc Nephrol, 2014, 25(10)：2366-2375.

11. Dhir G, Li D, Hakonarson H, et al. Late-onset hereditary hypophosphatemic rickets with hypercalciuria (HHRH) due to mutation of SLC34A3/NPT2c [J]. Bone,2017, 97：15-19.

12. Ichikawa S, Tuchman S, Padgett L R, et al. Intronic deletions in the SLC34A3 gene：a cautionary tale for mutation analysis of hereditary hypophosphatemic rickets with hypercalciuria[J]. Bone,2014, 59：53-56.

13. Pronicka E, Ciara E, Halat P, et al. Biallelic mutations in CYP24A1 or SLC34A1 as a cause of infantile idiopathic hypercalcemia (IIH) with vitamin D hypersensitivity：molecular study of 11 historical IIH cases [J]. J Appl Genet,2017, 58(3)：349-353.

14. Rafaelsen S, Johansson S, Ræder H, et al. Hereditary hypophosphatemia in Norway：a retrospective population-based study of genotypes,phenotypes,and treatment complications[J]. Eur J Endocrinol,2016, 174(2)：125-136.

15. Schlingmann K P, Ruminska J, Kaufmann M, et al. Autosomal-Recessive Mutations in SLC34A1 Encoding Sodium-Phosphate Cotransporter 2A Cause Idiopathic Infantile Hypercalcemia[J]. J Am Soc Nephrol,2016, 27(2)：604-614.

16. Bergwitz C and Miyamoto K I. Hereditary hypophosphatemic rickets with hypercalciuria：pathophysiology, clinical presentation, diagnosis and therapy [J]. Pflugers Arch,2019, 471(1)：149-163.

17. Burnett C H, Dent C E, Harper C, et al. Vitamin d-resistant Rickets. Analysis of Twenty-four Pedigrees with Hereditary and Sporadic Cases[J]. Am J Med,

1964, 36: 222-232.

18.Hilfiker H, Kvietikova I, Hartmann C M, et al. Characterization of the human type II Na/Pi-cotransporter promoter[J]. Pflugers Arch, 1998, 436(4): 591-598.

19.Wilz D R, Gray R W, Dominguez J H, et al. Plasma 1,25-(OH)2-vitamin D concentrations and net intestinal calcium, phosphate, and magnesium absorption in humans[J]. Am J Clin Nutr, 1979, 32(10): 2052-2060.

20. Forster I C, Hernando N, Biber J, et al. Proximal tubular handling of phosphate: A molecular perspective [J]. Kidney Int, 2006, 70 (9): 1548-1559.

21.Kurosu H and Kuro-o M. The Klotho gene family and the endocrine fibroblast growth factors[J]. Curr Opin Nephrol Hypertens, 2008, 17(4): 368-372.

22.Liu S and Quarles L D. How fibroblast growth factor 23 works[J]. J Am Soc Nephrol, 2007, 18(6): 1637-1647.

23.Strom T M and Jüppner H. PHEX, FGF23, DMP1 and beyond[J]. Curr Opin Nephrol Hypertens, 2008, 17(4): 357-362.

24.Shaikh A, Berndt T and Kumar R. Regulation of phosphate homeostasis by the phosphatonins and other novel mediators[J]. Pediatr Nephrol, 2008, 23(8): 1203-1210.

25.Miyamoto K, Segawa H, Ito M, et al. Physiological regulation of renal sodium-dependent phosphate cotransporters[J]. Jpn J Physiol, 2004, 54(2): 93-102.

26.Murer H, Forster I and Biber J. The sodium phosphate cotransporter family SLC34[J]. Pflugers Arch, 2004, 447(5): 763-767.

27.Segawa H, Kaneko I, Takahashi A, et al. Growth-related renal type II Na/Pi cotransporter[J]. J Biol Chem, 2002, 277(22): 19665-19672.

28.Shimada T, Hasegawa H, Yamazaki Y, et al. FGF-23 is a potent regulator of vitamin D metabolism and phosphate homeostasis [J]. J Bone Miner Res,

2004, 19(3): 429-435.

29. Ohkido I, Segawa H, Yanagida R, et al. Cloning, gene structure and dietary regulation of the type-IIc Na/Pi cotransporter in the mouse kidney[J]. Pflugers Arch, 2003, 446(1): 106-115.

30. Ohkido I, Hara S, Segawa H, et al. Localization of sodium-phosphate cotransporter NaPi-IIa and-IIc in human proximal renaland distal tubules[J]. J Am Soc Nephrol, 2007, 18: 739A.

31. Tieder M, Modai D, Samuel R, et al. Hereditary hypophosphatemic rickets with hypercalciuria[J]. N Engl J Med, 1985, 312(10): 611-617.

32. Tieder M, Modai D, Shared U, et al. Idiopathic hypercalciuria and hereditary hypophosphatemic rickets[J]. New England Journal of Medicine, 1987, 316 (3): 125-129.

33. Bergwitz C, Roslin N M, Tieder M, et al. SLC34A3 mutations in patients with hereditary hypophosphatemic rickets with hypercalciuria predict a key role for the sodium-phosphate cotransporter NaPi-IIc in maintaining phosphate homeostasis[J]. Am J Hum Genet, 2006, 78(2): 179-192.

34. Jaureguiberry G, Carpenter T O, Forman S, et al. A novel missense mutation in SLC34A3 that causes hereditary hypophosphatemic rickets with hypercalciuria in humans identifies threonine 137 as an important determinant of sodium-phosphate cotransport in NaPi-IIc[J]. Am J Physiol Renal Physiol, 2008, 295 (2): F371-379.

35. Caballero D, Li Y, Fetene J, et al. Intraperitoneal pyrophosphate treatment reduces renal calcifications in Npt2a null mice[J]. PLoS One, 2017, 12 (7): e0180098.

36. Caballero D, Li Y, Ponsetto J, et al. Impaired urinary osteopontin excretion in Npt2a-/-mice[J]. Am J Physiol Renal Physiol, 2017, 312(1): F77-f83.

37. Li Y, Caballero D, Ponsetto J, et al. Response of Npt2a knockout mice to

dietary calcium and phosphorus[J]. PLoS One,2017, 12(4): e0176232.

38. Yamamoto T, Michigami T, Aranami F, et al. Hereditary hypophosphatemic rickets with hypercalciuria: a study for the phosphate transporter gene type IIc and osteoblastic function[J]. J Bone Miner Metab,2007, 25(6): 407-413.

39. Lonsdale J, Thomas J, Salvatore M, et al. The genotype-tissue expression (GTEx) project[J]. Nature genetics,2013, 45(6): 580-585.

40. Nishimura M, Naito S. Tissue-specific mRNA expression profiles of human solute carrier transporter superfamilies[J]. Drug Metab Pharmacokinet,2008, 23(1): 22-44.

41. Myakala K, Motta S, Murer H, et al. Renal-specific and inducible depletion of NaPi-IIc/Slc34a3, the cotransporter mutated in HHRH, does not affect phosphate or calcium homeostasis in mice[J]. Am J Physiol Renal Physiol, 2014, 306(8): F833-843.

42. Lorenz-Depiereux B, Benet-Pages A, Eckstein G, et al. Hereditary hypophosphatemic rickets with hypercalciuria is caused by mutations in the sodium-phosphate cotransporter gene SLC34A3[J]. Am J Hum Genet,2006, 78(2): 193-201.

43. Kremke B, Bergwitz C, Ahrens W, et al. Hypophosphatemic rickets with hypercalciuria due to mutation in SLC34A3/NaPi-IIc can be masked by vitamin D deficiency and can be associated with renal calcifications[J]. Exp Clin Endocrinol Diabetes,2009, 117(2): 49-56.

44. Francis R M and Selby P L. Osteomalacia [J]. Bailliere's Clinical Endocrinology and Metabolism,1997, 11(1): 145-163.

45. Narchi H, El Jamil M and Kulaylat N. Symptomatic rickets in adolescence[J]. Arch Dis Child,2001, 84(6): 501-503.

46. Donohue M M and Demay M B. Rickets in VDR null mice is secondary to decreased apoptosis of hypertrophic chondrocytes [J]. Endocrinology, 2002,

143(9):3691-3694.

47. Tencza A L, Ichikawa S, Dang A, etal. Hypophosphatemic rickets with hypercalciuria due to mutation in SLC34A3/type IIc sodium-phosphate cotransporter: presentation as hypercalciuria and nephrolithiasis[J]. J Clin Endocrinol Metab,2009, 94(11):4433-4438.

48. Cheung M, Roschger P, Klaushofer K, et al. Cortical and trabecular bone density in X-linked hypophosphatemic rickets[J]. J Clin Endocrinol Metab, 2013, 98(5):E954-961.

49. Leonard M B. A structural approach to the assessment of fracture risk in children and adolescents with chronic kidney disease[J]. Pediatr Nephrol, 2007, 22(11):1815-1824.

50. Chiang C,Zajac J,Peng Y,et al. Quantifying tissue mineralization in vivo for diagnosing osteomalacia[J]. Journal of Bone and Mineral Research, 2013.

51. Patsch J M, Burghardt A J, Kazakia G, et al. Noninvasive imaging of bone microarchitecture[J]. Annals of the New York Academy of Sciences,2011, 1240:77.

52. Chen C,Carpenter T,Steg N,et al. Hypercalciuric hypophosphatemic rickets, mineral balance, bone histomorphometry, and therapeutic implications of hypercalciuria[J]. Pediatrics,1989, 84(2):276-280.

53. Clarke G D, Kainer G, Conway W F, et al. Intramyocellular phosphate metabolism in X-linked hypophosphatemic rickets[J]. J Pediatr,1990, 116 (2):288-292.

54. Sinha A,Hollingsworth K G,Ball S,et al. Improving the vitamin D status of vitamin D deficient adults is associated with improved mitochondrial oxidative function in skeletal muscle[J]. J Clin Endocrinol Metab,2013, 98(3): E509-513.

55. Pesta D H, Tsirigotis D N, Befroy D E, et al. Hypophosphatemia promotes

lower rates of muscle ATP synthesis[J]. Faseb J,2016, 30(10): 3378-3387.

56. Ichikawa S,Sorenson A H,Imel E A,et al. Intronic deletions in the SLC34A3 gene cause hereditary hypophosphatemic rickets with hypercalciuria[J]. J Clin Endocrinol Metab,2006, 91(10): 4022-4027.

57. Mejia-Gaviria N,Gil-Peña H,Coto E,et al. Genetic and clinical peculiarities in a new family with hereditary hypophosphatemic rickets with hypercalciuria: a case report[J]. Orphanet J Rare Dis,2010, 5: 1.

58. Page K,Bergwitz C,Jaureguiberry G,et al. A patient with hypophosphatemia, a femoral fracture,and recurrent kidney stones: report of a novel mutation in SLC34A3[J]. Endocr Pract,2008, 14(7): 869-874.

59. Phulwani P,Bergwitz C,Jaureguiberry G,et al. Hereditary hypophosphatemic rickets with hypercalciuria and nephrolithiasis-identification of a novel SLC34A3/NaPi-IIc mutation[J]. Am J Med Genet A, 2011, 155a(3): 626-633.

60. Romero V,Akpinar H and Assimos D G. Kidney stones: a global picture of prevalence,incidence,and associated risk factors[J]. Rev Urol,2010, 12(2-3): e86-96.

61. Schissel B L and Johnson B K. Renal stones: evolving epidemiology and management[J]. Pediatr Emerg Care,2011, 27(7): 676-681.

62. Magen D, Adler L, Mandel H, et al. Autosomal recessive renal proximal tubulopathy and hypercalciuria: a new syndrome[J]. Am J Kidney Dis,2004, 43(4): 600-606.

63. Tore S,Casula S,Casu G,et al. Application of a new method for GWAS in a related case/control sample with known pedigree structure: identification of new loci for nephrolithiasis[J]. PLoS Genet,2011, 7(1): e1001281.

64. Kestenbaum B, Glazer N L, Köttgen A, et al. Common genetic variants associate with serum phosphorus concentration[J]. J Am Soc Nephrol,2010,

21(7): 1223-1232.

65. Gudbjartsson D F, Holm H, Indridason O S, et al. Association of variants at UMOD with chronic kidney disease and kidney stones-role of age and comorbid diseases[J]. PLoS Genet, 2010, 6(7): e1001039.

66. Arcidiacono T, Mingione A, Macrina L, et al. Idiopathic calcium nephrolithiasis: a review of pathogenic mechanisms in the light of genetic studies[J]. Am J Nephrol, 2014, 40(6): 499-506.

67. Taguchi K, Yasui T, Milliner D S, et al. Genetic risk factors for idiopathic urolithiasis: a systematic review of the literature and causal network analysis [J]. Eur Urol Focus, 2017, 3(1): 72-81.

68. Böger C A, Gorski M, Li M, et al. Association of eGFR-Related Loci Identified by GWAS with Incident CKD and ESRD [J]. PLoS Genet, 2011, 7 (9): e1002292.

69. Pattaro C, Teumer A, Gorski M, et al. Genetic associations at 53 loci highlight cell types and biological pathways relevant for kidney function [J]. Nat Commun, 2016, 7: 10023.

70. Walton R J and Bijvoet O L. Nomogram for derivation of renal threshold phosphate concentration[J]. Lancet, 1975, 2(7929): 309-310.

71. Brodehl J, Gellissen K and Weber H P. Postnatal development of tubular phosphate reabsorption[J]. Clin Nephrol, 1982, 17(4): 163-171.

72. Yamazaki Y, Okazaki R, Shibata M, et al. Increased circulatory level of biologically active full-length FGF-23 in patients with hypophosphatemic rickets/osteomalacia [J]. J Clin Endocrinol Metab, 2002, 87 (11): 4957-4960.

73. Imel E A, Hui S L and Econs M J. FGF23 concentrations vary with disease status in autosomal dominant hypophosphatemic rickets [J]. J Bone Miner Res, 2007, 22(4): 520-526.

74.Jonsson K B, Zahradnik R, Larsson T, et al. Fibroblast growth factor 23 in oncogenic osteomalacia and X-linked hypophosphatemia[J]. N Engl J Med, 2003, 348(17): 1656-1663.

75.Larsson T, Davis S I, Garringer H J, et al. Fibroblast growth factor-23 mutants causing familial tumoral calcinosis are differentially processed [J]. Endocrinology, 2005, 146(9): 3883-3891.

76.Ma S L, Vega-Warner V, Gillies C, et al. Whole exome sequencing reveals novel phex splice site mutations in patients with hypophosphatemic rickets[J]. PLoS One, 2015, 10(6): e0130729.

77.Econs M J, Samsa G P, Monger M, et al. X-Linked hypophosphatemic rickets: a disease often unknown to affected patients[J]. Bone Miner, 1994, 24(1): 17-24.

78.Jones A O, Tzenova J, Frappier D, et al. Hereditary hypophosphatemic rickets with hypercalciuria is not caused by mutations in the Na/Pi cotransporter NPT2 gene[J]. J Am Soc Nephrol, 2001, 12(3): 507-514.

79.Devuyst O and Pirson Y. Genetics of hypercalciuric stone forming diseases [J]. Kidney Int, 2007, 72(9): 1065-1072.

80.Langman C B. The molecular basis of kidney stones[J]. Curr Opin Pediatr, 2004, 16(2): 188-93.

81.Stechman M J, Loh N Y and Thakker R V. Genetic causes of hypercalciuric nephrolithiasis[J]. Pediatr Nephrol, 2009, 24(12): 2321-2332.

82.Wrong O M, Norden A G and Feest T G. Dent's disease: a familial proximal renal tubular syndrome with low-molecular-weight proteinuria, hypercalciuria, nephrocalcinosis, metabolic bone disease, progressive renal failure and a marked male predominance[J]. QJM, 1994, 87(8): 473-493.

83.Lloyd S E, Pearce S H, Fisher S E, et al. A common molecular basis for three inherited kidney stone diseases[J]. Nature, 1996, 379(6564): 445-449.

84.Thakker R V. Pathogenesis of Dent's disease and related syndromes of X-linked nephrolithiasis[J]. Kidney Int,2000, 57(3): 787-793.

85.Schlingmann K P,Kaufmann M,Weber S,et al. Mutations in CYP24A1 and idiopathic infantile hypercalcemia [J]. N Engl J Med, 2011, 365 (5): 410-421.

86.Tenenhouse H S,Martel J,Gauthier C,et al. Renal expression of the sodium/phosphate cotransporter gene, Npt2, is not required for regulation of renal 1 alpha-hydroxylase by phosphate [J]. Endocrinology, 2001, 142 (3): 1124-1129.

87.Karim Z,Gérard B,Bakouh N,et al. NHERF1 mutations and responsiveness of renal parathyroid hormone[J]. N Engl J Med,2008,359(11): 1128-1135.

88.Prié D,Huart V,Bakouh N,et al. Nephrolithiasis and osteoporosis associated with hypophosphatemia caused by mutations in the type 2a sodium-phosphate cotransporter[J]. N Engl J Med,2002, 347(13): 983-991.

89.Virkki L V,Forster I C,Hernando N,et al.Functional characterization of two naturally occurring mutations in the human sodium-phosphate cotransporter type IIa[J]. J Bone Miner Res,2003, 18(12): 2135-2141.

90.Bergwitz C and Bastepe M. NHERF1 mutations and responsiveness of renal parathyroid hormone[J]. N Engl J Med,2008, 359(24): 2616-2617.

91.Tieder M,Arie R,Modai D,et al. Elevated serum 1,25-dihydroxyvitamin D concentrations in siblings with primary Fanconi's syndrome [J]. N Engl J Med,1988, 319(13): 845-849.

92.Magen D,Berger L,Coady M J,et al. A loss-of-function mutation in NaPi-IIa and renal Fanconi's syndrome [J]. N Engl J Med, 2010, 362 (12): 1102-1109.

93.Beck L,Karaplis A C,Amizuka N,et al. Targeted inactivation of Npt2 in mice leads to severe renal phosphate wasting, hypercalciuria, and skeletal abnormalities[J]. Proc Natl Acad Sci USA,1998, 95(9): 5372-5377.

94.Iwaki T,Sandoval-Cooper M J,Tenenhouse H S,et al. A missense mutation in the sodium phosphate co-transporter Slc34a1 impairs phosphate homeostasis [J]. J Am Soc Nephrol,2008, 19(9): 1753-1762.

95.Santer R,Schneppenheim R,Dombrowski A,et al. Mutations in GLUT2,the gene for the liver-type glucose transporter, in patients with Fanconi-Bickel syndrome[J]. Nat Genet,1997, 17(3): 324-326.

96.Santer R,Steinmann B and Schaub J. Fanconi-Bickel syndrome—a congenital defect of facilitative glucose transport [J]. Curr Mol Med, 2002, 2(2): 213-227.

97. Mannstadt M, Magen D, Segawa H, et al. Fanconi-Bickel syndrome and autosomal recessive proximal tubulopathy with hypercalciuria (ARPTH) are allelic variants caused by GLUT2 mutations[J]. J Clin Endocrinol Metab, 2012, 97(10): E1978-1986.

98.Reginato A J and Coquia J A. Musculoskeletal manifestations of osteomalacia and rickets[J]. Best Pract Res Clin Rheumatol,2003, 17(6): 1063-1080.

99.White A J, Northcutt M J,Rohrback S E,et al. Characterization of sarcoplasmic calcium binding protein (SCP) variants from freshwater crayfish Procambarus clarkii[J]. Comp Biochem Physiol B Biochem Mol Biol,2011, 160(1): 8-14.

100.Yu Y,Sanderson S R, Reyes M, et al. Novel NaPi-IIc mutations causing HHRH and idiopathic hypercalciuria in several unrelated families: long-term follow-up in one kindred[J]. Bone,2012, 50(5):1100-1106.

第六节　家族性低镁血症伴高钙尿症和肾钙质沉着症

家族性低镁血症伴高钙尿症和肾钙质沉着症(familial hypomagnesaemia with hypercalciuria and nephrocalcinosis，FHHNC)是一种罕见的常染色体隐性肾小管疾病，发病率低于1/1000000，是肾钙和镁消耗性疾病，在儿童期或青春期经常并发进行性慢性肾功能衰竭，由分别编码蛋白质claudin-16和claudin-19的CLDN16或CLDN19基因突变引起。FHHNC的特征是严重的尿镁排泄，高钙尿症与肾钙质沉着症，常进展为肾功能衰竭。

一、FHHNC简史

FHHNC最早在1972年被报道，研究人员发现，大多数患者在儿童时期即可确诊，但由于临床表现缺乏特异性，该疾病常常被忽视。当时报道称该疾病常见症状包括多饮多尿、发育不良和反复尿路感染。此外，高钙尿伴肾钙质沉着症、低镁血症和与肾小球滤过率无关的显著甲状旁腺功能亢进是具有一定特征性的，但这些并不是所有患者都会出现的普遍临床表现。FHHNC的发病机制可以解释为髓袢(Henle's loop)的升支粗段(Thick ascending limb of Henle's loop，TAL)细胞旁镁(Mg^{2+})和钙(Ca^{2+})重吸收受损。

1999年，Simon等人发现，FHHNC是由CLDN16基因(HOMG3，OMIM #248250，FHHNC type 1)的致病变异引起的，后命名为FHHNC1型。他们在 *Science* 发表的文献报道称，上皮细胞通过细胞间的跨细胞通道或细胞旁通路允许从顶端到基底外侧表面的选择性和受调节的通量紧密连接构成细胞旁电导的屏障。然而，对介导细胞旁通透性的特定分子则知之甚少。肾镁离子(Mg^{2+})吸收主要通过Henle升支粗段中的细胞旁电导发生。在此研究中，定位克隆已经鉴定出一种人类基因，paracellin-1(PCLN-1)，其突变导致肾Mg^{2+}消耗。PCLN-1位于TAL的紧密连接处，与紧密连接蛋白的密蛋白家族有关。这些发现提供了对Mg^{2+}稳态的深入了解，证明了紧密连接蛋白在人类疾病中的作用，并确定了选择性细胞旁电导的重要组成部分。

到 2006 年，Konrad 等人发现，紧密连接基因 Claudin19(CLDN19)基因(HOMG5，OMIM #248190)突变与肾脏 Mg^{2+} 消耗、肾功能衰竭及严重眼部受累有关，后命名为 FHHNC 2 型。此为首次发现 claudin-19 对正常肾小管功能和未受干扰的视网膜组织和发育的基本作用。他们对 1 个瑞士家庭和 8 个西班牙/西班牙裔家庭的临床特征进行了描述，这些家庭因肾脏衰竭、肾钙质沉着症和进行性肾衰竭而患有严重低镁血症，但 CLDN16 却未发生任何突变。并且，其肾脏表型与已证实 CLDN16 突变的 FHHNC 患者几乎完全一致。然而，这些家庭中受影响的个体却同时伴有严重的视力损害，其特征是黄斑性唇状瘤、严重近视和水平眼震。于是，对这些已知和疑似有血缘关系的家族进行了基因组扫描，以寻找共享的纯合子区域。获得了所有参与个体的知情同意后，使用 5 万 SNP 序列(Affymetrix GeneChip Human Mapping 50K array Xba240)对 5 名瑞士家族成员和所有西班牙/西班牙患者进行基因分型。假设西班牙/西班牙裔家庭的父母存在异质性和二级表亲婚姻，进行了全基因组连锁分析。利用 genehunter-modscore 鉴定了染色体 1p34.2 上的一个关键区域，其异质性 LOD 评分(HLOD)为 6.4。基于来自扩展纯合子患者的单倍型数据，这个区间由 SNP 标记 rs3845572 和 rs2367190 划分，由 ~2 Mb 组成，CLDN19 是最有希望的位置候选者(Ensembl)。即使使用了不太精确的定义，CLDN19 仍然处于 ~740 kb 的临界区间，并包含了该区域其他纯合子片段较短的患者。只有一名西班牙/西班牙裔患者(F52)在此间隔内未显示纯合子片段。随后，该研究团队又鉴定了另一个土耳其裔近亲家庭，该家族中有两个孩子患有 FHHNC 和严重的眼部受累。CLDN19 的直接测序揭示了两个受影响的兄弟姐妹中的纯合 L90P 突变，并在专性携带者中以杂合状态被检测到，通过测试 220 条土耳其对照染色体排除了多态性的可能性。此外，SIFT 和 PolyPhen 分析(得分 2.43)表明该突变的致病性，并且 L90 在所有物种的密蛋白基因中高度保守。L90 位于第二个跨膜结构域中，如 GOR IV 二级结构预测方法所预测的那样，脯氨酸的替代会破坏 α-螺旋。这可以通过脯氨酸残基的刚性结构来解释，其中侧链与其氨基末端共价结合。连同上述两个突变，这些数据清楚地表明，人类严重眼部异常的 FHHNC 的发病机制可由 CLDN19 的突变进行解释。

二、病理生理学

（一）正常生理学

镁离子是细胞内含量第二的阳离子，是参与包括 ATP 代谢酶在内的 600 多种酶的辅助因子，对神经传递、心脏传导、血糖和血压调节等多种机体功能至关重要。此外，镁离子可增强 DNA 和 RNA 对氧化应激的抵抗力，并参与细胞周期和细胞增殖的调节。大部分镁储存在肌肉（39%）和骨骼（60%）中，而血浆中的镁仅占人体镁的总含量的 1%。循环系统中的镁含量正常值为 1.8~2.3mg/dL 或 0.70~1.1mmol/L，可反映肠道镁重吸收与尿液镁分泌之间的平衡，该平衡缺乏调节并取决于镁摄入量（高度存在于巧克力、可可、坚果、绿色蔬菜中）及尿镁排泄量（正常值：尿镁 1.6~2.8mg/kg/24h，3~5mmo/24h，镁排泄分数<4%）。

肾脏是镁稳态的主要调节器，可以调控尿液中镁的分泌量，从而维持或恢复其在机体内的平衡。镁离子（总血清镁离子的约 80%）可在肾小球自由滤过，约 95-99% 沿肾单位重吸收。在生理条件下，肾脏 Mg^{2+} 重吸收（~60%）的主要位置是肾小管髓袢升支粗段 TAL，但尿液中 Mg^{2+} 含量的最终微调取决于远端小管的重吸收（~10%）。TAL 是管状段，其中 60% 的过滤镁和 25% 的过滤钙以管腔阳性跨上皮电压（Vte）依赖性方式通过细胞旁途径被重吸收。这种电梯度是 Na^+、K^+ 和 Cl^- 跨肾小管转运的结果，并取决于其完整性。顶端和基底外侧细胞膜之间的差异离子电导在更深的髓质 TAL 中产生大约 +8mV 的腔内阳性 Vte，这是通过 claudin-10b 重新吸收 Na^+ 细胞旁的驱动力。Na^+ 分泌到管腔液使皮质 TAL 处的管腔阳性 Vte 增加至 +30mV，构成通过 claudin-3/16/19 复合物的 Mg^{2+} 和 Ca^{2+} 细胞旁转运的驱动力。如图 1.6.1 所示。

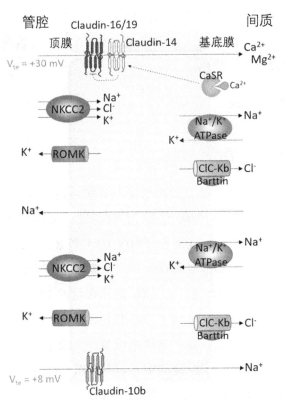

图 1.6.1　肾小管髓袢升支粗段中 Na^+、K^+、Cl^- 的重吸收与分泌机制

(二)Claudins 突变型 FHHNC

紧密连接(tight junction，TJ)是上皮细胞之间的一种重要的连接复合体，由跨膜蛋白家族(occludin 和 claudin)、膜周蛋白家族(ZO 蛋白)等构成，起着细胞旁通透屏障和维持细胞极性的作用，多种生理病理因素参与改变 TJ 的结构和功能。Claudins 是构成 TJ 的跨膜蛋白家族，Claudins 与来自同一细胞的其他 Claudins(顺式相互作用)及来自相邻细胞的 Claudins(反式相互作用)聚合，形成 Claudins 复合物，从而形成屏障或孔，介导顶端和基底外侧细胞区室之间的细胞旁离子电导。Claudin-16 和 Claudin-19 在肾单位的 TAL(以及 Claudin-3 和-10b)中共同表达，并形成镁、钙等离子的

选择性阳离子通路。具体而言，Claudin-16 在复合物中充当阳离子孔，Claudin-19 则作为阴离子阻滞剂，Claudin-16 和 Claudin-19 的功能是维持细胞旁屏障作用的必要条件。因此，CLDN16 或 CLDN19 基因的突变会导致跨管 Vte 离子梯度的产生出现障碍以及对细胞旁转运的协同作用丧失。此外，Claudin-3/16/19 复合物也在 TAL 上表达，通过一种表观遗传机制使其通透性受到 Claudin-14 的负向调节，该机制由细胞外的高 Ca 离子浓度激活钙敏感受体（CaSR）而触发。

此外，Claudin-16 和 Claudin-19 也存在于肾脏外的成釉细胞的 TJ 中，这可能解释了它们与 FHHNC 患者釉质形成缺陷的关联。此外，Claudin-19 还在视网膜色素上皮中表达，从而参与眼部发育；同时，在周围神经系统的雪旺氏细胞中也有表达；在唾液腺中也检测到了 Claudin-16。

三、临床表现

FHHNC 发病时间不固定，但通常发生在患者出生后 5 年内。而有些患者由于缺乏早期症状，在 20 岁时才确诊。患者最初的症状包括发育迟缓、多尿和烦渴以及复发性尿路感染。除此之外，还可出现非特异性的临床表现，如腹痛、呕吐、进食问题、遗尿、肾结石，或佝偻病。一半的患者在无菌尿液中出现高尿酸血症以及持续性白细胞尿。低镁血症、高钙尿症和肾钙质沉着症也是 FHHNC 患者在诊断时的突出表现。在一些患者中，由于潜在的中度至晚期慢性肾病（CKD）和镁尿丢失的平行减少，血清镁离子水平在诊断时仍维持在正常范围内。然而，尿液镁排泄分数通常发生异常升高（>4%），而会同时发生显著的高钙尿。在大多数情况下，低镁血症并不严重，主要发生在那些患有严重 CKD 的患者中，但会导致肌肉痉挛，运动不耐受，甚至癫痫发作；通常血清钾离子仍保持正常或处于正常高值，患者仍可维持正常的酸碱平衡，但部分患者会发生肾酸化功能缺陷。

最常见的影像学发现是，无论肾功能如何，几乎所有患者在诊断时都存在由钙沉积引起的双侧髓质肾钙质沉着症（图 1.6.2）。此外，可能会发生肾囊肿。接受肾活检诊断的历史患者的组织学发现显示钙沉积、肾小球硬化和肾小管萎缩伴间质纤维化。

如前所述，在 FHHNC 中的报道中经常出现不伴有低钾血症的相关不完全性远端肾小管酸中毒，与肾功能障碍无关。虽然确切机制尚不清楚，但肾钙质沉着症或原发性 Claudin 蛋白功能障碍可能与之相关。FHHNC 患者中常见的低柠檬酸尿症也可能导致肾钙质沉着症。从诊断中可以看到的多尿烦渴及经常遗尿等症状，均与对去氨加压素反应不佳从而导致的尿液浓缩功能受损有关。

FHHNC 1 型和 2 型的肾脏表现相似。FHHNC 患者在 10 岁以后常会发生 CKD，并且在 20 岁或 30 岁后，有一半以上的概率进展为肾功能衰竭。然而，那些发生 CLDN19 突变的患者，一般需要在出生后的十年内接受肾替代疗法（KRT），如透析、移植等。

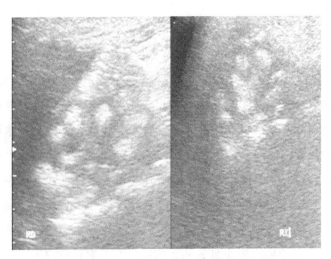

图 1.6.2　CLDN19 基因 c.59G>a（p.G20D）纯合子
及 ckd3 突变患儿严重双侧肾钙质沉积的超声图像

在 CLDN19 突变的患者中，约 90% 的患者存在严重的先天性眼球缺陷，主要是大瞳近视、水平眼震，以及特征性的视网膜病变或发育不良，称为黄斑性眼错构瘤（图 1.6.3），在某些病例中，还导致严重的视力损害。这可以用胚胎视网膜上皮表达 CLDN19 来解释，CLDN19 可能参与视网膜神经发生。与一般人群一样，CLDN16突变的少数患者可能会出现眼部异常，但在一些CLDN19突变患者中观察到的典型眼部改变的特征是不存在的。

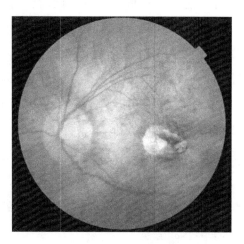

图1.6.3 眼底镜显示眼底黄斑处有典型的瘢痕，称为黄斑性唇状瘤

FHHNC患者的另一个显著临床特征是存在早期甲状旁腺功能亢进，与CKD分期无关，且比其他来源的CKD患者更严重。同时，在FHHNC患者中较少出现的另一个临床表现是关节内二水合物焦磷酸钙沉积，也称为软骨钙质沉着病。这是其他慢性低镁血症小管病的常见表现，如Gitelman综合征、肠源性低镁血症等。此外，在一些FHHNC患者中也可观察到，与低镁血症的存在或程度无关的各种不同的神经系统症状，如步态不稳、震颤、细微精神活动障碍，甚至脑惊厥。即使是在接受肾移植并使血清镁水平正常化之后，也有少数患者出现过神经肌肉障碍，包括运动不耐受、肢体僵硬或抽筋等症状。因此，两种基因皆在成釉细胞中表达，CLDN16和CLDN19突变的患者均会出现釉质发育不全(遗传性釉质形成异常)。

四、诊断与鉴别诊断

(一)临床诊断

FHHNC的临床诊断线索包括患有：①高钙尿症和肾源性轻度至中度

低镁血症。②婴儿或儿童的早期肾钙质沉着症。③通常出现血清镁离子水平过低，而尿液分泌镁离子过高的现象。④值得引起重视的一点是，要注意晚期 CKD 受累患者可能不存在低镁血症。同时，与 CKD 分期无关的 PTH 水平升高也是 FHHNC 的特征。诊断时如检测到典型的眼部表现，如黄斑缺损、水平眼球震颤和 CKD，则高度提示该疾病。

条件允许的情况下，应进行 CLDN16 和 CLDN19 基因的分子鉴定，以确认诊断，并为患者和家属提供咨询。基因诊断可以用单个启动 CLDN16 或 CLDN19 通过传统的 Sanger 测序分析。然而，如今的许多实验室直接进行下一代测序（NGS），不仅可以同时分析这两个基因，还可以分析与源自肾源性低镁血症的其他遗传性疾病相关的其他基因。在只有一个杂合子突变的情况下检测到 CLDN16 或 CLDN19 时，可采用定量多重聚合酶链反应寻找部分或全部外显子缺失。

（二）鉴别诊断

FHHNC 鉴别诊断包括其他遗传性及获得性导致尿液镁离子流失的原因及其他导致包括 TAL 的跨管电压梯度损失以及镁和钙的细胞旁重吸收障碍的疾病（表 1-6-1）。

表 1-6-1　**FHHNC 与其他肾小管病及继发性低镁血症的临床鉴别诊断**

	与 FHHNC 相似的临床特征	FHHNC 的独特临床特征
Bartter 综合征 1 型（SLC12A1） Bartter 综合征 2 型（KCNJ1）	发育不良 多尿 高钙尿 钙质沉着症	代谢性碱中毒 低钾血症、低氯血症羊水过多、产前和新生儿常发病低镁血症罕见 无眼部异常
其他耗盐性肾小管病： Gitelman 综合征（SLC12A3） Bartter 综合征 3 型（CLCNKB） Bartter 综合征 3 型（CLCNKB） EAST/SeSAME 综合征（KCNJ10）	发育不良 多尿低镁血症	Gitelman 综合征的低钙尿症，正常钙尿症或至少不明显的 Bartter 综合征 3 型高钙尿症肾钙质沉着症罕见 CKD 无眼部异常

	与 FHHNC 相似的临床特征	FHHNC 的独特临床特征
镁消耗性肾小管病： 低镁血症伴继发性低钙血症（TRPM6） 孤立性显性低镁血症（FXYD2，KCNA1，CNNM2） 孤立性隐性低镁血症（EGF，EGFR）	低镁血症（严重）	无肾钙质沉着症 常见的神经系统疾病无眼部异常
远端肾小管酸中毒（ATP6V0A4，ATP6V1B1）	发育不良 多尿 代谢性酸中毒 低柠檬酸尿钙质沉着症	无低镁血症 无低钾血症 无眼部异常 耳聋（如果存在）
HNF1B 突变	低镁血症 频繁 CKD	囊性肾发育不良 糖尿病 其他相关畸形
常染色体显性低钙血症(CaSR)	高钙尿症 +/- 低镁血症肾钙质沉着症	低钙血症 甲状旁腺功能减退 无眼部异常
药物： 质子泵抑制剂 利尿剂 钙调磷酸酶抑制剂 抗微生物剂 顺铂 抗 EGF 受体	低镁血症和其他电解质乱多尿	无肾钙质沉着症 无眼部异常 很少 CKD
慢性酒精中毒	低镁血症	无肾钙质沉着症

最常见的鉴别诊断包括其他罕见的遗传性肾小管疾病。

（1）Bartter 综合征 1 型（由编码 NKCC2 转运蛋白的 SLC12A1 功能丧失突变引起）和 Bartter 综合征 2 型（由 SLC12A1 中的功能缺失突变引起）KCNJ1 基因，编码钾离子通道 KCNJ1/ROMK），均表现为生长发育迟缓、多尿、高钙尿症和肾钙质沉着症，但具有明显的代谢性碱中毒、低钾低氯血症和产前发病等特征。

（2）另一种需要考虑的失盐性肾小管病是 Gitelman 综合征（由 SLC12A3 中的功能丧失突变引起），因为它比 FHHNC 更普遍。Gitelman 综合征很容易通过其特征性的低钙尿症而非肾钙质沉着症来识别。此外，编码参与肾小管镁处理的不同蛋白质的 TRPM6、FXYD2、EGF、CNNM2 和 KCNA1 基因的突变通常与更严重的低镁血症和随后的早期神经系统严重表现有关，但很少出现肾钙质沉着症。

（3）其他原发性肾小管病，如 Bartter 综合征 3 型（由 CLCNKB 中的功能丧失突变引起）、EAST 综合征（由 KCNJ10 中的功能丧失突变引起）或常染色体显性低钙血症（由 CaSR 基因的功能获得性突变引起），应被视为 TAL 的钠、钾、氯重吸收受损和远端肾单位影响镁和钙管状处理所必需的驱动力，从而在某些情况下导致低镁血症。在由 HNF1b 基因突变或线粒体疾病引起的肾脏发育不良中，可能会观察到低镁血症，但肾外临床特征通常有助于鉴别诊断。

（4）低镁血症的最常见原因与药物治疗有关。质子泵抑制剂（奥美拉唑）、利尿剂（呋塞米、噻嗪类）、钙调神经磷酸酶抑制剂（环孢菌素、他克莫司）、抗微生物剂、顺铂和抗 EGF 受体（西妥昔单抗、帕尼单抗）等，均可能导致低镁血症，应首先排除。

（5）没有明显低镁血症的患者中，或者当没有常规测量血镁含量时，临床表现可能类似于远端肾小管酸中毒。纠正酸中毒后尿液中钙和镁排泄的正常化有利于鉴别诊断。

五、治疗与预后

（一）治疗

迄今为止，尚没有针对 FHHNC 的特定疗法。支持性治疗、补液和预防获得性肾损伤从而试图延缓 CKD 进展仍然是保留患者肾功能的唯一选择。肾移植可治愈该疾病，但无法解决眼部损伤问题。

建议 FHHNC 患者采取一般措施，如高液体摄入量和低盐饮食摄入量，以及针对 CKD 调整蛋白质和钾摄入量。根据具体情况，严重低镁血症的人应适当补充镁盐。儿童通常的每日剂量为 10～20 的镁元素每公斤体重（0.41～0.83mmol/（mg·kg）），分 3 次补充。根据相关症状的存在与否及其严重程度调整剂量，由于大多数患者并未完全纠正血清镁水平，应避免高剂量镁所引发的不良事件，如腹泻、腹痛及其他胃肠道副作用。

此外，FHHNC 患者应谨慎使用低剂量的噻嗪类药物（0.5～1.5mg/（kg·d））来治疗高钙尿症及减缓肾钙质沉着症的进展，同时避免因血容量不足导致的进一步肾损伤。尽管在一些研究中已证明噻嗪类药物可有效纠正高钙尿症，但它们对疾病自然病程、肾钙质沉着症的严重程度和肾功能下降的长期影响仍存在争议。枸橼酸钾也常用于治疗这些患者常见的低枸橼酸尿症，以预防肾钙质沉着症和肾结石，并纠正酸中毒（如果存在）。

在某些特定的 FHHNC 患者中，可谨慎使用前列腺素抑制剂，尤其是吲哚美辛，以避免多尿。然而，由于肾血流量减少引起的相关副作用，特别是在容量收缩的情况下，这种治疗引起了极大的争议，这会导致肾功能恶化甚至导致肾功能衰竭。也有建议使用活性维生素 D 治疗早期继发性甲状旁腺功能亢进症。尽管如此，应谨慎使用非活性形式的维生素 D，以避免继发性高钙尿症，这可能会加重肾钙质沉着症。肾功能衰竭患者可接受 KRT（血液透析）和腹膜透析治疗。肾移植是 FHHNC 患者的唯一治愈性疗法。

大多数报道的 FHHNC 患者在诊断时即出现 CKD，且最终总会进展到肾衰竭（在 20 岁的患者中占到 50%）。FHHNC 中 CKD 的早期发展归因于不同的危险因素，例如肾钙质沉着症、多尿导致的慢性脱水、复发性 UTI 和性别差异。然而，与其他具有相似风险因素的肾小管病（如远端肾小管酸中毒或 Bartter 综合征）相比，FHHNC 患者为何会发展为肾功能衰竭的病因机制仍不清楚，如果接受治疗，这些肾病患者的结局将更有利。动物研究表明，FHHNC 中存在发育性肾小管缺陷，这可能是患者预后不良的原因之一。

(二)预后

遗传因素也可能影响患者的预后。尽管在具有 CLDN16 或 CLDN19 基因突变的 FHHNC 患者之间无法区分肾脏表现，但具有 CLDN19 基因致病变异的个体可能有更大的风险更早进展至 CKD3 期和肾功能衰竭。尽管如此，该研究中纳入的 CLDN16 突变患者很少，而且达到 CKD3 期的人数也很少，因此很难得出明确的结论。对于 CLDN16 突变，在两个等位基因(无义、截短、剪接位点和错义突变，具有明显的有害作用)完全丧失功能突变的患者中建立了基因型-表型关系，且与那些至少有一个部分功能突变的人相比，这些患者表现出较早的症状发生和较快的 CKD 进展。相反，在受 CLDN19 突变影响的个体中，没有建立基因型-表型关联，尽管 p. G20D 突变的高频率阻碍了这些类型的研究。此外，有证据表明，在纯合子患者中，共享创始人西班牙/西班牙裔突变 p. G20D(c. 59G>A)突变的患者，即使在兄弟姐妹中，也存在很大的表型变异性。这种表型变异表明，存在未鉴定的表观遗传学、其他可能调节疾病进展的遗传和/或环境修饰事件。

六、展望

未来的研究应侧重于增加对 FHHNC 病理生理学的了解，以确定哪些因素(环境、修饰基因或差异表观遗传调控)决定表型变异性以及新的治疗靶点和药物发现。因此，外显子组分析和肾脏蛋白质/mRNA/microRNA 分析可能有助于我们识别进展生物标志物。此外，在某些突变蛋白中替代 claudin-16 功能的新兴疗法开启了新的治疗期望。在细胞研究水平，伯氨喹可促进 claudin-16 突变体(p. D97S)稳定性和细胞表面定位。在相同的背景下，有研究证明，可以通过抑制网格蛋白介导的内化来改善质膜中 p. Y207Xclaudin-16 突变体的存在。

(刘浩然　徐华)

参考文献

1. Quamme G A. Magnesium homeostasis and renal magnesium handling[J]. Miner Electrolyte Metab, 1993, 19:218-225.

2. Tang N L S, Cran Y K, Hui E, et al. Application of urine magnesium/creatinine ratio as an indicator for insufficient magnesium intake[J]. Clin Biochem, 2000, 33:675-678.

3. Viering D H H M, de Baaij J H F, Walsh S B, et al. Genetic causes of hypomagnesemia, a clinical overview [J]. Pediatr Nephrol, 2017, 32: 1123-1135.

4. Curry J N, Yu A S L. Magnesium handling in the kidney[J]. Adv Chronic Kidney Dis, 2018, 25:236-243.

5. Baaij J H F, Hoenderop J G J, Bindels R J M. Magnesium in man: implications for health and disease[J]. Physiol Rev, 2015, 95:1-46.

6. Di Stefano A, Roinel N, de Rouffignac C, et al. Transepithelial Ca2+ and Mg2+ transport in the cortical thick ascending limb of henle's loop of the mouse is a voltage-dependent process[J]. Ren Physiol Biochem, 1993, 16:157-166.

7. Claverie-Martin F. Familial hypomagnesaemia with hypercalciuria and nephrocalcinosis: clinical and molecular characteristics[J]. Clin Kidney J, 2015, 8:656-664.

8. Hou J, Goodenough D A. Claudin-16 and claudin-19 function in the thick ascending limb[J]. Curr Opin Nephrol Hypertens, 2010, 19:483-488.

9. Mount D B. Thick ascending limb of the loop of henle[J]. J Am Soc Nephrol, 2014,9:1974-1986.

10. Günzel D, Fromm M. Claudins and other tight junction proteins[J]. Compr Physiol, 2012,2:1819-1852.

11. Simon D B, Lu Y, Choate K A, et al. Paracellin-1, a renal tight junction protein required for paracellular Mg2+ resorption[J]. Science, 1999, 285:

103-106.

12.Konrad M,Schaller A,Seelow D,et al. Mutations in the Tight-junction gene Claudin 19 (CLDN19) are associated with renal magnesium wasting,renal failure,and severe ocular involvement[J]. Am J Hum Genet, 2006, 79: 949-957.

13.Hou J,Renigunta A,Konrad M,et al. Claudin-16 and claudin-19 interact and form a cation-selective tight junction complex[J]. J Clin Invest, 2008, 118: 619-628.

14.Gong Y,Renigunta V,Himmerkus N,et al. Claudin-14 regulates renal Ca++ transport in response to CaSR signalling via a novel microRNA pathway[J]. EMBO J, 2012, 31:1999-2012.

15.Bardet C,Courson F,Wu Y,et al. Claudin-16 deficiency impairs tight junction function in ameloblasts,leading to abnormal enamel formation[J]. J Bone Miner Res, 2016, 31:498-513.

16.Yamaguti P M, de A R N F,Hotton D,et al. Amelogenesis imperfecta in familial hypomagnesaemia and hypercalciuria with nephrocalcinosis caused by CLDN19 gene mutations[J]. J Med Genet, 2017, 54:26-37.

17.Miyamoto T,Morita K,Takemoto D,et al. Tight junctions in Schwann cells of peripheral myelinated axons: a lesson from claudin-19-deficient mice[J]. J Cell Biol, 2005, 169:527-538.

18.Kriegs J O,Homann V,Kinne-Saffran E,et al. Identification and subcellular localizationof paracellin-1 (claudin-16) in human salivary glands [J]. Histochem Cell Biol, 2007, 128:45-53.

19.Yamaguti P M,Dos Santos P A C,Leal B S,et al. Identification of the first large deletion in the CLDN16 gene in a patient with FHHNC and late-onset of chronic kidney disease: Case report[J]. BMC Nephrol, 2015, 16:92.

20.Vianna J G P,Simor T G,Senna P,et al. Atypical presentation of familial hypomagnesemia with hypercalciuria and nephrocalcinosis in a patient with a new claudin-16 gene mutation[J]. Clin Nephrol Case Stud, 2019, 7:27-34.

21. Kutluturk F, Temel B, Uslu B, et al. An unusual patient with hypercalciuria, recurrent nephrolithiasis, hypomagnesemia and G227R mutation of paracellin-1: an unusual patient with hypercalciuria and hypomagnesemia unresponsive to thiazide diuretics[J]. Horm Res, 2006, 66:175-181.

22. Sikora P, Zaniew M, Haisch L, et al. Retrospective cohort study of familial hypomagnesaemia with hypercalciuria and nephrocalcinosis due to CLDN16 mutations[J]. Nephrol Dial Transplant, 2015, 30:636-644.

23. Konrad M, Hou J, Weber S, et al. CLDN16 genotype predicts renal decline in familial hypomagnesemia with hypercalciuria and nephrocalcinosis[J]. J Am Soc Nephrol, 2008, 19:171-181.

24. Claverie-Martín F, García-Nieto V, Loris C, et al. Claudin-19 mutations and clinical phenotype in spanish patients with familial hypomagnesemia with hypercalciuria and nephrocalcinosis[J]. PLoS One, 2013, 8:e53151.

25. Praga M, Vara J, González-Parra E, et al. Familial hypomagnesemia with hypercalciuria and nephrocalcinosis[J]. Kidney Int, 1995, 47:1419-1425.

26. Weber S, Schneider L, Peters M, et al. Novel paracellin-1 mutations in 25 families with familial hypomagnesemia with hypercalciuria and nephrocalcinosis[J]. J Am Soc Nephrol, 2001, 12:1872-1881.

27. Rodriguez-Soriano J, Vallo A, García-Fuentes M. Hypomagnesaemia ofhereditary renal origin[J]. Pediatr Nephrol, 1987, 1:465-472.

28. Blanchard A, Jeunemaitre X, Coudol P, et al. Paracellin-1 is critical for magnesium and calcium reabsorption in the human thick ascending limb of Henle[J]. Kidney Int, 2001, 59:2206-2215.

29. Godron A, Harambat J, Boccio V, et al. Familial hypomagnesemia with hypercalciuria and nephrocalcinosis: phenotype-genotype correlation and

outcome in 32 patients with CLDN16 or CLDN19 mutations[J]. J Am Soc Nephrol, 2012, 7:801-809.

30. Loris Pablo C, Martín de Vicente C, Abio Albero S, et al. Hipomagnesemia familiar con hipercalciuria y nefrocalcinosis y asociación con alteraciones oculares[J]. An Pediatr, 2004, 61:502-508.

31. Ariceta G, Aguirre M. Tubulopatías en la infancia que progresan hacia la enfermedad renal crónica[J]. NefroPlus, 2011, 4:11-18.

32. Michelis M F, Drash A L, Linarelli L G, et al. Decreased bicarbonate threshold and renal magnesium wasting in a sibship with distal renal tubular acidosis [J]. Metabolism, 1972, 21:905-920.

33. Faguer S, Chauveau D, Cintas P, et al. Renal, ocular, and neuromuscular involvements in patients with CLDN19 mutations[J]. J Am Soc Nephrol, 2011, 6:355-360.

34. Claverie-Martín F, Vargas-Poussou R, Müller D, et al. Clinical utility gene card for: familial hypomagnesemia with hypercalciuria and nephrocalcinosis with/without severe ocular involvement[J]. Eur J Hum Genet, 2014, 23: e1-e4.

35. García-Castaño A, Perdomo-Ramirez A, Vall-Palomar M, et al. Novel compound heterozygous mutations of CLDN16 in a patient with familial hypomagnesemia with hypercalciuria and nephrocalcinosis[J]. Mol Genet Genomic Med, 2020, 8:e1475.

36. Agus Z S. Mechanisms and causes of hypomagnesemia[J]. Curr Opin Nephrol Hypertens, 2016, 25:301-307.

37. Blanchard A, Bockenhauer D, Bolignano D, et al. Gitelman syndrome: consensus and guidance from a Kidney Disease: Improving Global Outcomes (KDIGO) Controversies Conference[J]. Kidney Int, 2017, 91:24-33.

38. Konrad M, Schlingmann K P. Inherited disorders of renal hypomagnesaemia

［J］. Nephrol Dial Transplant, 2014, 29:iv63-iv71.

39. Madariaga L, García-Castaño A, Ariceta G, et al. Variable phenotype in HNF1B mutations: extrarenal manifestations distinguish affected individuals from the population with congenital anomalies of the kidney and urinary tract ［J］. Clin Kidney J, 2018, 12:373-379.

40. Rodríguez Soriano J. Renal tubular acidosis: the clinical entity［J］. J Am Soc Nephrol, 2002, 13:2160-2170.

41. Ariceta G, Vallo A, Rodriguez-Soriano J. Acidosis increases magnesiuria in children with distal renal tubular acidosis［J］. Pediatr Nephrol, 2004, 19: 1367-1370.

42. Sikora P, Zajączkowska M, Raganowicz T, et al. Bilateral slipped capital femoral epiphysis in a male adolescent with familial hypomagnesemia with hypercalciuria and nephrocalcinosis (FHHNC), chronic renal failure, and severe hyperparathyroidism［J］. Eur J Pediatr, 2013, 172:1551-1555.

43. Zimmermann B, Plank C, Konrad M, et al. Hydrochlorothiazide in CLDN16 mutation［J］. Nephrol Dial Transplant, 2006, 21:2127-2132.

44. Benigno V, Canonica C S, Bettinelli A, et al. Hypomagnesaemia—hypercalciuria—nephrocalcinosis: a report of nine cases and a review［J］. Nephrol Dial Transplant, 2000, 15:605-610.

45. Wolf M T F, Dötsch J, Konrad M, et al. Follow-up of five patients with FHHNC due to mutations in the Paracellin-1 gene［J］. Pediatr Nephrol, 2002, 17: 602-608.

46. McCarthy J T, Torres V E, Romero J C, et al. Acute intrinsic renal failure induced by indomethacin: role of prostaglandin synthetase inhibition ［J］. Mayo Clin Proc, 1982, 57:289-296.

47. Haisch L, Almeida J R, Abreu Da Silva PR, et al. The role of tight junctions in paracellular ion transport in the renal tubule: lessons learnedfrom a rare

inherited tubular disorder[J]. Am J Kidney Dis, 2011, 57:320-330.

48.Peco-Antić A, Konrad M,Miloševski-Lomić G, et al. Familial hypomagnesaemia with hypercalciuria and nephrocalcinosis: the first four patients in Serbia[J]. Srp Arh Celok Lek, 2010, 138:351-355.

49.Dickson F J,Sayer J A. Nephrocalcinosis: a review of monogenic causes and insights they provide into this heterogeneous condition[J]. Int J Mol Sci, 2020, 21:369.

50.Okada K,Ishikawa N,Fujimori K,et al. Abnormal development of nephrons in Claudin-16-defective Japanese Black cattle[J]. J Vet Med Sci, 2005, 67: 171-178.

51.Seeley H H,Loomba-Albrecht L A,Nagel M,et al. Familial hypomagnesemia with hypercalciuria and nephrocalcinosis in three siblings having the same genetic lesion but different clinical presentations[J]. World J Pediatr, 2012, 8:177-180.

52.Arteaga M E,Hunziker W,Teo A S M,et al. Familial hypomagnesemia with hypercalciuria and nephrocalcinosis: variable phenotypic expression in three affected sisters from Mexican ancestry[J]. Ren Fail, 2015, 37:180-183.

53. Kuwertz-Bröking E, Frund S, Bulla M, et al. Familial hypomagnesemia-hypercalciuria in 2 siblings[J]. Clin Nephrol, 2001, 56:155-161.

54.Deeb A,Abood SA,Simon J,et al. A novel CLDN16 mutation in a large family with familial hypomagnesaemia with hypercalciuria and nephrocalcinosis[J]. BMC Res Notes, 2013, 6:1-7.

55.Marunaka K,Fujii N,Kimura T,et al. Rescue of tight junctional localization of a claudin-16 mutant D97S by antimalarial medicine primaquine in Madin-Darby canine kidney cells[J]. Sci Rep,2019, 9:9647.

第七节 远端肾小管酸中毒

肾小管酸中毒(Renal tubular acidosis，RTA)是以肾脏酸化功能障碍导致的血浆阴离子间隙正常的高氯性代谢性酸中毒，而肾小球滤过率则相对正常为特点的慢性临床综合征，可因远端肾小管分泌 H^+ 障碍所致，也可因近端肾小管对 HCO_3^- 重吸收障碍所致，或者二者皆有。

远端肾小管酸中毒(dRTA)的个体通常在婴儿期出现发育迟缓，但也可能出现后期表现，尤其是常染色体显性遗传 SLC4A1 -dRTA 的个体。初始临床表现还可包括呕吐、多尿、烦渴、便秘、腹泻、食欲下降和脱水发作。电解质表现包括高氯性非阴离子间隙代谢性酸中毒和低钾血症。dRTA 的肾脏并发症包括肾钙质沉着症、肾结石、髓质囊肿和肾功能受损。其他表现包括骨骼脱矿(佝偻病、骨软化症)、生长缺陷、感音神经性听力损失(在 ATP6V0A4-、ATP6V1B1 和 FOXI1-dRTA)和遗传性溶血性贫血(在某些患有 SLC4A1-dRTA 的个体中)。

一、远端肾小管酸中毒简史

1997 年，Bruce 等人的研究第一次报道在常染色体显性(AD)的 dRTA 家族中，所有患者都存在 AE1 基因 SLC4A1 的突变。SLC4A1 的突变可以导致红细胞形态异常，如遗传性球形红细胞性贫血(HS)和东南亚卵形红细胞症(SAO)，也可以影响 H^+ 产生及 HCO_3^- 的重吸收，从而导致酸中毒。近年来，随着分子生物理论及技术的发展，越来越多的 RTA 相关基因被发现，遗传性 RTA 引起更多的关注。其中，dRTA 根据遗传方式分为常染色体显性(AD)遗传性 dRTA、常染色体隐性(AR)遗传性 dRTA 伴早发性耳聋、AR 遗传性 dRTA 伴迟发性耳聋或无耳聋。这 3 种遗传方式涉及的基因各不相同。目前已经明确的遗传性 dRTA 致病基因有 SLC4A1 基因、ATP6V1B1 基因、ATP6VOA4 基因。

二、致病机制

dRTA 是一种罕见疾病，由于连接小管和集合管的 α 插入细胞无法分泌 H^+，引起尿酸化功能障碍，导致持续性高氯性代谢性酸中毒。表现为血浆阴离子间隙正常，尿 pH 值高，尿铵排泄量低。迄今为止已发现有 5 个基因（SLC4A1、ATP6V1B1、ATP6V0A4、FOXI1、WDR72）功能性缺失突变可致原发性 dRTA。

ATP6V1B1 或 ATP6V0A4 基因突变，分别导致 H^+-ATPase 复合成员 V1 胞质结构域 B1 亚单位和膜结构域 a4 亚单位受损，这是 dRTA 最常见的致病机制，为常染色体隐性遗传。由于此类 ATPase 也在耳内表达并参与听觉产生，因此其受损也将引起听力相关临床表征，ATP6V1B1 突变通常引起婴儿期耳聋，ATP6V0A4 突变则可能与更严重的代谢性酸中毒和迟发性耳聋有关。

在尿酸化过程中，HCO_3^- 可以通过基底外侧膜从细胞中流出，进入到血液中的循环缓冲池中，从而提供 H^+。HCO_3^- 跨基底外侧膜的转运是由 SLC4A1 编码的阴离子交换剂（AE1）介导的，其致病变异也会导致 dRTA，如图 1.7.1 所示。SLC4A1 基因的致病变异通常为常染色体显性遗传，症状较轻为代偿性高氯性代谢性酸中毒（血清 HCO_3^- 低，但 pH 值正常），对生长发育的影响小于常染色体隐性遗传。

叉头转录因子 FOXI1 的错义突变在两个高氯血症非负阴子间隙 dRTA 和感音神经性耳作家族中被发现。在肾脏中，FOXI1 的转录靶点是 AE1 和 AE4 阴离子交换剂，以及 H^+-ATPase 的 A、B1、E2 和 a4 亚单位，FOXI1 转录因子通过调控 AE1、CAII、H^+-ATPase 的 B1 和 a4 亚单位的表达从而导致 dRTA。WDR72 基因突变已经在一些患有牙釉质发育不全的家庭发现，一些受影响个体合并存在 dRTA，出现代谢性酸中毒和尿酸化受损表现，该蛋白确切功能目前尚不清楚。然而约 15% 的患者及其家系存在未知基因突变位点，这表明其他转运体或通道可能参与肾小管酸中毒的发病过程。

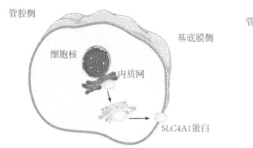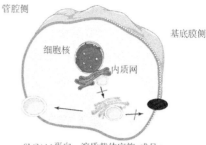

图 1.7.1 SLC4A1 蛋白在肾脏 A 型闰细胞内的正常转运过程以及
SLC4A1 突变蛋白在肾脏 A 型闰细胞内的转运过程

SLC4A1 多肽链在核糖体内合成，转运至内质网进行加工修饰，随后转运至高尔基体经糖基化修饰后再转运至肾脏 A 型闰细胞基膜侧。SLC4A1 蛋白在内质网中形成异二聚体，随后转运至高尔基体经加工修饰后再转运至 A 型闰细胞基膜/红细胞膜。SLC4A1 基因突变后会导致 SLC4A1 功能丧失或转运异常，引起 dRTA。

三、临床表现

dRTA 的主要临床特征是多饮、食欲不振、呕吐、腹泻和/或便秘，以及多尿。慢性酸中毒和继发性改变，如多尿、多饮和呕吐等影响儿童正常生长发育。原发性远端肾小管酸中毒可分为常染色体显性遗传、常染色体隐性遗传和散发病例。常染色体显性遗传患者的表型通常到青春期才出现临床症状。常染色体隐性遗传患者的症状通常出现较早，导致生长发育迟缓、耳聋等，多为婴幼儿起病，成人起病较为少见，多为不完全性或非经典性，因此较难鉴别，需细致排除继发性因素。二代测序(NGS)覆盖了超过 95% 的外显子，这些外显子包含了孟德尔遗传中 85% 的致病突变基因。基因分子诊断对鉴定新的致病基因和研究疾病的发病机制具有重要的意义。

dRTA 的肾脏并发症包括肾钙质沉着症、肾结石、髓质囊肿和肾功能受损，这些都可能发生在儿童期。肾钙质沉着症，通常是双侧出现，由肾实质中的钙沉积引起的。在一项 340 例 dRTA 患者组成的大型欧洲队列研究中发现，超过 90% 的确诊遗传性 dRTA 患者患有肾钙质沉着症。发生率与年龄增长及碱化治疗时间早晚呈正相关。

大多数类型的原发性 RTA 在出生几周或几个月内即出现早期症状。由于该疾病为遗传性疾病且某些类型的 RTA 在特定人群中的发生率较高，因此充分了解家族史有助于疾病诊断。

四、诊断与鉴别诊断

(一)临床诊断

目前尚未建立遗传性远端肾小管酸中毒(dRTA)的正式诊断标准。具有以下临床、实验室和影像学特征的个体应怀疑遗传性 dRTA。

1. 临床表现

(1)未能在童年正常生长发育；

(2)感音神经性听力受损；

(3)低钾血症相关症状，包括肌肉无力和肌肉痉挛；

(4)骨骼表现(10%~23%)：成人骨软化、儿童佝偻病、骨折、骨痛；

(5)排除 dRTA 的次要原因(例如，自身免疫、药物诱导)。

2. 实验室检查

(1)无胃肠道损失的高氯非阴离子间隙代谢性酸中毒；

(2)低钾血症(血钾水平<3.5mEq/L)；

(3)低碳酸氢盐血症(婴儿血液碳酸氢盐水平低于 20mEq/L，年龄较大儿童低于 22 mEq/L)，但碳酸氢盐排泄分数正常；

(4)在没有胃肠道碳酸氢盐损失的情况下，尿液 pH 值异常升高 (>5.3)；

(5)代谢性酸中毒患者不存在负尿阴离子间隙(UAG)。UAG 的计算($UAG = [Na^+] \ U + [K^+] \ U - [Cl^-] \ U$)；

(6)尿钙升高；

(7)尿柠檬酸盐减少；

(8)尿酸化功能障碍(尿液 pH 值总是>5.3)；

(9)氯化铵负荷试验(服用氯化铵 100 mg/kg 后 3 小时到 8 小时收集尿

液，每小时 1 次），测尿液 pH 值，若每次尿 pH 值均大于 5.5，可诊断为远端肾小管酸中毒。

3. 影像学特点

(1) 肾脏超声：肾钙质沉着症几乎是普遍存在的；而肾结石发生率低。可以检测到髓质囊肿，通常在儿童末期或成人期出现。

(2) 骨骼的 X 线平片可能显示脊柱的变化。

(3) 骨密度检查可能显示儿童和成人的骨密度降低。

(4) 内耳的 CT 检查可能显示与听力受损相关的遗传性 dRTA 个体的前庭导水管出现扩张。

(二) 鉴别诊断

远端肾小管酸中毒需与其他肾小管酸中毒鉴别，肾小管酸中毒分为四型，易形成结石的为 I 型远端肾小管酸中毒，与遗传相关。

1. I 型远端 RTA

I 型远端 RTA 是西方国家最常见 RTA 类型。它的特点是在持续代谢性酸中毒、低钾血症、肾钙质沉着症的早期发展以及经常与神经性耳聋相关的情况下，无法最大限度地降低尿液 pH 值和增加尿液 NH_4^+ 排泄。

2. II 型近端 RTA

孤立的 II 型近端 RTA 是由肾对 HCO_3^- 重吸收阈值的降低引起的，而其他溶质的转运没有改变，这种情况极为罕见。绝大多数 II 型近端 RTA 的遗传形式是伴随先天性代谢疾病（例如胱氨酸病）引起的范可尼综合征而存在的，而非孤立的近端 RTA。近端 RTA 的显著特征是 HCO_3^- 的大量消耗，这使得即使使用大剂量的碱剂也难以达到以及维持正常的碳酸氢盐值。当血清 HCO_3^- 浓度低于肾阈值时，重碳酸盐尿即会终止，尿液呈酸性。

3. III 型混合 RTA

III 型 RTA 同时具有近端（II 型 RTA）和远端（I 型 RTA）的特征。除了由碳酸酐酶 II 功能丧失引起的 III 型 RTA 外，在婴儿中还可以发现永久性远端 I 型 RTA，其近端 HCO_3^- 重吸收暂时受损；这种形式的 III 型 RTA 不应被视为与远端 I 型 RTA 无关的单独存在。

4. IV 型 RTA

远端小管排泌 H+，K+作用减弱，又名高血钾型远端肾小管性酸中毒。多见于中老年患者以及轻中度肾功能不全的患者(DM、梗阻性肾病、慢性间质性肾炎等)。假性醛固酮减少症；醛固酮减少症；生化检查：持续性血钾增高(多为 $5.5 \sim 6.5 \mathrm{mmol/L}$，重者 $7 \mathrm{mmol/L}$ 以上)；尿液酸化功能基本正常；尿 NH4+降低；尿液 HCO3-排泄分数 $5\% \sim 10\%$；肾小球滤过率降低；二氧化碳结合力多在 $20\% \sim 30\%$ 等。诊断时需注意，某些药物如巯甲丙脯酸长期应用，肾素血管紧张素醛固酮系统被抑制，可出现类似症状。见表 1-7-1、表 7-1-2。

表 1-7-1　**根据自发性代谢性酸中毒条件下的实验室检查结果或对功能测试**
(如适用)的反应，对原发性肾小管酸中毒 (RTA) 的鉴别诊断

	I型 RTA	II型 RTA	III型 RTA	IV型 RTA
在存在酸中毒的情况下				
等离子阴离子间隙	正常	正常	正常	正常
尿 NH4+*	低	正常	低	低
血浆钾	低/正常**	低/正常	低/正常	高
最低尿 pH 值	>5.5	<5.5	>5.5	<5.5
有正常的碳酸氢盐血症				
碳酸氢盐的部分排泄	<5%	>10~15%	>5%	>5~10%
尿液-碱性尿液中的血液 pCO_2 (mmHg)	<20	>20	<20	>20

注：*通过尿阴离子间隙直接测量和/或间接评估。在某些情况下，尿渗透间隙可用作氨排泄的粗略间接指标(因其检测过程较为复杂，大多临床实验室不对尿液中的 NH_4^+ 含量进行检测；在高氯血症代谢性酸中毒时，尿 $AG(Na^+ + K^+ - Cl^-)$ 可被认为是尿 NH_4^+ 排泄的间接指标；高浓度的 NH_4^+ 与高浓度的 Cl^- 相关，与尿液 AG 呈负相关。正值$(Na^+ + K^+ - Cl^-)$表明 NH_4^+ 排泄异常低；但此方法也存在一些局限性，如在新生儿期及婴儿早期阶段，尿 AG 和 NH_4^+ 之间的相关性较弱。

**在患有梗阻性尿路病的儿童中存在多种形式的高钾血症远端 RTA。

表 7-1-2 遗传性远端肾小管酸中毒患者初步诊断后的推荐评估

系统	检 测	评 估
肾	静脉血气或总血浆 CO_2	酸碱平衡的评价 在禁食条件下和在计划的碱剂量之前立即抽取样本以评估治疗效果。
	血清肌酐、尿素、钠、钾、氯	评估肾小球滤过率；评估低钾血症、水合状态。
	血清钙、磷酸盐、碱性磷酸酶、镁	评估低钙血症、佝偻病的生化证据、低磷血症。
	尿酸、白蛋白	评估相关的肾小管功能障碍。
	尿液分析	检测蛋白尿、血尿和白细胞尿
	肌酐、钠、钾、钙和柠檬酸盐的分离尿样。注意：样本应与血清/血浆样本同时采集，以便计算这些电解质的肾小管处理。	·钠和钾的排泄可以通过计算适当的指标(mL/dL 肾小球滤液、钠和钾的排泄分数)来估计，以监测肾功能和治疗。 ·通过钙/肌酐比值检测高钙尿症。高钙尿可能表明酸中毒的纠正不足。 ·检测到低柠檬酸尿可能意味着治疗不当。
	超声波	肾钙质沉着症、尿石症和髓质囊肿的评估。
耳鼻喉科	听力测试	感音神经性听力损失的评估。

五、治疗

总体来说，dRTA 患者如果早期诊断和持续碱性药物治疗，则预后较好。而未经治疗的 dRTA 患者则会出现儿童佝偻病和/或生长发育迟缓以及成人骨软化症，甚至进展至肾功能不全。对临床可疑的遗传性 RTA 患者寻找致病基因，有助于做出准确的遗传性诊断，并提供有针对性的治疗干预。

肾小管酸中毒的治疗目标是纠正代谢性酸中毒和低钾血症。将碳酸氢盐和钾维持在正常范围内可降低出现急性症状的可能性并降低长期并发症的严重程度(例如生长不良、肾钙质沉着症、骨软化症、GFR 降低)。

dRTA 的标准治疗方法是口服碱剂疗法,通常采用碳酸氢盐和/或枸橼酸盐。由于上述药物的半衰期极短,因此,应在日间和夜间分别服用以维持正常的血液 pH 值。鉴于需考虑低钾血症出现的情况,碱盐通常使用钾盐,尽管有些患者选择使用钠碱制剂,此时可能需要氯化钾作为钾的额外来源。婴儿的碱需求量最高(部分个体的碱需求量>8mEq/kg/天),但在成人中碱需求量降至约 1 mEq/kg/天。理想情况下,每 6 小时给药一次,但临床医生可能会结合患者实际情况,调整给药时段,以适应睡眠及工作学习安排。此外,应注意禁用磺胺类药物、肾毒性药物等,及早处理肾结石、尿路梗阻、尿路畸形等诱发病情加重的因素;应加强营养、防止感染等;出现高钙尿症患者应禁用钠盐,避免病情恶化;应谨慎使用或完全避免使用保钾利尿剂。

此外,患有遗传性 dRTA 的女性患者在怀孕期间可能会出现严重的代谢性酸中毒和低钾血症,尤其是在并发妊娠剧吐时。需密切监测妊娠期间遗传性 dRTA 女性患者的相关指标。见表 1-7-3。

同时需注意:

(1)代偿性代谢性酸中毒(pH 正常但碳酸氢盐低)同样影响生长发育;

(2)补充碱剂和柠檬酸盐可防止肾钙质沉着症的进展,但无法对其进行逆转;

(3)治疗可降低发生尿石症的风险;

(4)通过适当的碱剂处理来纠正生长发育迟缓。在大多数队列研究中,治疗后的生长在正常范围内,但仍低于平均水平;

(5)骨骼表现:碱治疗已被证明可以改善泰国血统个体的骨矿物质密度;

(6)感音神经性听力受损:代谢性酸中毒的纠正并不能纠正听力减退。

表 1-7-3 　　　　　　遗传性远端肾小管酸中毒患者的推荐监测

系统	检测	评估
肾	静脉血气	在快速成长的个体(婴儿和幼儿)中：一旦血液 pH 值正常化，没有呼吸代偿的证据，至少每 3~4 个月一次；年龄较大的儿童和成人：至少每 6 个月一次 在禁食条件下和在计划剂量的碱之前立即抽取样本
	血清肌酐、尿素、钠、钾、氯、钙、磷酸盐、碱性磷酸酶、白蛋白	在快速成长的个体(婴儿和幼儿)中，一旦获得足够的控制，至少每 3~4 个月一次 在年龄较大的儿童和成人中，至少每 6 个月一次
	尿液分析、尿肌酐、钠、钾、钙、柠檬酸盐	每年；调整治疗时更频繁
	肾脏超声	对无症状个体的肾钙质沉着症、尿石症和囊肿进行年度评估
耳鼻喉科	听力测试	听力损失年度评估
骨骼	骨密度测定	关于后续骨密度测定的益处尚未达成共识

六、预防

对于此遗传性疾病的预防，最重要的是产前检测和胚胎植入前基因诊断。一旦在相关家庭成员中确定了遗传性 dRTA 致病性变异，就可以对风险增加的妊娠进行产前检测及植入前遗传学诊断。

(一)关于先证者的父母

(1)大多数确诊为常染色体显性遗传 SLC4A1-dRTA 多位家族首次发现的患者；

(2)被诊断为常染色体显性遗传性 dRTA 的个体，父母少有受累；

（3）若患儿为家族首发病例，其家长应进行分子遗传学检测；

（4）如果先证者致病变种无法在父母任何一方的白细胞DNA中测得，先证者最有可能出现了一个从头致病变种。另一种可能的解释是，亲本中的生殖系嵌合现象。虽然理论上可能，但没有报道过亲本生殖系嵌合的实例；

（5）一些被诊断为常染色体显性遗传性dRTA的个体的家族史可能是阴性的，因为在症状出现之前未能识别家庭成员的疾病或父母的死亡。因此，除非对先证者的父母进行了适当的临床评估和/或分子遗传学检测，否则无法确认明显阴性的家族史。

注意：如果父母是首先发现致病变异的个体，他/她可能有变异的体细胞嵌合现象，并且可能受到轻微影响。

（二）关于先证者的同胞

先证者同胞患病的风险取决于先证者父母的临床/遗传状态。

（1）如果先证者的父母受到影响和/或已知在先证者中有SLC4A1致病性变异，则同胞的风险为50%。

（2）如果先证者有一个已知的SLC4A1致病性变异，而在父母双方的白细胞DNA中都无法检测到，则同胞的复发风险估计为1%，因为理论上存在父母生殖系嵌合的可能性。

（3）如果父母未接受SLC4A1致病性变异检测但临床未受影响，则先证者同胞的风险似乎较低。然而，由于父母或父母生殖系嵌合体的外显率降低的理论可能性，先证者的父母的临床未受影响的同胞仍被推定为遗传性dRTA的风险增加。

（三）关于先证者的后代

常染色体显性遗传dRTA个体的每个孩子都有50%的机会遗传SLC4A1致病性变异。

其他家庭成员的患病风险取决于先证者父母的状态，如果先证者父母有致病性变异，则他或她的家庭成员也有患病危险。

亲属风险评估：应注意鉴别患者的有遗传风险的亲属中，明显无症状的老年和年轻亲属的遗传状况，以便尽早确定哪些人将可迅速开展治疗及实施预防措施，从而使健康状况获益。对于有遗传风险的亲属，应事先确定家族中的遗传性 dRTA 相关致病变异，进而对其进行携带者检测。如果已知家族中的致病变异，则进行分子遗传学检测；而如果家族中的致病变异未知，则应对其行静脉血气或总 CO_2 和血浆电解质检测。此外，最应引起注意的是，家族中有遗传风险的新生儿应接受酸碱状态和血清电解质的评估，特别是在完成分子遗传学检测结果的同时，通过血气分析和血浆电解质检测以确定是否存在正常的阴离子间隙、代谢性酸中毒，及低钾血症情况。

七、展望

目前 dTRA 的临床管理是基于碳酸氢盐或柠檬酸盐疗法的运用，无法完全纠正所描述的所有代谢改变病例，以及与之相关的后果。最近，一种基于缓释碳酸氢盐和柠檬酸盐的新疗法在欧洲获得了治疗 dTRA 的"孤儿药"称号。ADV7103 是一种碳酸氢钾和柠檬酸钾控释颗粒的组合，旨在为 dRTA 患者提供 24 小时代谢性酸中毒和低钾血症的控制，每天给药 2 次。一项 III 期试验已在欧洲完成，第二项试验正在美国进行（ClinicalTrials. gov 标识符：NCT03644706）。

（刘浩然　徐华）

参考文献

1.Karet F E,Finberg K E,Nelson R D,et al. Mutations in the gene encoding B1 subunit of H+-ATPase cause renal tubular acidosis with sensorineural deafness [J]. Nat Genet, 1999, 21(1):84-90.

2.Palazzo V,Provenzano A,Becherucci F,et al. The genetic and clinical spectrum of a large cohort of patients with distal renal tubular acidosis[J]. Kidney Int,

2017,91:1243-1255.

3.Karet F E,Gainza F J,Györy A Z,et al. Mutations in the chloride-bicarbonate exchanger gene AE1 cause autosomal dominant but not autosomal recessive distal renal tubular acidosis [J]. Proc Natl Acad Sci USA, 1998, 95: 6337-6342.

4.Karet F E,Finberg K E,Nelson R D,et al. Mutations in the gene encoding B1 subunit of H+-ATPase cause renal tubular acidosis with sensorineural deafness [J]. Nat Genet, 1999, 21(1):84-90.

5.Besouw M T P,Bienias M,Walsh P,et al. Clinical and molecular aspects of distal renal tubular acidosis in children[J]. Pediatr Nephrol, 2017, 32(6): 987-996.

6.Enerbäck S,Nilsson D,Edwards N,et al. Acidosis and deafness in patients with recessive mutations in FOXI1[J]. J Am Soc Nephrol, 2018, 29:1041-1048.

7.Wrong O,Davies H E. The excretion of acid in renal disease[J]. Q J Med, 1959, 28:259-313.

8.Walsh S B,Shirley D G,Wrong O M,et al. Urinary acidification assessed by simultaneous furosemide and fludrocortisone treatment: an alternative to ammonium chloride[J]. Kidney Int, 2007, 71:1310-1316.

9.Shavit L,Chen L,Ahmed F,et al. Selective screening for distal renal tubular acidosis in recurrent kidney stone formers: initial experience and comparison of the simultaneous furosemide and fludrocortisone test with the short ammonium chloride test[J]. Nephrol Dial Transplant, 2016, 31:1870-1876.

10. Igarashi T, Shibuya K, Kamoshita S, et al. Renal cyst formation as a complication of primary distal renal tubular acidosis[J]. Nephron, 1991, 59: 75-79.

11.Besouw M T P,Bienias M,Walsh P,et al. Clinical and molecular aspects of distal renal tubular acidosis in children [J]. Pediatr Nephrol, 2017, 32: 987-996.

12. Palazzo V, Provenzano A, Becherucci F, et al. The genetic and clinical spectrum of a large cohort of patients with distal renal tubular acidosis[J]. Kidney Int, 2017, 91:1243-1255.

13. Karet F E. Inherited distal renal tubular acidosis[J]. J Am Soc Nephrol, 2002, 13:2178-2184.

14. Rodríguez Soriano J. Renal tubular acidosis: the clinical entity[J]. J Am Soc Nephrol, 2002, 13:2160-2170.

15. Both T, Zietse R, Hoorn E J, et al. Everything you need to know about distal renal tubular acidosis in autoimmune disease[J]. Rheumatol Int, 2014, 34: 1037-1045.

16. Chan J C, Scheinman J I, Roth K S. Consultation with the specialist: renal tubular acidosis[J]. Pediatr Rev, 2001, 22:277-287.

17. Domrongkitchaiporn S, Pongskul C, Sirikulchayanonta V, et al. Bone histology and bone mineral density after correction of acidosis in distal renal tubular acidosis[J]. Kidney Int, 2002, 62:2160-2166.

18. Gómez J, Gil-Peña H, Santos F, et al. Primary distal renal tubular acidosis: novel findings in patients studied by next-generation sequencing[J]. Pediatr Res, 2016, 79:496-501.

19. Alonso-Varela M, Gil-Peña H, Coto E, et al. Distal renal tubular acidosis. Clinicalmanifestations in patients with different underlying gene mutations[J]. Pediatr Nephrol, 2018, 33:1523-1529.

20. Zhang R, Wang C, Lang Y, et al. Five novel mutations in Chinese children with primary distal renal tubular acidosis[J]. Genet Test Mol Biomarkers, 2018, 22:599-606.

21. Rahbari R, Wuster A, Lindsay SJ, et al. Timing, rates and spectra of human germline mutation[J]. Nat Genet, 2016, 48:126-133.

22. Igarashi T, Shibuya K, Kamoshita S, et al. Renal cyst formation as a complication of primary distal renal tubular acidosis[J]. Nephron, 1991, 59:

75-79.

23. Pirojsakul K, Tangnararatchakit K, Tapaneya-Olarn W. Clinical outcome of children with primary distal renal tubular acidosis[J]. J Med Assoc Thai, 2011, 94:1205-1211.

24. Lopez-Garcia S C, Emma F, Walsh S B, et al. Treatment and long-term outcome in primary distal renal tubular acidosis[J]. Nephrol Dial Transplant, 2019, 34:981-991.

25. Caldas A, Broyer M, Dechaux M, et al. Primary distal tubular acidosis in childhood: clinical study and long-term follow-up of 28 patients [J]. J Pediatr, 1992, 121:233-241.

26. Seeger H, Salfeld P, Eisel R, et al. Complicated pregnancies in inherited distal renal tubular acidosis: importance of acid-base balance [J]. J Nephrol, 2017, 30:455-460.

第二章　草酸盐性肾结石

草酸盐肾结石的成石因素包括高草酸尿、高钙尿、低尿量、低枸橼酸尿、高尿酸尿及成石抑制物缺乏等，其中最重要的成石原因为高草酸尿。近年来研究发现，尿草酸增加比尿钙增加的成石风险大 15 倍。临床上一般将高草酸尿症分为三类：原发性高草酸尿症（primary hyperoxaluria，PH）、继发性高草酸尿症（肠源性高草酸尿症和食源性高草酸尿症）和特发性高草酸尿症（idiopathic hyperoxaluria，IH）。

PH 是一种少见的以乙醛酸盐代谢障碍引起的内源性草酸盐过量为特点的常染色体隐性遗传病，其最重要的临床表现是反复发作的尿路结石、进行性加重的肾钙质沉着症及系统性草酸累积症。迄今为止，已有三种明确的先天性酶缺乏与 PH 有关，PH 可分为原发性高草酸尿症 I 型、原发性高草酸尿症 II 型和原发性高草酸尿症 III 型。该疾病由于较为罕见，医生认识不足而导致临床上容易误诊或漏诊，因此预后往往不良。近几年，高草酸尿症和草酸盐肾病的病理生理机制的研究有相当大的进展，在诊断方法和治疗手段上都有了明显改进。

第一节　原发性高草酸尿症 I 型

原发性高草酸尿症 I 型（primary hyperoxaluria type 1，PH1）较其他类型的 PH 更为常见，约占 80%，是由 AGXT 基因突变引起维生素 B6 依赖的肝脏特异丙氨酸乙醛酸氨基转移酶（alanine-glyoxylate aminotransferase，AGT）

缺失或功能异常所致。此酶具有催化乙醛酸对甘氨酸的转氨基作用，若缺乏，可导致乙醛酸盐的蓄积，蓄积的乙醛酸进而转化为羟乙酸盐和草酸盐，而草酸盐的排泄主要通过尿液，过量的草酸盐从肾脏排泄，导致显著的高草酸尿以及早期、反复发生的泌尿系结石及进行性发展的肾钙质沉着症。流行病学：PH1 属罕见病，其患病率为(0.7~2.9)/1000000。

一、发病机制

(一)基因缺陷

在健康人体内，AGT 参与乙醛酸盐转化为甘氨酸的过程，I 型 PH 患者 AGXT 基因的缺陷导致肝脏过氧化物酶 AGT 的活性降低甚至缺乏，从而导致乙醛酸盐的增加，无法转化为甘氨酸的乙醛酸盐最终在肝脏内生成过量的草酸盐。

AGXT 基因位于染色体 2q36-37，编码的蛋白分子量大小为 43kDa。目前已发现的与 AGXT 基因相关的突变有 170 多个，分布于其 11 个外显子中，而其中最常受累的 3 个外显子(1、4 和 7)约占 77%。突变的结局大多为酶活性严重或完全丢失，主要的突变为单个核苷酸的替换(75%)，包括错义突变、无义突变和剪接位点突变，另外还有缺失突变和插入突变。这些突变发生后，AGT 蛋白会出现不同的表达变化。约 40%的患者免疫反应性 AGT 蛋白和 AGT 催化活性均缺失；约 15%的患者免疫反应性 AGT 蛋白存在但 AGT 催化活性缺失；另有一部分患者免疫反应性 AGT 蛋白和 AGT催化活性未完全丧失，其表达只有正常值的一半左右。这些患者大多数AGT 位于线粒体，包括 Gly170Arg、Ile244Thr、PHe152Ile 和 Gly41Arg 等突变。见图 2.1.1。

(二)草酸盐沉积及肾脏损伤

肝脏的生物合成和肠道的吸收作用是人体草酸盐的主要来源。人体肝脏内由乙醛酸代谢生成的草酸占人体内草酸盐总量的 60%~80%，人体从

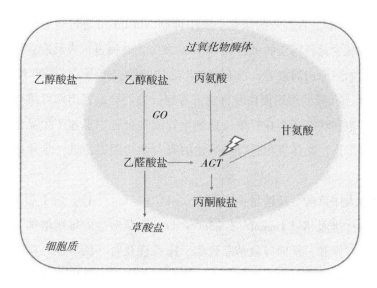

图 2.1.1　AGT 基因缺陷发病机制（GO：乙醇酸氧化酶）

叶菜、坚果、茶和富含维生素 C 的水果中每日摄取的草酸盐为 80～130mg，由于草酸在肠道中与钙结合，以及一部分草酸盐被肠道中的细菌分解，只有 5%～15% 摄入的草酸盐最终被人体吸收。

草酸盐是人体内的终末代谢产物，血液草酸盐以尿液的形式由肾脏排泄。健康成年人尿液中的草酸排泄量随着摄入量的变化而变化，高草酸尿症是指尿液中的草酸超过 40～45mg/24h（500μmol/L），对于无法收集尿液的特殊情况，可以根据草酸/肌酐比值进行量化（见后文"代谢检查"）。血液中草酸钙过饱和的临界值为 30μmol/l，患有慢性肾脏病（chronic kidney disease，CKD）需要透析的原发性高草酸尿症患者在移植前需要监测血草酸盐的含量，并使其低于这一临界值。另外，血草酸盐水平与预估肾小球滤过率（estimated glomerular filtration rate，eGFR）无明确的相关性。

草酸盐急剧过饱和，快速地形成结晶，直接或间接对肾上皮细胞产生毒性，并引发炎症驱动的细胞坏死，最终导致急性肾损伤。研究表明，不同的晶体如草酸钙、尿酸和单克隆轻链导致肾脏损伤的细胞和分子机制有所类似，例如刺激 NLRP3 炎症小体，NLRP3 这类多蛋白寡聚体可以触发 IL-1β 诱导炎症。在高草酸尿症小鼠中抑制 NLPR3 可通过转变肾巨噬细胞的表型来减少肾脏钙质的沉着和 CKD 的发生，并促进抗炎反应。使用 IL-1 抑制剂，如阿那白滞素等，没有表现出这样的保护作用，这表明 NLPR3 是独立于 IL-1 介导的组织损伤及肾钙沉着症，进而导致肾组织纤维化。持续的轻度过饱和状态还会在肾单位远侧小管或集合管中迅速产生晶体栓，导致慢性肾损伤。晶体沉积是肾纤维化的有利驱动因素，进一步导致肾功能丧失。

健康人尿草酸盐排泄量少于 $0.5mmol/(1.73m^2 \cdot d)$，而 I 型 PH 患者的尿草酸盐排泄超过 $1mmol/(1.73m^2 \cdot d)$。尿草酸盐的排泄增加，可导致尿草酸钙过饱和，从而导致结晶聚集、尿石症及肾钙沉着症。草酸钙结晶也可沉积于肾间质和肾小管细胞内。肾钙沉着症或反复尿石症可能导致肾实质炎症及纤维化，长此以往，还可导致终末期肾脏疾病（End stage renal disease，ESRD）。其他尿石病相关的泌尿系并发症，如感染和梗阻，也可导致受累患者发生肾损伤。肾钙沉着症严重程度与肾衰竭风险大小正向相关，而结石的数量和结石发生的次数与肾衰竭风险没有表现出相关性。研究表明，即使草酸盐的含量升高处在正常范围内，也会增加 CKD 进展的风险。

大量的草酸钙沉积会损害肾功能会进一步影响草酸盐的排泄。当 eGFR 降至低于 $30 \sim 45mL/(1.73m^2 \cdot min)$ 时，血液草酸盐进一步增加，$30\mu mol/L$ 是草酸钙血浆过度饱和的阈值，在达到草酸钙过饱和的临界值以后，草酸钙逐渐沉积在骨关节、皮肤、视网膜、心脏血管以及中枢神经系统中，从而导致 PH 的肾外表现，这种情况被称为系统性草酸中毒。

二、临床表现

（一）临床分型

PH1 临床分型：婴儿型（早发肾钙化及肾功能不全）、儿童及青少年型

(反复性尿石症及肾功能不全持续进展)、成人型(迟发性肾结石)、移植后型(肾移植后才明确诊断)、家族型(有家族史,在出现症状前诊断)。其中,成人型PH1的肾石症发生率高达90%,且慢性肾脏病进展速度相对较慢。

PH1的临床表现存在较大的个体差异性,可无任何临床症状,也可表现为血尿、腹痛等,部分患者初次就诊时就已表现为ESRD。同一家族患者间的临床表型差异也很大,是造成PH1漏诊和误诊的主要原因之一。患者的年龄分布从不足1岁至50岁以上,研究发现,26%的患者在1岁以前开始出现以肾脏表现为主的临床症状,21%的患者在15岁以后出现症状。患者出现症状的年龄中位数为5.5岁。PH1主要特征为复发性肾结石和肾钙质沉着症。早期可能只出现血浆草酸浓度增加和尿草酸盐排出增加,随着结石形成,可逐渐出现血尿和腹痛。结石还可引起泌尿道感染和梗阻性肾病等并发症。肾钙质沉着症和结石形成均能引起肾功能损害,出现进行性的肾功能恶化,最后导致慢性肾功能衰竭。

(二)肾脏表现

草酸盐肾病的临床表现从急性肾损伤(acute kidney injury, AKI)到CKD不等。大多数患者将出现肾功能损伤。9/12的慢性胰腺炎患者也报告出现高草酸尿症导致的中度至重度低钙血症,并可能引起eGFR下降。肾活检显示不同程度的急性肾小管坏死、间质性肾炎和慢性损伤。相当大比例的患者存在以肾小球硬化为主的肾小球变化。草酸钙沉积可能与移植后移植肾功能早期受到的损伤有关。

草酸钙晶体主要可见于肾皮质的近端小管和远端小管中,很少出现在间质中。需要注意的是,在其他原因引起肾损伤的患者的肾小管中,可能会发现罕见的草酸钙晶体,尤其是当eGFR降低时。因此,最近相关研究报道提出在草酸盐肾病的定义中增加草酸盐晶体与肾小球的比率≥0.25。事实上,上述比率可以将草酸性肾病患者与其他肾病患者进行区分。但需进一步地研究来验证这一区分草酸盐肾病与非特异性草酸盐沉积的标准。

(三)全身性草酸盐沉着症

当 eGFR 降至 30~40mL/(1.73m^2·min)以下时,即可出现草酸生成过多,尿草酸排泄减少,导致草酸钙沉积在心脏、血管、关节、骨骼和视网膜等部位,导致全身性草酸盐沉着症。草酸钙在这些器官中的沉积可导致以下临床表现:

(1)心脏传导缺陷,可能导致心脏骤停。

(2)末梢循环不良导致远端坏疽,血液透析通路难以建立。

(3)骨骼表现,包括疼痛、促红细胞生成素难治性贫血和自发性骨折风险增加。草酸盐沉积在 X 线平片上可表现为致密干骺端上方的带状阴影,以长骨和小梁骨干骺端最为明显。透析 1 年以上的患者骨关节表现非常严重。

(4)草酸盐沉积在关节部位会导致滑膜炎、关节活动度降低和疼痛。

(5)草酸盐沉积在视网膜上皮和黄斑上会导致视力下降。

(6)其他表现包括甲状腺功能减退、周围神经病变、牙痛、牙根吸收和牙髓暴露、网状红斑、外周坏疽和转移性皮肤钙化。

三、诊断和评估

该病的疗效取决于早期诊断,但由于 PH 较为罕见,且症状不明显,因此我们需要保持高度的临床认识,尽量避免延误诊断。对于肾结石或肾钙质沉着症的儿童和复发性草酸钙结石的成人,应系统地考虑原发性高草酸尿症的可能性。I 型 PH 可以按照以下步骤进行诊断:

(1)根据临床表现和相关的检验检查,怀疑存在 PH。

(2)代谢筛查显示尿草酸盐排泄量显著增加。尿液中羟基乙酸排泄量的增加也是该病诊断的有利的证据。

(3)当分子遗传学检测显示 AGXT 基因突变时,可诊断 I 型 PH。

(4)如果未发现 AGXT 基因突变,可以通过肝活检显示 AGT 活性缺乏或显著降低来进行诊断。

确诊后，需要进一步检查以评估可能受影响器官的功能。

(一)临床诊断标准

有以下任何表现的儿童和婴儿应怀疑 PH：

(1)复发性钙结石，尤其是尿沉渣检查发现有草酸盐结晶，尿钙和尿酸排泄正常的结石。尿草酸盐结晶度$>200/mm^3$。

(2)一水草酸钙结石。

(3)肾钙质沉着症，尤其是 eGFR 降低。

(4)明显高草酸尿症，但无胃肠道疾病，无大剂量维生素 C 摄入，无草酸盐摄入增加。

(二)代谢检查

代谢筛查显示尿草酸排泄量明显增加，即大于 $1mmol/(1.73m^2 \cdot d)$，或大于 $90mg/(1.73m^2 \cdot d)$，有助于临床诊断。部分患者尿草酸排泄量可高达 $1.5 \sim 3mmol/(1.73m^2 \cdot d)$，或 $135 \sim 270mg/(1.73m^2 \cdot d)$。正常尿草酸盐排泄量小于 $0.5mmol/(1.73m^2 \cdot d)$ 或 $45mg/(1.73m^2 \cdot d)$。只要 $eGFR>40mL/(min \cdot 1.73m^2)$，血浆草酸盐浓度就可维持正常水平。

实际临床诊疗过程中存在一些难以收集 24 小时尿液的情况，例如，尚未养成排尿习惯的婴幼儿。因此，可以通过测量随机尿样中草酸/肌酐摩尔比来评估草酸排泄。虽然尿草酸/肌酐比值(mmol/mmol)的正常值随年龄和检测方法的不同而存在差异，但普遍适用的用于筛查高草酸尿症的基于年龄的正常值如下：

6 个月以内：$<0.32 \sim 0.36$；

6 个月至 2 岁：$<0.13 \sim 0.17$；

$2 \sim 5$ 岁：$<0.098 \sim 0.1$；

$6 \sim 12$ 岁：$<0.07 \sim 0.08$；

16 岁以上：<0.04。

结合体视显微镜和傅里叶变换红外光谱，结石分析有助于确定高草酸尿症的病因。对于病因不明的高草酸尿患者，如果伴有肾功能不全和进行性疾病，尿草酸盐的测量可能会出现假阴性结果。此时，如果 eGFR <
30mL/(1.73m² · min)，血浆草酸盐和羟基乙酸盐浓度升高有助于支持诊断。在对需要血液透析的儿童患者研究中，发现 I 型 PH 患者的平均血浆草酸盐水平远高于其他因素引起的 ESRD 患者。

草酸盐摄入过多的患者(饮食性高草酸尿症)和肠道疾病导致肠道对草酸盐吸收增加的患者(肠源性高草酸尿症)也可见尿草酸盐排泄增加。但这些情况下草酸盐水平的升高往往小于 I 型 PH，一般小于 1mmol/D
(90mg/D)。因为 I 型和 II 型的尿草酸盐排泄升高，可以通过测量尿羟乙酸和 l-甘油酸的水平来区分它们。高草酸尿和尿羟乙酸排泄量升高强烈提示 I 型 PH，但不能确诊，正常尿羟乙酸排泄水平为 0.5mmol/(1.73m² · d)，
即 45mg/(1.73 m² · d)。

(三)基因检测

原发性高草酸尿症的明确诊断是通过分子遗传学检测进行实现的。AGXT 基因突变的分子检测可以确诊。基因检测包括以下选项：

靶向突变分析，筛选最常见的 AGXT 基因突变。检出率取决于筛选平台使用的突变基因的数量，一般为 50% ~ 70%。相关研究发现，最常见的突变 p. gly170arg 出现在 37%的等位基因中，其次是移码突变 c. 33_34insc，出现在 11%的等位基因中。

当临床高度怀疑但靶向突变分析未发现突变时，应进行全基因组测序，用于诊断并筛查各种类型的 PH。新一代测序技术具有与第一代手动或自动测序技术相同的诊断性能，可在确保及时诊断的前提下进一步降低检测成本。

产前诊断，当家庭有疾病相关信息但未检测到特定基因突变时，可利用位于 AGXT 基因中的多态性标记进行连锁分析。

如上所述，基因型分析可以提供有关维生素 B6 治疗有效性的相关信息，因为大多数具有 p. gly170arg 或 p. PHe152ile 突变的患者在维生素 B6

治疗后尿草酸排泄显著减少。

确诊 I 型 PH 后，可行肝移植。肝移植对 II 型 PH 患者是否有益尚不明确。

（四）产前诊断

先证者及父母基因突变检测后，可进行产前诊断。分析从绒毛膜绒毛或羊水细胞中获得的 DNA，以确定该家族中是否存在基因突变，从而可以检测到存在患病可能的胎儿。当家族中存在疾病相关信息，但不知道具体的基因突变时，可利用位于 AGXT 基因的多态性标记进行连锁分析，亦可在胚胎植入前进行遗传诊断。

（五）肝活检

当基因检测不可行时，I 型 PH 的诊断往往需要通过肝脏活检证实 AGXT 基因的缺陷。肝组织的评价包括酶活性的定量测定、蛋白质印迹分析等确认过氧化物酶体中缺乏 AGT。1/3 患者的 AGT 活性低于正常值的 2%，其他患者的活性范围为正常值的 2%~48%。

对于临床高度怀疑 PH 的患者，如果不能进行基因检测或未检测到基因突变，则需要在肝移植前进行肝活检，以明确诊断。

（六）进一步的评估

一旦确诊为 I 型 PH，则需要进一步检查以评估可能受影响器官的功能。

通过检测血清肌酐水平来评估肾功能。

进行骨 X 射线照射，以检测干骺端上方的不透光带状阴影和弥漫性脱矿质。

进行甲状腺功能检查。

进行心电图检测，以检测是否有心脏传导异常。

测定血红蛋白，以检测慢性肾病或骨髓中草酸盐沉积引起的贫血。

对于全身性草酸中毒患者，进一步评估，以确定终末器官受累的程度，包括眼部评估(包括裂隙灯检查)、骨密度测量、超声心动图。

四、鉴别诊断

Ⅰ型 PH 主要和Ⅱ型 PH、Ⅲ型 PH、特发性 PH 等疾病相鉴别，详见表 2-1-1。

表 2-1-1　　　　　　　　　**Ⅰ型 PH 与其他高草酸尿症的鉴别诊断**

类型	病因	发病机制	鉴别诊断
其他先天性乙醛酸代谢疾病	Ⅱ型 PH	胞质乙醛酸还原酶-羟基丙酮酸还原酶缺乏	
其他原因	Ⅲ型 PH	线粒体中 4-羟基-2-酮戊二酸醛缩酶缺陷	代谢筛查和分子检测可以将这些疾病与Ⅰ型 PH 区分开来
	摄入富含草酸盐的食物	富含草酸盐的食物，如巧克力、可可、绿叶蔬菜(如大黄和菠菜)、红茶、坚果、花生酱和杨桃	
	肠道对草酸盐吸收增加	与小肠疾病或囊性纤维化引起的脂肪吸收不良有关	
	肠道缺乏草酸降解菌	草酸杆菌	

五、治疗

(一)内科治疗

内科治疗的主要目的是降低尿草酸钙的饱和度和草酸的形成，以尽量减少肾草酸的沉积，延缓肾损伤的进展。包括以下方法：

(1)大量液体摄入(婴儿管状或胃造口喂养)：大量液体摄入以增加尿

量，超过 3L/（1.73m² · d）。该方法对降低肾小管液中草酸盐浓度和减少肾小管液中草酸盐沉积最为有效。幼儿可能需要放置胃管，或进行经皮胃造口术，以保持全天的高尿流量。

（2）使用草酸钙结晶抑制剂：尿焦磷酸盐、柠檬酸盐和镁能抑制草酸钙沉淀，因此，以下治疗可能会增加草酸钙的溶解度，包括中性磷酸盐[正磷酸盐，剂量 30~40mg/kg，最大剂量 60mg/（kg · d）]；柠檬酸/柠檬酸钾，0.15g/kg），以及氧化镁 500mg/（m² · d）。肾功能受损的患者应停用正磷酸盐，以防止磷酸盐积聚和继发性甲状旁腺功能亢进症的加重。

（3）减少草酸盐摄入：PH 患者对草酸盐的肠道吸收低于健康人，因此应限制草酸盐含量过高的食物，避免食用富含草酸盐的食物，如茶、巧克力、菠菜和大黄。但是，由于 PH1 患者体内的草酸主要为内源性草酸盐，因此饮食限制措施的作用较小。

（4）尝试给予大剂量的维生素 B6（磷酸吡哆醛）：维生素 B6 是 AGT 的辅酶，能促进乙醛酸转化为甘氨酸而不生成草酸。10%~30% 的 I 型 PH 患者在维生素 B6 治疗后尿草酸盐排泄显著减少，尤其是 p. gly170arg 或 p. PHe152ile 纯合突变的患者。因此，所有 I 型 PH 患者都需要尝试维生素 B6 治疗至少 3 个月。尿草酸盐排泄减少 30% 以上的患者视为治疗有效。维生素 B6 治疗可以无限期地继续，或在肝移植后停止。维生素 B6 的初始剂量为 5mg/（kg · d）。如果患者对低剂量敏感性差，则增加剂量，最大剂量可为 20mg/（kg · d）。大剂量维生素 B6 可能诱发感觉神经病变，如果尿草酸盐排泄没有显著减少，则应停药。

（5）增加胃肠道中的草酸盐清除率：可给予患者草酸杆菌，它可以促进内源性草酸盐的肠道排泄。人体细胞和在条件培养基中培养的草酸杆菌小鼠模型的体外培养结果表明，草酸杆菌衍生的生物活性因子可能是治疗高草酸尿症有效的新药。

（6）使用 RNA 干扰（RNAi）治疗剂：当前美国食品和药物管理局（FDA）已批准了全球领先的 RNAi 疗法公司 Alnylam Pharmaceuticals 旗下 RNA 干扰（RNAi）疗法 Oxlumo（lumasiran），用于皮下给药治疗 1 型原发性高草酸尿症

(PH1)。Oxlumo 是第一种显示出显著减少尿草酸排泄量的潜在疗法，靶向羟基酸氧化酶 1(HAO1)。HAO1 编码乙醇酸氧化酶(GO)，后者是导致 PH1 缺陷的上游酶，也是合成草酸的关键酶。这款药物能够通过沉默 HAO1 并耗尽 GO 酶起作用，减少草酸形成从而达到治疗 PH1 的效果。大多数接受 lumasiran 的患者在治疗 6 个月后尿草酸水平正常或接近正常。

如果这些新兴疗法证明对透析患者和肾移植受者有效且安全，那么未来可能不需要进行肝移植。

(二)外科治疗

当结石阻塞泌尿道时，需要进行外科干预。首选肾造口术、输尿管镜取石术和输尿管双 J 支架置管，以解除梗阻。由于肾脏可能存在肾钙质沉着和微粒结石，开放性手术切除结石可能导致急性肾功能衰竭，体外冲击波碎石可能损害肾脏。

(三)透析治疗

通过常规血液透析(HD)和腹膜透析(PD)，草酸盐的最大清除率为 950~1440μmol/D，明显低于 I 型 PH 患者每天 3500~7500μmol 草酸盐的产生。透析前血浆草酸盐浓度为 100~200μmol/L，血液透析后下降 60%~80%，透析后 24 小时和 48 小时分别恢复到透析前的 80% 和 95%。因此，尽管进行了标准维持透析，但在大部分治疗间隔期间，血浆草酸盐浓度往往会超过 30%，从而增加全身性草酸盐中毒的风险。

必须加强透析，以尽量消除每日草酸盐的产生，但即使大多数患者加强透析治疗，也不足以消除生成的草酸盐。在肾移植前，强化透析治疗，可能有助于减少血浆草酸盐浓度，从而减少后续同种异体移植物中草酸盐的沉积和损伤。

(四)器官移植治疗

I 型 PH 患者的最佳移植策略仍不明确。共有三种不同的移植选项：单独肝移植、单独肾移植、肝肾联合移植。

肝移植是纠正导致内源性草酸形成的代谢缺陷的唯一确定的"治疗性"疗法，因为它可以纠正 AGXT 基因突变导致的酶缺乏。有人建议，对于 eGFR 大于 $40mL/(kg \cdot 1.73m^2)$ 的 I 型 PH 患者，应进行肝移植作为根治性治疗。肝移植的前提是，患者的肾功能在积极治疗后仍有下降。但器官移植治疗的患者面临着肝移植和自体肝切除相关的风险因素，包括免疫抑制治疗、继发性恶性肿瘤和肝移植失败引起的并发症。进行肝移植的最佳时间尚不明确，因为对于及时确诊并接受积极药物治疗的患者，尤其是对维生素 B6 治疗有效的患者，根据现有的研究，依然无法预测病程的演变进展。

对于重度 CKD 患者，由于单纯肝移植后肾功能受损，组织中草酸盐的动员减少。一直提倡对这些患者进行肝肾联合移植，而不是单独进行肾移植，因为联合移植具有肾脏替代治疗和代谢异常治疗的双重收益。然而，这并不意味着肝肾联合移植是最佳的治疗方法。例如，重度 CKD 患者联合肝肾移植后，同种异体移植物的存活率更高，但患者的存活率可能相近甚至更低。对于单纯肾移植并在移植后立即开始强化药物治疗的患者，尤其是维生素 B6 治疗有效的患者，同种异体肾移植的存活时间尚不明确。

1. 肝肾联合移植

肝肾移植是 PH1 合并 CKD 患者的首选治疗。在 eGFR 降至 $<40mL/(1.73m^2 \cdot min)$ 且组织中的草酸盐沉积之前，联合移植可以获得较好的疗效。在供体的选择上，要尽量减少移植物急性肾小管坏死的风险。在等待移植的肾功能衰竭患者中，强化血液透析可以减缓草酸盐在全身的积累。联合肝肾移植越来越多地用于 I 型 PH 合并进行性肾损伤的儿童。

联合肝肾移植的移植物存活率优于单独肾移植。肝肾联合移植 5 年生存率 67%，单肾移植 5 年生存率 100%，但是肝肾联合移植 3 年移植物存活率 95%，单肾移植 3 年移植物存活率 56%。

在儿童患者中，单肾移植后 3 个月移植物存活率为 54%；5 年移植物存活率为 14%。肝肾联合移植后 3 个月移植物存活率为 82%；5 年移植物存活率为76%，这表明进展为肾功能衰竭的儿童不适合单肾移植。

移植后，组织中的草酸盐沉积会逐渐被动员，因此尿草酸盐排泄水平的增加可能会持续长达2年或更长时间。联合移植患者移植后需要继续行内科治疗，包括积极的药物治疗，例如摄入大量液体和服用中性磷酸盐、柠檬酸钾/柠檬酸盐和/或氧化镁，以及服用维生素B6。药物治疗的持续时间是不确定的，取决于组织中的草酸盐储备情况。待尿草酸排泄量恢复到正常水平后，即可停止药物治疗。在移植过程中切除双侧自体肾，可减少草酸盐储备。

2. 肝肾序贯移植

该方法已用于患有ESRD的I型PH儿童患者。其基本作用机制是，肝移植后长期透析的患者可以加强透析，以清除组织中的草酸盐储备，从而降低肾移植后肾损伤的风险。此外，对于因解剖原因或病情不稳定而不能同时进行肝肾联合移植的儿童患者，也可进行序贯移植。接受序贯肝肾移植和肝肾联合移植的患者内科治疗相同。

3. 单独肝移植

对于病情进展较快但eGFR仍为$40\sim60mL/(1.73m^2 \cdot min)$的患者，可进行单独肝移植。有相关研究报道，单独提前进行肝移植，可以改善受累患者的远期肾功能。

即使肝脏没有其他的问题，肝移植也需要切除自体肝脏，因为任何残留的有缺陷的肝细胞都会继续产生大量的草酸盐。因肝移植的并发症发生率和死亡率均较高，因此，如果没有明显的肾损害，一般不推荐进行肝移植。早期诊断和强化药物治疗可以提高肾脏存活率，所以肝移植不是必需的。

4. 单独肾移植

通常不单独进行肾移植。这种方法已被肝肾联合移植所替代。以往单独进行肾移植的PH患者，其治疗效果较差，这是因为单独肾移植无法阻断体内过量草酸盐的继续生成，且组织中的草酸盐被动员，导致草酸盐沉积，最终引起同种异体肾再度受损。具有p. gly170arg或p. PHe152ile突变的患者早期诊断并及时就医，一般不会进展为肾功能衰竭。患有迟发性

I 型PH 的成年患者也可以单独接受肾移植治疗。

六、预防

PH1 为遗传性疾病，有 PH1 家族史的患者可进行产前诊断，分析从绒毛膜绒毛或羊水细胞中获得的 DNA，以检测到存在患病可能的胎儿。当家族中存在疾病相关信息但不知道具体的基因突变时，可以利用位于 AGXT 基因的多态性标记进行连锁分析，亦可在胚胎植入前进行遗传诊断。临床症状怀疑本病，及早通过代谢检查、基因检测，肝活检等确诊，并及早治疗，可以有效预防终末期肾病的发生，提高患者的生存质量。

七、进展及展望

原发性高草酸尿症是一类严重危害健康的疾病，常导致患者早期就出现 ESRD，特别是 I 型 PH 的患者，病情最为严重。本病的主要症状为进行性肾钙质沉着症引起的复发性尿石症或血尿。即使在家族内和具有相同潜在基因型的家族中，疾病表现也是差异巨大。I 型 PH 的治疗效果取决于早发现，早诊断，早治疗。由于 PH1 的发病率极低，临床症状不明显，往往得不到及时确诊，最终发展为 ESRD，因此，对于婴幼儿泌尿系结石的患者应当更加重视，哪怕是只有一颗肾结石或只是轻微肾钙化的小儿患者，都应检查是否存在高草酸尿症。具有 p. gly170arg 或 p. PHe152ile 突变的患者预后往往较好。确诊后尽早开始治疗，可以保护肾功能，延缓 ESRD 的发生。治疗包括：积极的药物治疗，减少草酸钙的沉积；外科治疗，解除结石梗阻；透析治疗。但是对于 I 型 PH，最终的根治性疗法是肝移植，因为供体肝脏可以提供缺失的酶，使草酸的生成减少至正常范围，但肝移植本身可能会导致严重的并发症和死亡。由于该病患者的个体差异性较大，应根据原发性高草尿症的类型和病人的临床表现选择特定的移植方式。根据新近研究进展报道，发现 RNA 干扰治疗剂等新兴疗法对部分患者疗效甚佳，这为后续的临床治疗提供了新的思路。

（何子奇　徐华）

参考文献

1. Jiang D, Geng H. Primary Hyperoxaluria[J]. New Engl J Med, 2017, 376 (15): e33.

2. Cochat P, Rumsby G. Primary Hyperoxaluria[J]. New Engl J Med, 2013, 369 (7): 649-658.

3. Beck B B, Hoyer-Kuhn H, Göbel H, et al. Hyperoxaluria and systemic oxalosis: an update on current therapy and future directions[J]. Expert Opin Inv Drug, 2012, 22(1): 117-129.

4. Efe O, Verma A, Waikar S S. Urinary oxalate as a potential mediator of kidney disease in diabetes mellitus and obesity[J]. Curr Opin Nephrol Hy, 2019, 28 (4): 316-320.

5. Hoppe B. Diagnostic and therapeutic approaches in patients with secondary hyperoxaluria[J]. Frontiers in Bioscience, 2003, 8(5): e437-e443.

6. Sayer J A. Progress in understanding the genetics of calcium-containing nephrolithiasis[J]. J Am Soc Nephrol, 2017, 28(3): 748-759.

7. Ermer T, Eckardt K, Aronson P S, et al. Oxalate, inflammasome, and progression of kidney disease[J]. Curr Opin Nephrol Hy, 2016, 25(4).

8. Bhasin B. Primary and secondary hyperoxaluria: Understanding the enigma[J]. World Journal of Nephrology, 2015, 4(2): 235.

9. Robijn S, Hoppe B, Vervaet B A, et al. Hyperoxaluria: a gut—kidney axis? [J]. Kidney Int, 2011, 80(11): 1146-1158.

10. Habbig S, Beck B B, Hoppe B. Nephrocalcinosis and urolithiasis in children [J]. Kidney Int, 2011, 80(12): 1278-1291.

11. Ludwig-Portugall I, Bartok E, Dhana E, et al. An NLRP3-specific inflammasome inhibitor attenuates crystal-induced kidney fibrosis in mice[J]. Kidney Int, 2016, 90(3): 525-539.

12. Mulay S R, Evan A, Anders H J. Molecular mechanisms of crystal-related

kidney inflammation and injury. Implications for cholesterol embolism, crystalline nephropathies and kidney stone disease[J]. Nephrol Dial Transpl, 2014,29(3): 507-514.

13. Knauf F, Asplin J R, Granja I, et al. NALP3-mediated inflammation is aprincipal cause of progressive renal failure in oxalate nephropathy [J]. Kidney Int,2013,84(5): 895-901.

14. Anders H, Suarez-Alvarez B, Grigorescu M, et al. The macrophage phenotype and inflammasome component NLRP3 contributes to nephrocalcinosis-related chronic kidney disease independent from IL-1—mediated tissue injury[J]. Kidney Int,2018,93(3): 656-669.

15. Pfau A, Wytopil M, Chauhan K, et al. Assessment of Plasma Oxalate Concentration in Patients With CKD[J]. Kidney International Reports,2020, 5(11): 2013-2020.

16. Buysschaert B, Aydin S, Morelle J, et al. Etiologies, Clinical Features, and Outcome of Oxalate Nephropathy[J]. Kidney International Reports,2020,5 (9): 1503-1509.

17. Demoulin N, Issa Z, Crott R, et al. Enteric hyperoxaluria in chronic pancreatitis[J]. Medicine,2017,96(19): e6758.

18. Cuvelier C, Goffin E, Cosyns J, et al. Enteric hyperoxaluria: a hidden cause of early renal graft failure in two successive transplants: Spontaneous late graft recovery[J]. Am J Kidney Dis,2002,40(1): e1-e3.

19. Bagnasco S M, Mohammed B S, Mani H, et al. Oxalate deposits in biopsies from native and transplanted kidneys, and impact on graft function [J]. Nephrol Dial Transpl,2008,24(4): 1319-1325.

20. Nicholas Cossey L, Dvanajscak Z, Larsen C P. A diagnostician's field guide to crystalline nephropathies[J]. Semin Diagn Pathol, 2020,37(3): 135-142.

21. Yang Y, Sharma P D, Nair V, et al. Kidney oxalate crystal deposition in adult

patients: a relatively common finding [J]. Clin Nephrol, 2020, 93 (5): 243-250.

22. Corrales M, Doizi S, Barghouthy Y, et al. Classification of stones according to Michel Daudon: a narrative review [J]. European Urology Focus, 2021, 7 (1): 13-21.

23. van der Hoeven S M, van Woerden C S, Groothoff J W. Primary hyperoxaluria Type 1, a too often missed diagnosis and potentially treatable cause of end-stage renal disease in adults: results of the Dutch cohort [J]. Nephrol Dial Transpl, 2012, 27 (10): 3855-3862.

24. Nazzal L, Puri S, Goldfarb DS. Enteric hyperoxaluria: an important cause of end-stage kidney disease [J]. Nephrol Dial Transpl, 2016, 31 (3): 375-382.

25. Robertson W G. Do "inhibitors of crystallisation" play any role in the prevention of kidney stones? A critique [J]. Urolithiasis, 2017, 45 (1): 43-56.

26. Canales B K, Hatch M. Oxalobacter formigenes colonization normalizes oxalate excretion in a gastric bypass model of hyperoxaluria [J]. Surg Obes Relat Dis, 2017, 13 (7): 1152-1157.

27. Garrelfs S F, Frishberg Y, Hulton S A, et al. Lumasiran, an RNAi Therapeutic for Primary Hyperoxaluria Type 1 [J]. N Engl J Med, 2021, 384 (13): 1216-1226.

28. Devresse A, Cochat P, Godefroid N, et al. Transplantation for Primary Hyperoxaluria Type 1: Designing New Strategies in the Era of Promising Therapeutic Perspectives [J]. Kidney International Reports, 2020, 5 (12): 2136-2145.

第二节　原发性高草酸尿症 II 型

原发性高草酸尿症 II 型（primary hyperoxalurias type 2，PH2）在 1968 年首次被描述，直至 1999 年才被鉴定出来，在全部 PH 患者中约占 10%，是由于缺乏乙醛酸还原酶/羟丙酮酸还原酶（glyoxylate reductase/hydroxypyruvate reductase，GR/HPR）所致，其特征是高草酸尿和低甘油酸尿。主要通过分子遗传检测鉴定 GR/HPR 的双等位致病性变异体进行诊断并明确分型；亦可通过肝活检了解乙醛酸还原酶活性辅助诊断。治疗上通过每日适当液体摄入和使用草酸钙结晶抑制剂，解除尿草酸钙过饱和；进展至终末期肾病（End-stage renal disease，ESRD）时，要强化透析治疗，必要时行移植手术。术后定期评估肾功能，泌尿道成像了解结石情况，严重者评估各重要脏器受累程度。

一、发病机制

II 型原发性高草酸尿症（PH2）是由乙醛酸还原酶/羟基丙酮酸还原酶（GR/HPR）缺乏所致，GR/HPR 主要在肝细胞和白细胞的胞质中表达，作为一种还原酶，主要作用于去除胞质内乙醛酸，从而防止其转化为草酸。GR/HPR 的缺乏可引起羟乙酸催化生成乙醛酸的含量以及羟基丙酮酸催化生成 D-甘油酸的含量减少，主要表现为细胞胞质中羟基丙酮酸盐和乙醛酸盐的积累，分别通过乳酸脱氢酶代谢为 L-甘油酸盐和草酸，并随尿液排出，见图 2.2.1。

GR/HPR 缺乏是由于 GR/HPR（GLXR）突变所致，该基因位于第 9 号染色体的中端，长度约为 9kb，包含 9 个外显子和 8 个内含子。现总共已发现 56 个突变位点，其中相对常见的有 2 个位点：c. 103delG 和 c. 403 404+2delAAGT，分别位于 2 号和 4 号外显子，其中，前者只出现于白色人种，这种移码突变可造成密码子提前终止，而后者则几乎仅在亚洲人中

177

发现。

　　GR/HPR 基因容易发生移码突变，包括插入、缺失、重复或"插入+重复"，AGXT 基因多为错义突变。原发性高草酸尿症的表型在不同亚型之间存在差异，PH1 的肾钙质沉着、高草酸尿、低钙尿和低枸橼酸尿的发生率最高，PH3 的临床症状出现最早，但相比于 PH1 和 PH2，PH3 尿草酸水平低，疾病进展慢。乙醇酸和甘油酸升高多见于 PH1 和 PH2。

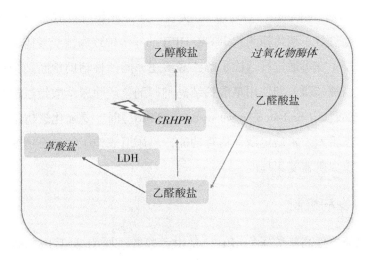

图 2.2.1　GR/HPR 基因突变发病机制(LDH：乳酸脱氢酶)

　　确定原发性高草酸尿症基因型和表型的关系并不容易，除了最小等位基因需求(Minor allele requiring，MiR)变异外，等位基因异质性以及家族内和家族间同样基因型患者的显著表型差异都提示环境、调节基因和表观遗传学等也可能起到一定作用。每种基因的突变类型众多，不同类型的基因型和受累等位基因差别较大。50%的 PH2 患者携带 2 种截短突变，而此类突变仅见于 14.1%的 PH1 患者，PH3 患者几乎没有这种突变。Hopp 等将 GR/HPR 基因突变类型分为截短/截短、非截短/非截短和截短/非截短突变，结果发现，患者在发病年龄、肾功能衰竭时间、肾钙质沉着和尿液生化等方面均无明显差别。但是最近一项纳入 101 例 PH2 患者的回顾性研究发现，PH2 患者并不像之前所认为的那样处于一个相对良性的病程进展，队列中超过 50% 的患者肾功能受到损害并且有着较高的病死率，其首次出现症状以及确诊的中位年龄与 PH1 患者无明显差异(3.2/9.0 岁比 3.9/8.1 岁)，而在幼年时期发病(<1 岁)的患者比例也与 PH1 情况相同，只是发展至终末期肾病的速度较慢。PH1 在同一家族同一基因型的患者中表型也存在差异，5 个具有相同 AGXT 基因纯合突变的兄弟肾功能衰竭出现的时间可相差 20 年。在 PH2 和 PH3 的患者中，相同纯合子突变也同样表现疾病进展的差异：在某一 PH2 患者家系中，兄弟三人 GR/HPR 基因均为c.103delG 纯合突变，其中 1 人在 21 岁时已进展为肾功能衰竭，而另外 2 个兄弟仅表现为偶发结石，两兄弟在 56 岁和 53 岁时肾小球滤过率(GFR)分别为 40mL/min 和 85mL/min。以上均提示生活方式、表观遗传学等可能参与或影响了 PH2 的发生发展过程。

二、临床表现

PH2 患者早期临床表现与 PH1、PH3 患者基本一致，表现为泌尿系结石和相关症状。结石通常以一定频率终身复发。随着时间的推移，原发性高草酸尿症可发展至终末期肾病(ESRD)，出现高草酸血症，进一步影响心脏、眼部、皮肤、骨骼、血管、内分泌系统和神经系统等。

(一)早期表现

PH2 的发病年龄通常在儿童时期，疾病早期表现为典型的肾结石相关症状，包括血尿、肾绞痛或尿道梗阻。和 PH1 一样，早期常被认为是单纯的肾结石，特别是结石初发患者，直到结石反复发作，才引起重视。在Johnson 等人的研究中，首次发现肾结石的患儿年龄分布于 0.8~9 岁，中位年龄为 3.25 岁。晚年确诊的患者通常与儿童时期的症状有关。

体内草酸过量时，肾脏是最先遭受损害的器官。由于过量的草酸通过肾小球滤过进入肾小管，原尿中草酸钙的过饱可促进晶体的形成。一些附着在近端小管上皮细胞上的晶体可能通过胞吞作用运输到肾间质，导致炎症、沉积、坏死和肾钙质沉着。未被吸收的晶体继续通过集合系统，增加晶体聚集和结石形成的风险。研究表明，在高草酸导致肾脏炎症和组织损伤模型中，肾组织损伤最大部位是外髓层(outer medulla)的内带(inner stripe)，皮质-髓质交界处也出现草酸钙沉积的早期损伤。随着病情的发展和 GFR 的下降，草酸钙沉积甚至进展到皮质，并最终使肾脏组织呈弥漫性病变。

(二)ESRD 时期

与 PH1 不同的是，尽管两种类型均可发展为 ESRD，但在 PH2 中这一进展似乎比 PH1 更为缓慢，其中，50%的患者在 25 岁时患上 ESRD。最近通过 Oxal Europe Registry 收集的数据显示，在 83 名 PH2 患者中，20%的人在随访中出现了 ESRD。年龄是 PH 患者进展至 ESRD 的重要风险因素。一项来自法国的 PH1 患者的研究显示，19%的患者在 10 岁时患 ESRD，41%的患者在 20 岁时患 ESRD。另外，Hopp 报告称，在 20 岁时，24%的 PH1患者进展为 ESRD。到 40 岁时，57%的人发展为 ESRD。PH2 患者肾功能保存较好，在同一系列中有 18%的患者在 40 岁时达到 ESRD。

GFR 的下降在 PH 患者中很难预测，但与草酸排泄的程度和肾钙质沉积有关。肾钙质沉积症(nephrocalcinosis，NC)是指钙盐在肾实质的沉积，不同于肾小管或集合系统系统的晶体沉积，后者通常导致肾结石。在一项罕见肾结石联盟(RKSC)对 348 名 PH 患者的研究中发现，与出现肾结石这一因素相比较，NC 的发生更有可能是 PH 导致 GFR 下降甚至肾衰竭的危险因素。

(三)肾外系统受累

当肾功能下降到 $45mL/(1.73m^2 \cdot min)$ 以下时，体内草酸排泄速度落后于草酸的生成，导致血浆中草酸浓度升高，草酸钙晶体沉积到组织中，称为全身性草酸病，或"高草酸血症"。这导致了多器官系统的并发症，包括骨、骨髓、关节、视网膜和心肌等重要脏器。进行性全身性高草酸血症可使人衰弱，并导致死亡。

骨与关节：草酸盐带来的骨损伤可称为草酸性骨病，PH 患者较常见，可出现纵向生长不良、骨营养不良导致的骨变形、病理性骨折、严重疼痛。草酸性骨病导致 X 线平片表现为干骺端致密带、干骺端边缘透明、邻近骨干硬化、囊性骨改变、畸形、骨膜下吸收、小梁形态模糊、椎体和髂骨骨密度增加，在某些情况下，可能会导致骨骼加速成熟，最终导致期望身高降低。骨营养不良导致骨痛和多发性病理性骨折常发生在疾病晚期。骨髓浸润可导致红细胞生成素难治性贫血。包括继发于关节草酸沉积的滑膜炎；并伴有手指钙化结节。

眼：此处受累的特点是视网膜病变或黄斑病变引起的视觉障碍，可观察到双折射晶体损害，导致严重的视力损害。

心脏：Wachter 于 2006 年发表第一例 PH2 导致心肌病的报道，超声发现室间隔和前外侧乳头肌回声密集和颗粒状闪烁结构，心肌内膜活检标本显示心肌内有多个草酸盐晶体浸润。

皮肤：结节和溃疡在内的皮肤表现与草酸钙沉积或血管受累导致局部缺血有关，最常表现为皮肤溃疡未愈合。

神经系统：在脑组织中也检测到草酸钙沉积，导致中枢神经系统疾病，周围神经病变也被检测到。

其他症状还包括甲状腺功能减退症，以及很少出现的牙周病等牙齿并发症。因此，需要一个多学科的方法来实现对该疾病的最佳治疗。

三、诊断与鉴别诊断

(一)早期诊断

临床上原发性高草酸尿症患者极为少见，导致临床医师对该疾病的认识和实践较少；患者临床表现局限，以泌尿系统症状最为直观，表现为结石引起的血尿、肾绞痛等症状，除肾脏结石外，很难发现其他早期的症状，且影像学表现常局限于肾脏。因此，众多患者可能会被漏诊，而仅诊断为单纯性草酸钙类肾结石，易误导医务人员仅对"石"治疗，而忽略根本病因。对于反复发作的草酸钙类结石患者，应高度怀疑 PH 可能。因此，对于所有患有肾结石或肾钙质沉着的儿童，均应评估是否存在潜在的代谢紊乱，复发性草酸钙肾结石的成人也应尽早评估是否存在 PH。在诊断时，部分症状和并发症较为严重的 PH2 可能会被误诊为 PH1，应引起注意。

实验室检查项目包括：

尿草酸：通常>0.7mmol/（1.73m² · d）［正常< 0.46mmol/（1.73m² · d）］。收集 24 小时尿液标本较随机取样更有价值。尿草酸/肌酐比值增加亦可提示存在高草酸尿症。

血浆草酸：肾功能衰竭发生后，测定血浆草酸浓度有助于诊断。与其他原因肾衰竭患者血浆草酸浓度升高相比，GFR 低于 20mL/（1.73m² · min）的原发性高草酸尿患者血浆草酸浓度往往超过 50μmol/L。

尿 L-甘油酸：尿 L-甘油酸排泄增加几乎可被认为是 PH2 的特异性表现，但需要注意的是，仍存在假阴性患者的报道。

具有以下临床和实验室特征应怀疑患有 PH2：

（1）肾结石引起症状：如血尿、肾绞痛等。

（2）患有尿石症的儿童，尿路结石反复发作的成人。

（3）肾钙化症，在超声检查、腹部 X 线平片或 CT 检查中被观察到，在 PH2 中较 PH1 而言，极为少见。

（4）有肾结石病史的终末期肾病。

实验室功能：

（1）肾结石分析，结石成分以草酸钙类为主。

（2）尿草酸值、尿草酸/肌酐比值增加。

（3）血浆草酸增加。

（4）尿 L-甘油酸增加。

（二）临床诊断

PH2 的诊断主要通过分子遗传检测来测定是否存在 GR/HPR 的双等位

致病性变异体，如果检测未发现致病变异或仅发现一种致病变异，则通过肝活检来检测 GR 活性，以辅助确诊 PH2。

1. 分子基因检测

单基因测试：首先进行 GR/HPR 的序列分析，序列分析检测出良性、可能良性、意义不确定、可能致病或致病的变异。致病性变异可能包括小的基因内缺失/插入和错义、无义和剪接位点变异；通常，外显子或全基因的缺失/重复不会被检测到。如果只发现一个或没有致病变异，则可接着进行基因靶向缺失/重复分析。

多基因检测：多基因面板，包括 GR/HPR 和其他感兴趣的基因。需要注意的是，检测面板中包含的基因和每个基因检测的诊断敏感性因实验室而异，并可能随时间而改变。因此，临床医生需要确定哪个多基因组最有可能以最合理的成本识别疾病的遗传病因，同时，限制对意义不确定的变异和不能解释潜在表型的致病变异的识别。另外，在一些实验室，面板选项可能包括自定义实验室设计面板和/或自定义表型聚焦外显子组分析，其中包括由临床医生指定的基因。面板中使用的方法可能包括序列分析、缺失/重复分析和/或其他非测序的测试。

2. 乙醛酸还原酶活性测定

该酶主要在肝脏中表达，可以使用 Giafi 和 Rumsby 描述的方法在肝脏组织中进行分析。需要穿刺活检（约 20mg 组织），样本必须立即冷冻，并冷冻运送到实验室。该酶也被证明在白细胞中表达；然而，由于该基因在白细胞中的表达存在问题和低活性，建议在肝活检中检测酶活性，而不是在白细胞中检测。

（三）鉴别诊断

1. 原发性高草尿症 1 型（PH1）

PH1 是最常见的遗传性高草酸尿症，约占 80% 的病例，是由于缺乏肝脏过氧化物酶体酶丙氨酸/乙醛酸转氨酶（AGT）。AGT 催化乙醛酸盐转化为甘氨酸。当 AGT 活性缺失时，乙醛酸盐转化为草酸，形成不溶性钙盐，在肾脏和其他器官中积累。PH1 患者有复发性肾结石(草酸钙沉积在肾盂/尿路)、肾钙质沉着(草酸钙沉积在肾实质)或有肾结石或草酸钙沉积的 ESRD 的风险。虽然高草酸尿症从出生开始就存在,大多数患者临床表现出现在儿童或青少年时期,但症状出现的年龄从婴儿期到成年期不等。大约 15% 的患者在 4~6 个月前就患有严重疾病,包括肾钙质沉着症;55% 的儿童或青少年早期表现出肾结石症状;其余的患者在成年后复发性肾结石。未经治疗的 PH1 常发展为肾结石/肾钙质沉着病,肾功能下降,全身性草酸症(广泛的草酸钙组织沉积),并死于 ESRD。诊断依据:①检测尿草酸排泄增加(或草酸/肌酐比值升高),或在中度至晚期肾衰竭患者中,检测血浆草酸浓度增加;②肝活检或 AGXT 分子基因检测显示 AGT 催化活性不足,AGXT 是目前已知与 PH1 相关的唯一基因。遗传方式是常染色体隐性遗传。

2. 原发性高草尿Ⅲ型(PH3)

与 PH1 和 PH2 表型相似,约占原发性高草酸尿症病例的 10%。尿液中 4-羟基-2-氧戊二酸盐和二羟基戊二酸盐升高,然后通过 HOGA1 序列分析进行确认,可以作出初步的生化诊断。HOGA1 的致病性变异导致线粒体 4-羟基-2-氧戊二酸醛缩酶的缺乏,该酶催化羟脯氨酸代谢的一个步骤。具有 PH3 的个体的高草酸尿是由于酶的底物分解,而不是由于乙醛酸盐的过量产生。遗传方式为常染色体隐性遗传。

3. 肾结石的其他遗传原因

出现早期结石形成的其他遗传性疾病包括登特病、肾小管酸中毒、胱氨酸尿症、黄嘌呤尿症和腺嘌呤磷酸核糖转移酶缺乏。建议尿路结石患者在行取石术后行结石成分分析,因为这可以指导临床医生进行特定的病因诊疗。尿液应分析结石相关风险,通常包括评估尿量、草酸盐、钙、镁、柠檬酸盐、磷酸盐、钠和尿酸盐。

4. 终末期肾病(ESRD)

对于患有 ESRD 的患者,尿液草酸排泄的可靠测量是难以实现的。任何形式的 ESRD 均可检测到血浆草酸浓度高达 $40\mu mol/L$;血浆草酸浓度超过 50μmol/L 提示原发性高草酸尿。虽然 PH1 和 PH2 是导致成人 ESRD 的罕见原因，但 PH 可占儿童 ESRD 的 0.7%~1.6%。在天然肾或同种异体肾活检中，如果在偏振光下看到双折射晶体，应考虑 PH。尽管血浆 1-甘油酸的测量可以识别患有 ESRD 的 PH2 患者，但这种检测并不是常规可用的。明确诊断需要分子基因检测或肝活检相关酶分析。

5. 肠源性高草酸尿症

胃肠道疾病导致吸收不良(如乳糜泻、克罗恩病、胰腺炎、短肠综合征)有可能增加草酸的吸收并导致高草酸尿。临床诊疗过程中可选择检测草酸盐相关的代谢物，如乙醇酸(PH1)、甘油(PH2)、尿 HOG(PH3)，明显的高草酸尿而不伴以上代谢物升高，特别是有胃肠道疾病的证据时，可能提示肠源性高草酸尿症。另外，胃部手术与草酸吸收增加、高水平高草酸尿和肾结石形成风险增加相关。高草酸尿等泌尿系结石危险因素在胃肠道 Roux-en-Y 术后患者中较胃束带术后患者更常见。

6. 饮食性尿草酸盐过多

过量摄入草酸盐含量高的食物，包括巧克力、可可、绿叶蔬菜(尤其是大黄和菠菜)、红茶、坚果、花生酱或杨桃，可能会增加尿液中草酸盐的浓度。24%~53%的尿液草酸盐可归因于饮食中的草酸盐。大剂量的维生素 C(4g/d)会导致高草酸尿症，摄入乙二醇也会导致高草酸尿症。治疗方法包括限制草酸盐饮食和进餐时使用碳酸钙或柠檬酸钙。

四、治疗与预后

主要的预防治疗是维持足够的水化状态，并增强草酸钙与外源性柠檬酸盐和中性磷酸盐的溶解度。

(一)解除草酸钙过饱和

一旦诊断明确，就应及时开始采取支持治疗措施，因为长期坚持治疗可以显著改善该疾病预后，减缓疾病进展为终末期肾病。按每天每平方米的体表面积摄入超过 2~3L 的液体，对于预防结石是必不可少的，但对于婴儿来说，可能需要进行插管或胃造口喂养，以获得 24 小时中适当稀释浓度的尿液。

此外，还需要口服草酸钙结晶抑制剂，如正磷酸盐、柠檬酸钾和镁等。枸橼酸钾(每天每千克体重 0.10~0.15mg)可以用以碱化尿液(理想的 pH 值为 6.2~6.8)，更重要的作用是抑制尿液中结晶的形成；如果肾功能受损，应使用柠檬酸钠来避免钾负荷的增加。肠道草酸负荷对该疾病的进展影响有限，因为草酸的主要来源是内源性的。因此，富含草酸食物的摄入量仅作为预防措施加以限制，正常的钙摄入量应该保持不变。分解草酸的益生菌(例如草酸杆菌)可能在促进肠道草酸排泄方面有正向调控作用，尽管之前的一项临床试验提示益生菌的促排作用尚未达预期。

(二)处理结石

尿路感染和尿石症需要及时治疗，以预防肾盂肾炎和继发性梗阻。在有该风险的患者中，需要使用呋喃妥因或甲氧苄啶进行化学性预防。体外冲击波碎石术(ESWL)不推荐用于结石负担重的患者，因为草酸钙结石不容易碎裂，而且损害肾脏实质的风险比较高，特别是在肾脏较小的情况下。经尿道输尿管镜激光碎石术或经皮肾镜激光碎石术(ESWL)。

(三)透析

据了解，当慢性肾脏病进展至 3 期时，血浆草酸钙水平可上升到 30~45μmol/L，血液中草酸钙达过饱和，可致全身性草酸中毒及重要脏器损害。此时开始肾脏代替治疗，可降低上述并发症风险。其他肾脏疾病通常在 GFR 下降到 15mL/(1.73m^2·min)时开始肾替代治疗，因此，PH 患者开始肾替代治疗的适应征与其他肾脏疾病不同，目的是使血浆草酸水平保持在阈值 30μmol/L 以下。

与腹膜透析相比，间歇血液透析具有更高的草酸清除率，为 1~4mmol/(1.73m^2·d)。然而，PH 患者的草酸产生速率为 2~7mmol/(1.73m^2·d)，因此，患者通常需要非常激进的血液透析方式，必须使用更密集的治疗方案来降低血浆草酸水平，并限制全身进展。此外，一些患者可从间歇血液透析+腹膜透析的联合模式中受益，虽然腹膜透析去除草酸的效率要比间歇血液透析低得多，但联合模式可以逐步改善血浆草酸负担，并试图减少血液透析后发生的反弹效应，以保持透析前血浆草酸水平低于阈值 30μmol/L。同时，应监测透析治疗前后血浆草酸水平，针对病人个体差异设计有效的透析方案。

（四）器官移植

关于器官移植的治疗方法，PH2 患者的器官移植经验较为有限。普遍存在的 GR/HPR 的组织分布有利于肾移植，但一些移植受者曾经历过草酸相关的移植物丢失。由于全身性草酸钙分解缓慢，移植后多年，尿草酸排泄量可能持续升高，并可能导致肾钙沉着症或肾结石，在患有 PH2 的个体中移植失败的案例并不罕见。已有一例 II 型 PH 的患儿接受单独肾移植术后出现移植肾草酸钙结晶沉积，肾小管梗阻导致移植肾需再次切除，且组织病理分析再次证实活检结果。因此，移植肾必须通过强制摄取液体和使用结晶抑制剂来进行保护，且术后谨慎处理，注意快速排尿和使用草酸钙尿抑制剂，最大限度地减少草酸沉积导致同种异体移植物丢失的风险。在发展中国家，往往缺乏移植和随后治疗所需的具体多学科专业配合与相应的财政资源，因此许多患者预后很差甚至死亡，而对于患有严重的原发性高草酸尿的婴儿，治疗工作可能也无法顺利开展。由于肝脏中存在最高含量的 GR/HPR mRNA 表达，因此肝肾联合移植可能存在一定优势。但迄今为止，仅有一篇个案报告中发现某位 PH2 患者在同种异体肾移植失败后再行肝肾联合移植成功的案例。该患者在行肝肾联合移植后 1 个月内尿甘油酸、草酸和血浆草酸均恢复至正常水平。

五、预防与管理

主要的预防方法是保持足够的水化状态，并使用外源性柠檬酸盐和中性磷酸盐提高草酸钙的溶解性。

(一)病因预防

主要的预防措施是减少草酸盐吸收，包括大量摄入液体，随餐口服碳酸盐，或枸橼酸盐，以在肠腔内结合草酸，且如果存在草酸盐摄入较高，则减少膳食草酸盐摄入。富含草酸盐的食物包括甜菜和芜菁叶(又称大头菜)、大黄、草莓、杨桃、番薯、麦麸、茶、可可、辣椒、巧克力、欧芹、甜菜、菠菜、莳萝、坚果类及柑橘汁。维生素 C 摄入过量(每天摄入超过1000mg)也可导致高草酸尿，因为维生素 C 可被代谢为草酸盐。

同时需要的其他治疗选择包括：

(1)低脂饮食；

(2)维持充足的钙摄入量(USRDA)，因为钙摄入量低会增加肠道草酸盐的吸收；

(3)补充镁和焦磷酸盐，上述溶质排泄到尿液中会抑制草酸钙的沉淀；

(4)考来烯胺可结合肠胆汁酸和草酸盐，但其存在一些副作用。

(二)体检筛查

推荐的筛查项目可能会因个体差异而有所不同。

肾功能完好的患者(即测量或估计肾小球滤过率不低于 60mL/(1.73m^2·min)需要以下指标来评估/确保治疗效果：

每两年一次的检查：评估肾功能、尿液分析和尿液草酸排泄测量；尿草酸/肌酐比率、草酸钙饱和度、血压和全血细胞计数(包括红细胞压积)。清晨的蛋白尿可能预示着 GRF 的下降，因此有必要检查肾功能。每年一次的检查：使用肾脏成像手段(超声或 CT)检查有无肾结石。如果发现结石或肾钙化，则按尿路结石随访要求，至少每半年复查一次，明确结石大小，评估结石生长情况。

肾功能不全的个人，即 GFR<60mL/(1.73m^2·min)的患者，应每季度进行上述体检评估，并每年进行后续检查，以评估是否有肾脏以外的其他器官系统受累。

骨骼：X 线检查，以评估长骨末端是否有固定硬化边缘的横向半透明对称带的形成、骨骼囊性稀疏和病理性骨折。2001 年 Behnke 等人的一项研究结果表明，测量骨密度（BMD）可能是确定和监测 PH 中草酸负荷的一种有价值的、无创的工具，可考虑每 5 年进行一次骨密度扫描。髂骨活检是骨评估的金标准方法，可显示特定特征，如草酸晶体常被肉芽肿反应包围，这与巨噬细胞侵袭骨表面相对应。然而，骨活检仍然是有创的，不能进行临床常规随访。

血液学：全血细胞计数和红细胞压积用于诊断贫血。必要时可通过骨髓穿刺术来确定骨髓中的草酸盐晶体是否导致了促红细胞生成素抵抗性贫血。

眼部：眼科检查配合眼底镜检查，评估视网膜病变和黄斑病变。

心脏：用心电图检查心脏传导有无缺陷，超声心动图评估心脏收缩功能。

皮肤：临床检查指甲下草酸盐沉淀物和皮肤溃疡，作为血管病变的证据。

关节：临床检查滑膜炎相关指标，关节镜可以根据个人情况来检查。

牙：牙周病的牙科检查。

甲状腺：甲状腺功能检查，包括促甲状腺激素（TSH）和游离 T4（FT4）检查甲状腺功能减退。

血浆草酸含量：每4~6个月测量一次，直到GFR降至 $15\text{mL}/(1.73\text{m}^2 \cdot \text{min})$ 以下。在透析期间，每月测量血浆草酸以调整透析量。

（三）对高危亲属的评估

尽管与未受影响的兄弟姐妹有共同的基因型，确诊患者被认为有更严重的表型，原因可能包括环境辅助因素或遗传修饰。目前的研究强烈建议 PH2 患者进行家庭筛查，因为对于常染色体隐性遗传病，确诊个体的每一个兄弟姐妹均有 25% 的概率患病，50% 的概率成为无症状致病基因携带者，

25%的概率不受影响或不是携带者。即使这些潜在的 PH2 患者无症状，最终他们的临床进展过程与那些有症状的患者相似。如果已知家族中的存在致病基因，就可以对高危家庭成员进行检测，对高危孕妇进行产前检测。在较早的年龄段开始医学介入及预防，可使患者受益，早期遗传诊断和治疗的获益已在其他小儿疾病过程中得到证实。

如果已知该家族中存在的致病变异，则应进行分子基因检测；如果该家族中的致病变异未知，则可通过测量尿液草酸排泄量或随机测定草酸/肌酐和肾脏超声，如果发现高草酸尿、结石或肾钙质病，则可通过基因检测进行确认。分子检测往往更为可靠，因为儿童时期的尿草酸排泄量变化范围较大。

(四)妊娠管理

对于确诊 PH2 的孕妇，应该密切监测孕妇肾功能及血液草酸浓度，行泌尿系彩超检查，因为在怀孕期间或分娩后，肾功能下降和肾结石的风险均会增加。

六、进展及展望

在过去的几十年中，在探究 PH2 方面取得了较多进展。该疾病的动物模型已经建立。虽然这些动物模型与受疾病影响的人类具有的表型并不相同，但在治疗评估中具有一定价值。Arvans 的体外培养实验发现食草酸杆菌衍生性生物活性因子加快草酸转运作用，提出食草酸杆菌衍生性生物活性因子作为预防或治疗高草酸尿症的新型药物的可能。Miyata 认为，地喹氯铵(Dequalinium chloride，DECA)因其可恢复正常的 AGT 过氧化物酶体运输，从而抑制 AGT 向线粒体的转运，可能对 PH 患者有益。随着分子遗传学研究的深入，更多致病基因的发现促进了对 PH2 发病机制的更深入了解。同时，研发其他如司替戊醇等创新治疗药物的工作仍在继续。司替戊醇是一种可降低肝脏草酸盐生成的抗癫痫药。大鼠模型研究显示该药能降低尿液草酸盐排泄和肾脏草酸盐沉积，此外还降低了一例17岁严重高草酸尿症患者的尿液草酸盐排泄，因此具有一定治疗前景。

基因治疗可能成为PH2新的治疗方法。生化酶学的进步也促进了诊断技术的发展，靶向乙醇酸氧化酶的RNA干扰（RNA interference，RNAi）疗法可消耗合成草酸盐的底物，减少草酸盐的生成。此外，包括基于siRNA的治疗方法在内的有前景的原发性高草酸尿症疗法目前正进入Ⅲ期临床试验，接下来需要做进一步研究，以利用疾病的异质性来开发相应的治疗方法。该疾病的潜在问题不是关键酶的缺乏，而是前体细胞的积累，需要足够的肝组织来替代前体细胞，从而解决酶缺乏的问题。Jiang等人认为用正常肝细胞重新填充肝脏，以减少宿主肝细胞的增殖，同时促进移植细胞的增殖。这种细胞疗法已被证明对AGXT基因敲除小鼠有效。然而，这种治疗方法在临床应用上仍有非常大的困难。使用病毒进行基因转移，可能是一种有吸引力的治疗方案，但除了中和抗体外，还必须克服诱导充分表达的问题。虽然乙醇酸氧化酶的抑制会导致底物还原，但目前还没有找到合适的抑制剂。恢复正确的蛋白质折叠可能适用于某些基因型，而这种分子的识别依赖于高通量筛选的使用。

除以上介绍的Ⅰ型及Ⅱ型PH外，Ⅲ型PH往往在年龄较大时无临床表现，6岁后无肾结石复发。患者通常不会进展至肾衰竭，但可能出现轻度肾功能损害，如eGFR为77和83mL/$(1.73m^2 \cdot min)$，其病因机制是编码线粒体4-羟基-2-酮戊二酸醛缩酶的HOGA1基因（以前称为DHDPSL基因）突变。这种酶表达于肝脏和肾脏，催化线粒体中羟脯氨酸降解途径的终末阶段，即催化4-羟基-2-酮戊二酸（HOG）裂解成丙酮酸和乙醛酸，进一步导致草酸盐的生成增多，但其病例比例仅为PH总体的5%~10%，因此相关研究较少。

（何子奇　徐华）

参考文献

1. Williams H E, Smith L H, Jr. L-glyceric aciduria. A new genetic variant of primary hyperoxaluria[J]. New Engl J Med, 1968,278(5):233-238.

2. Rootman M S, Mozer-Glassberg Y, Gurevich M, et al. Imaging features of primary hyperoxaluria[J]. Clin Imaging, 2018,52:370-376.

3. Johnson S A, Rumsby G, Cregeen D, et al. Primary hyperoxaluria type 2 in children[J]. Pediatr Nephrol, 2002,17(8):597-601.

4. Cramer S D, Ferree P M, Lin K, et al. The gene encoding hydroxypyruvate reductase (GRHPR) is mutated in patients with primary hyperoxaluria type II [J]. Hum Mol Genet, 1999,8(11):2063-2069.

5. 张宁. 儿童肾结石/肾钙质沉着症分子病因研究进展[J]. 国际儿科学杂志, 2020,47(03):189-192.

6. Hopp K, Cogal A G, Bergstralh E J, et al. Phenotype-Genotype Correlations and Estimated Carrier Frequencies of Primary Hyperoxaluria[J]. J Am Soc Nephrol, 2015,26(10):2559-2570.

7. Garrelfs S F, Rumsby G, Peters-Sengers H, et al. Patients with primary hyperoxaluria type 2 have significant morbidity and require careful follow-up [J]. Kidney Int, 2019,96(6):1389-1399.

8. Hoppe B, Kemper M J, Bokenkamp A, et al. Plasma calcium-oxalate saturation in children with renal insufficiency and in children with primary hyperoxaluria [J]. Kidney Int, 1998,54(3):921-925.

9. Rumsby G, Sharma A, Cregeen D P, et al. Primary hyperoxaluria type 2 without L-glycericaciduria: is the disease under-diagnosed? [J]. Nephrol Dial Transplant, 2001,16(8):1697-1699.

10. Takayama T, Nagata M, Ozono S, et al. A novel mutation in the GRHPR gene in a Japanese patient with primary hyperoxaluria type 2[J]. Nephrol Dial Transplant, 2007,22(8):2371-2374.

11. Sas D J, Harris P C, Milliner D S. Recent advances in the identification and

management of inherited hyperoxalurias[J]. #N/A, 2019,47(1):79-89.

12. Worcester E M, Evan A P, Coe F L, et al. A test of the hypothesis that oxalate secretion produces proximal tubule crystallization in primary hyperoxaluria type I[J]. Am J Physiol Renal Physiol, 2013,305(11):F1574-1584.

13. Hoppe B, Danpure C J, Rumsby G, et al. A vertical (pseudodominant) pattern of inheritance in the autosomal recessive disease primary hyperoxaluria type 1: lack of relationship between genotype, enzymic phenotype, and disease severity [J]. Am J Kidney Dis, 1997,29(1):36-44.

14. Tang X, Bergstralh E J, Mehta R A, et al. Nephrocalcinosis is a risk factor for kidney failure in primary hyperoxaluria [J]. Kidney Int, 2015, 87(3): 623-631.

15. Wichmann G, Passauer J, Fischer R, et al. A young patient with end-stage renal disease, dyspnoea, weakness, peripheral neuropathy and an unsuspected underlying disease[J]. Nephrol Dial Transplant, 2003,18(8):1670-1672.

16. Bacchetta J, Fargue S, Boutroy S, et al. Bone metabolism in oxalosis: a single-center study using new imaging techniques and biomarkers [J]. Pediatr Nephrol, 2010,25(6):1081-1089.

17. Yamanouchi M, Ubara Y, Takayama T, et al. Calcified nodules on fingers in primary hyperoxaluria type 2 [J]. Lancet Diabetes Endocrinol, 2016, 4 (5):468.

18. Knight J, Holmes R P, Cramer S D, et al. Hydroxyproline metabolism in mouse models of primary hyperoxaluria[J]. Am J Physiol Renal Physiol, 2012,302 (6):F688-693.

19. Wachter R, Schulze M R, Schmeisser A, et al. Images in cardiovascular medicine. Cardiomyopathy resulting from primary hyperoxaluria type II[J]. Circulation, 2006,113(3):e39-40.

20. Jiang J, Salido E C, Guha C, et al. Correction of hyperoxaluria by liver repopulation with hepatocytes in a mouse model of primary hyperoxaluria type-

1[J]. Transplantation, 2008,85(9):1253-1260.

21. Guha C, Yamanouchi K, Jiang J, et al. Feasibility of hepatocyte transplantation-based therapies for primary hyperoxalurias[J]. Am J Nephrol, 2005,25(2):161-170.

22. Rumsby G, Hulton S A. Primary Hyperoxaluria Type 2[M]. Seattle (WA): University of Washington,1993.

23. Couret C, Mainguy A, Weber M, et al. Cristalline retinopathy from type 2 primary hyperoxaluria[J]. #N/A, 2019,42(5):e203-e205.

24. Kemper M J, Müller-Wiefel D E. Nephrocalcinosis in a patient with primary hyperoxaluria type 2[J]. Pediatr Nephrol, 1996,10(4):442-444.

25. Cochat P, Hulton S A, Acquaviva C, et al. Primary hyperoxaluria Type 1: indications for screening and guidance for diagnosis and treatment [J]. Nephrol Dial Transplant, 2012,27(5):1729-1736.

26. Milliner D S. The primary hyperoxalurias: an algorithm for diagnosis[J]. Am J Nephrol, 2005,25(2):154-160.

27. Cregeen D P, Williams E L, Hulton S, et al. Molecular analysis of the glyoxylate reductase (GRHPR) gene and description of mutations underlying primary hyperoxaluria type 2[J]. Hum Mutat, 2003,22(6):497.

28. Giafi C F, Rumsby G. Primary hyperoxaluria type 2: enzymology [J]. J Nephrol, 1998,11 Suppl 1:29-31.

29. Knight J, Holmes R P, Milliner D S, et al. Glyoxylate reductase activity in blood mononuclear cells and the diagnosis of primary hyperoxaluria type 2[J]. Nephrol Dial Transplant, 2006,21(8):2292-2295.

30. Bhat S, Williams E L, Rumsby G. Tissue differences in the expression of mutations and polymorphisms in the GRHPR gene and implications for diagnosis of primary hyperoxaluria type 2[J]. Clin Chem, 2005,51(12): 2423-2425.

31. Cochat P, Rumsby G. Primary hyperoxaluria[J]. New Engl J Med, 2013,369

(7):649-658.

32. Yau A A, Hindi J, Uribarri J. Recurrent Nephrolithiasis Causing Kidney Failure[J]. Am J Kidney Dis, 2021,77(4):A18-a21.

33. Holmes R P, Assimos D G. The impact of dietary oxalate on kidney stone formation[J]. Urol Res, 2004,32(5):311-316.

34. Nasr S H, Kashtanova Y, Levchuk V, et al. Secondary oxalosis due to excess vitamin C intake[J]. Kidney Int, 2006,70(10):1672.

35. Penniston K L, Nakada SY. Effect of dietary changes on urinary oxalate excretion and calcium oxalate supersaturation in patients with hyperoxaluric stone formation[J]. Urology, 2009,73(3):484-489.

36. Fargue S, Harambat J, Gagnadoux M F, et al. Effect of conservative treatment on the renal outcome of children with primary hyperoxaluria type 1 [J]. Kidney Int, 2009,76(7):767-773.

37. Hoppe B. An update on primary hyperoxaluria[J]. Nat Rev Nephrol, 2012,8 (8):467-475.

38. Marangella M, Bagnis C, Bruno M, et al. Crystallization inhibitors in the pathophysiology and treatment of nephrolithiasis[J]. Urol Int, 2004,72 Suppl 1:6-10.

39. Sikora P, von Unruh G E, Beck B, et al. [13C2]oxalate absorption in children with idiopathic calcium oxalate urolithiasis or primary hyperoxaluria [J]. Kidney Int, 2008,73(10):1181-1186.

40. Hatch M, Gjymishka A, Salido E C, et al. Enteric oxalate elimination is induced and oxalate is normalized in a mouse model of primary hyperoxaluria following intestinal colonization with Oxalobacter [J]. Am J Physiol Gastrointest Liver Physiol, 2011,300(3):G461-469.

41. Hoppe B, Groothoff J W, Hulton S A, et al. Efficacy and safety of Oxalobacter formigenes to reduce urinary oxalate in primary hyperoxaluria[J]. Nephrol Dial Transplant, 2011,26(11):3609-3615.

42. Pais VM, Jr., Assimos D G. Pitfalls in the management of patients with primary

hyperoxaluria: a urologist's perspective[J]. Urol Res, 2005,33(5):390-393.

43. Al-Abadi E, Hulton S A. Extracorporal shock wave lithotripsy in the management of stones in children with oxalosis—still the first choice? [J]. Pediatr Nephrol, 2013,28(7):1085-1089.

44. Illies F,Bonzel K E,Wingen A M,et al. Clearance and removal of oxalate in children on intensified dialysis for primary hyperoxaluria type 1[J]. Kidney Int, 2006,70(9):1642-1648.

45. Beck B B, Hoyer-Kuhn H, Gobel H, et al. Hyperoxaluria and systemic oxalosis: an update on current therapy and future directions [J]. #N/A, 2013,22(1):117-129.

46. Naderi G,Latif A,Tabassomi F,et al. Failure of isolated kidney transplantation in a pediatric patient with primary hyperoxaluria type 2 [J]. Pediatr Transplant, 2014,18(3):E69-73.

47. Dhondup T, Lorenz E C, Milliner D S, et al. Combined Liver-Kidney Transplantation for Primary Hyperoxaluria Type 2: A Case Report[J]. Am J Transplantation, 2018,18(1):253-257.

48. Nicoletta J A,Lande M B. Medical evaluation and treatment of urolithiasis[J]. Pediatr Clin North Am, 2006,53(3):479-491,vii.

49. Behnke B,Kemper M J,Kruse H P,et al. Bone mineral density in children with primary hyperoxaluria type I[J]. Nephrol Dial Transplant, 2001, 16 (11):2236-2239.

50. Couret C, Mainguy A, Weber M, et al. Cristalline retinopathy from type 2 primary hyperoxaluria[J]. #N/A, 2019,42(5):e203-e205.

51. Fuessl H S. Verkalkte Knoten an allen Fingerspitzen [J]. MMW Fortschr Med, 2017,159(19):40.

52. Bockenhauer D,Bichet D G. Nephrogenic diabetes insipidusv[J]. Curr Opin Pediatr, 2017,29(2):199-205.

53. Mak D Y,Sykes J,Stephenson A L,et al. The benefits of newborn screening for cystic fibrosis: The Canadian experience[J]. J Cyst Fibros, 2016,15(3):

302-308.

54. Mei D, Parrini E, Marini C, et al. The Impact of Next-Generation Sequencing on the Diagnosis and Treatment of Epilepsy in Paediatric Patients[J]. Mol Diagn Ther, 2017,21(4):357-373.

55. Takayama T, Takaoka N, Nagata M, et al. Ethnic differences in GRHPR mutations in patients with primary hyperoxaluria type 2[J]. Clin Genet, 2014,86(4):342-348.

56. Norby S M, Milliner D S. Outcomes and complications of pregnancy in women with primary hyperoxaluria[J]. Am J Kidney Dis, 2004,43(2):277-285.

57. Arvans D, Jung Y C, Antonopoulos D, et al. Oxalobacter formigenes-Derived Bioactive Factors Stimulate Oxalate Transport by Intestinal Epithelial Cells [J]. J Am Soc Nephrol, 2017,28(3):876-887.

58. Miyata N, Steffen J, Johnson M E, et al. Pharmacologic rescue of an enzyme-trafficking defect in primary hyperoxaluria 1[J]. Proc Natl Acad Sci USA, 2014,111(40):14406-14411.

59. Pelle A, Cuccurullo A, Mancini C, et al. Updated genetic testing of Italian patients referred with a clinical diagnosis of primary hyperoxaluria[J]. J Nephrol, 2017,30(2):219-225.

60. Le Dudal M, Huguet L, Perez J, et al. Stiripentol protects against calcium oxalate nephrolithiasis and ethylene glycol poisoning[J]. J Clin Invest, 2019, 129(6):2571-2577.

61. Liebow A, Li X, Racie T, et al. An Investigational RNAi Therapeutic Targeting Glycolate Oxidase Reduces Oxalate Production in Models of Primary Hyperoxaluria[J]. J Am Soc Nephrol, 2017,28(2):494-503.

62. Milliner D S. siRNA Therapeutics for Primary Hyperoxaluria: a Beginning [J]. Mol Ther, 2016,24(4):666-667.

63. Wood K D, Holmes R P, Knight J. RNA interference in the treatment of renal stone disease: Current status and future potentials[J]. Int J Surg, 2016,36 (Pt D):713-716.

第三节　特发性高草酸尿症

特发性高草酸尿症(idiopathic hyperoxaluria, IH)是临床上最为常见的高草酸尿症类型，主要表现为尿草酸轻度、持续升高(24 小时尿草酸总量一般为 45~90mg/100mg，正常值为 10~40mg)，有一定的家族遗传性，找不到明确致病原因，明显有别于原发性高草酸尿症和继发性性高草酸尿症，故称为特发性高草酸尿症，其在特发性草酸钙结石中发生率可达 50%。

一、特发性高草酸尿症简史

Marangella 等研究发现，正常人群中有部分尿液的尿草酸排泄和肠道草酸吸收具有轻微增高的现象。随后，Gill 根据此现象提出了"轻微高草酸尿症"的概念，并描述了其对吡哆醇的反应。Gill 通过观察 3 例临床病例猜测，轻微高草酸尿对草酸钙结石的形成有着重要作用。

已知草酸是植物类食物中最常见的成分，饮食摄入的草酸 2%~20%在胃肠道中吸收，其吸收形式分为主动转运和被动扩散两种形式。草酸吸收量取决于草酸溶解度、肠转运时间和肠腔上皮细胞的可吸收性。E. Leumann 以及 Milliner 实验证实，摄入一定量的柠檬酸盐、正磷酸盐和镁离子能在一定程度上调节草酸的吸收。柠檬酸盐、正磷酸盐和镁离子与草酸结合后，肠内游离草酸减少，从而导致其吸收下降。食物纤维也可以减少肠草酸的吸收。

草酸吸收主要在进食后 1~8 小时(此时尿液草酸排泄明显增加)。然而，进食后，8~24 小时尿中草酸仍是增加的。进食草酸 4~6 小时后出现首峰，首峰时间提示大多数草酸的吸收部位是上消化道。Schwille 等发现特发性高草酸尿患者外源性草酸吸收率高于正常人，差异主要在餐后 6 小时，主要吸收部位也位于上段小肠。胃也是草酸吸收的部位。Hautmann 等对胃对草酸的吸收作用进行研究，他们利用气囊堵塞幽门，然后经鼻胃管注入不同性质的草酸盐和草酸。结果显示，可溶性和不溶性草酸盐在胃内均以极高的比率被吸收，2 小时后胃草酸负荷的 15%～21% 由尿液排泄，6 小时达 62%，从而导致明显的高草酸尿。陈志强等也认为胃在正常生理状况下是强有力的草酸吸收器官。

目前对于草酸在消化道的吸收机制的研究存在明显分歧，且仅限于正常草酸尿动物模型的研究，仍有待完善。部分学者认为，草酸的吸收机制为跨膜被动扩散；但较多的学者持反对意见，认为草酸在消化道以主动转运机制被吸收。研究发现，红细胞膜上的阴离子交换蛋白——带 3 蛋白（band Ⅲ 蛋白）是草酸的主要转运通道，以耗能的主动转运机制转运草酸。进一步研究发现，带 3 蛋白磷酸化可促进带 3 蛋白介导的跨膜草酸转运。特发性高草酸尿症患者红细胞膜的草酸转运水平高于正常人群，与细胞膜磷脂异常（亚油酸含量降低及花生四烯酸含量升高）有关。研究证实，随红细胞膜中花生四烯酸含量增加，草酸转运增加。

草酸是机体不能进一步代谢的终产物。机体代谢产生的草酸和经胃肠道吸收食物中的草酸分别称为内源性草酸和外源性草酸，二者均以原形式从尿中排泄。尿液草酸的来源：40%～50% 来自体内肝的合成，40%～50% 由抗坏血酸经非酶促的过程转化而来，剩余 10%～20% 来自食物中外源性草酸的吸收。Michael Liebman 研究表明，过去的研究结果明显低估了食物来源草酸对尿草酸排泄量的影响，其原因是当时缺乏精确测定食物和尿液中草酸含量的方法，造成试验时食物中草酸和尿液中草酸定量不准确。有关抗坏血酸的实验数据是在 30 多年前取得的，随着对这一问题认识加深，这一结果也被质疑。例如尿液暴露或有机酸自尿中析出后尿液偏碱性等，在这些过程中抗坏血酸均会转化为草酸。

早在 20 年前，Y. Naya 等学者就发现无草酸饮食后尿中草酸排泄量减少了 67%，提示尿液中草酸主要来自饮食。弄清食物中草酸在尿液草酸排泄中所占的实际比例非常重要，因为它是相对比较容易控制的。近年来，一些学者就此问题也开展了大量的工作。Holmes 等研究了 6 组不同饮食对于正常人尿草酸排泄的影响，饮食中草酸、钙、蛋白质、脂肪、碳水化合物等的含量都严格限定，并根据受试者身高、体重、性别、年龄、日常活动量的多少来分配每个人的能量需要。结果显示，无草酸饮食第 5 天所测尿草酸排泄值平均比自选饮食低 54%±5%（无草酸饮食第 5 天所测得的尿草酸排泄量代表内源性合成的草酸量）；摄入含 180mg 草酸铵饮食 7~10 天所测尿草酸排泄值平均比无草酸饮食增加 69%（19.2%~131%）。从草酸 50mg/d 到 250mg/d 平均尿草酸排泄增加了 34.9%。并且观察到，在任何饮食中，内源性合成草酸的比率没有变化。根据结果算得外源性草酸所占尿草酸排泄量百分比为：草酸 10mg/d 占 24.4%；草酸 50mg/d 占 26.9%；草酸 180mg/d 占 39.9%；草酸 250mg/d 占 41.5%；草酸低钙饮食 250mg/d 占 52.6%，提示草酸的摄入对尿液草酸排泄发挥了重要作用。Holmes 等人归纳的结果是：进食成分不断变化的饮食，饮食源尿草酸所占比例接近 50%，与以往报道的（10%~20%）差距较大。

目前暂无有效方法降低内源性草酸的合成。因此，通过饮食措施降低尿草酸浓度变得较为重要。由于对草酸的吸收研究有限，食物成分表不完善也不精确，从饮食中摄入的草酸量及吸收的量还不能精确了解。Motola J. A. 用标准 C2-草酸吸收试验测得胃肠道草酸吸收率为 1.7%~20%，大多数值在 5%~10%，表明人与人之间差异很大，要确定这种差异的原因，还需要设计能降低差异的试验或找出其他原因，对吸收过程也需要更完整的了解。Holmes 评估日常饮食（包括谷类制品、水果、蔬菜）含草酸约 2.27mmol（200mg）/d，如果草酸的有效吸收在 5%~10% 之间的话，从饮食中吸收的草酸量为 10~20mg（114~227umol）/d，约与每日内源性合成的草酸量相当。因此，从饮食中吸收的草酸量可能占日尿草酸量的一半。

一直以来，富含草酸饮食后暂时肾草酸负荷的存在被极大地忽视了，主要是因为血、尿及食物中草酸含量检测较为困难，因此研究焦点均集中于监测 24 小时的尿草酸排泄量。尤其因为食物中草酸含量无法精确评估，所导致的进一步的研究难点是，无法充分控制饮食草酸的摄入。近年来，有学者开展了相关工作，他们使用最新方法精确检测了各种谷类制品的草酸含量，并认为素食者能摄入更多草酸，推荐预防草酸钙结石复发需考虑这些粮食的草酸含量。Holmes 等人在体内细胞实验与体外动物实验过程中通过控制了饮食,确定了饮食草酸在尿草酸排泄中的重要性,但相同理念下对人体的研究结果并无显著变化。Holmes 等人通过对 6 名健康成人进行草酸钠干预并进行观察,发现近端小管损伤的标记物并未显著变化。两年后,进一步观察 6 名结石患者给予同样剂量(8mmol)的草酸负荷后也没有发现近端小管损伤和氧化应激的证据。高草酸低钙的饮食后尿草酸浓度暂时升高可能促进了结石的形成,条件是其他促进结晶和聚集的因素同时存在。尿草酸浓度暂时升高在成石初期的作用还不明确,还需要进一步研究。

很多研究发现,草酸钙结石患者对食物中草酸的吸收率更高。Ebisuno 等人对 130 位结石患者研究发现,给予富含草酸饮食后,草酸钙结石患者较健康受试者及非草酸钙结石患者,其尿液草酸排泄量显著增高。这提示高草酸吸收可能是草酸钙结石形成的危险因素。Masai 等人研究了饮食对 60 例特发性含钙肾结石患者尿草酸排泄的影响。结果提示,碳水化合物和脂肪对尿液草酸排泄有重要作用,呈正相关,而钙则相反,蛋白质与尿液草酸排泄无明显相关性。Hesse 等利用 13C2-草酸测得草酸钙结石患者平均较健康受试者,其草酸吸收率增加 50%,表明正常人和结石患者的草酸吸收率不同。结石患者草酸吸收明显增加的原因值得深入研究,可能这种草酸吸收率差异有其特有的的遗传学基础。Motola JA 利用 C2-草酸吸收试验对 120 位健康志愿者(60 男、60 女)和 120 位特发性复发草酸钙结石患者(90 男 30 女)给予标准饮食后(钙 800mg、草酸钠 0.37mmol)的草酸吸收进行比较,结果显示,健康志愿者的平均草酸吸收率为 8.0%±4.4%,草酸钙结石患者的平均草酸吸收率是 10.2%±5.2%(p<0.001),而健康志愿者的男女之间、草酸钙结石患者的男女之间比较,草酸吸收率无明显差异。这表明高草酸吸收后尿草酸排泄增加,从而增加草酸钙结石形成危险。高草酸尿是草酸钙结石的主要患病因素,为了弄清饮食草酸在尿草酸排泄中的作用以及草酸钙结石患者高草酸尿的饮食影响因素,Siener 等人观察了 186 名草酸钙结石患者(93 名高草酸尿,尿草酸≥0.5mmol/d;93 名尿草酸正常,尿草酸<0.4mmol/d)的日常饮食并检测饮食以及尿中的相关成分发

现，两组患者饮食中脂肪、碳水化合物、蛋白质含量相当。高草酸尿组饮食中草酸含量 130mg/d，钙 812mg/d；正常草酸尿组饮食中草酸含量 101mg/d，钙 845mg/d，差别无统计学意义。高草酸尿组饮食中平均水（食物、饮料）、镁、钾、食物纤维、维生素 C 含量比正常草酸尿组多。Siener 等人认为高草酸尿与饮食中液体以及维生素 C 摄入有关，主要是由于内源性合成增加和肠草酸吸收增加，也可能是钙在肠内的低络合。

钙在草酸的吸收和排泄过程中发挥着非常重要的作用。Curhan 等人做了大批无结石病史、40~75 岁男性 45619 人的前瞻性研究，以了解饮食钙摄入和症状性肾结石形成的关系，结果显示，每天摄入超过 1g 钙 的人比摄入低于 600mg 的人患肾结石的风险降低一半，因此，他认为钙摄入量与肾结石危险性成反比。而另一项研究却得出了相反的结论，Matsumoto 等人观察了 10 名健康男女，给予自由草酸饮食（200mg/d），同时给予高钙（1000mg/d）和低钙（400mg/d）饮食，发现高钙饮食比低钙饮食的钙排泄更高、草酸排泄更低，尿草酸钙相对饱和系数也高，提示自由草酸饮食期间高钙饮食可能增加草酸钙结石成石风险。Liebman 等人研究显示，摄入钙盐不影响内源性草酸的合成。草酸与钙同食时，钙能减少草酸的排泄与吸收，碳酸钙与枸橼酸钙对减少草酸吸收的影响相当。草酸钙与草酸镁是相对不溶的，Liebman 和 Costa 的研究显示，镁与草酸同食，同样可以减少草酸的排泄。

从目前的流行病学资料来看，特发性高草酸尿症与遗传密切相关，而且它并不是一种单基因遗传病，而是涉及多基因的遗传病。Goodman 利用计算机模型，通过方差分析、Hardy-Weinberg 分析、分离分析研究了 101 个结石患者和 101 个对照者的遗传模式，认为可能有 3~4 个主要基因参与了特发性高草酸尿症的发生。但具体是哪些基因与之有关，以及形成机制中发挥的具体作用，目前仍不明确。

二、病因

特发性高草酸尿症是一种多基因遗传疾病，其发病可能和多个致病基因有关。Goodman 等人研究了 101 名结石患者和 101 名对照者的遗传模式，认为特发性高草酸尿症的发生可能与 3~4 个独立主导基因的变异有关，可能存在数个草酸代谢和转运的相关基因或蛋白的表达异常，但哪些主导基因或蛋白表达异常导致特发性高草酸尿症，目前仍未明确。利用大鼠全基因组表达谱基因芯片技术，筛选特发性高草酸尿症模型大鼠肝组织，结果发现，有多个基因表达异常，并涉及细胞发育、细胞器、信号转导、分子结合、代谢调节、酶活性调节、转录调节和翻译调节等多类基因，其中包括酪氨酸氨基转移酶、胆碱脱氢酶、细胞色素 P450 氧化还原酶以及丝氨酸-苏氨酸激酶 11 等。

（一）酪氨酸氨基转移酶(Tat)基因上调

酪氨酸氨基转移酶(Tat)基因位于大鼠的 19 号染色体 q11-12，是最早被确认的糖皮质激素作用的靶基因。研究表明，糖皮质激素能够诱导 Tat 在人、大鼠和小鼠肝组织中的表达，半衰期较短(2 小时)，且其活性的增高直接与 Tat 的 mRNA 水平的增高及 Tat 酶蛋白的合成增加有关，酪氨酸氨基转移酶作用底物非常广泛，包括亮氨酸、蛋氨酸、苯丙酸、色氨酸、丙氨酸和酪氨酸。Dietrich 等人建立了在原核细胞中高水平表达大鼠 Tat 的方法，但步骤烦琐，至少需要经过 5 步提纯后方可提取，且并未对其结构和活性基因的特征进行研究，所以，迄今为止，对于哺乳动物酪氨酸氨基转移酶活化残基的研究还属空白。在机体的草酸代谢中，酪氨酸在酪氨酸氨基转移酶的催化下可直接生成对羟基苯丙酮酸，后者经过一系列中间产物最终可转化为草酸。所以，Tat 基因的上调，可能参与了特发性高草酸尿症的发生。

（二）胆碱脱氢酶(Chdh)基因上调

胆碱脱氢酶(Chdh)参与甘氨酸，丝氨酸与苏氨酸代谢。胆碱脱氢酶催化胆碱催化为甜菜碱，甜菜碱可提供一个甲基团使同型半胱氨酸转变为甲硫氨酸，并生成二甲基甘氨酸，二甲基甘氨酸可进一步代谢为甘氨酸。胆碱经由二甲基甘氨酸途径提供用于合成还原型谷胱甘肽(GSH)的甘氨酸。

甘氨酸与丝氨酸可互相转变，反应由丝氨酸羟甲基转移酶（SHMT）催化，而丝氨酸可通过一系列酶促反应（乙醛酸代谢途径）最终代谢为草酸。丝氨酸和甘氨酸是体内经乙醛酸途径转化为草酸的主要氨基酸。

（三）细胞色素 P450 氧化还原酶（Por）基因上调

细胞色素 P450 氧化还原酶（Por）基因位于大鼠 12 号染色体 q12，是细胞色素 P450（CYPs）系统中的重要组成部分。它从电子供体中获取电子后传递给 CYPs，然后 CYPs 与氧化型底物生成还原型底物。目前在哺乳动物中只获取了大鼠肝脏的细胞色素 P450 氧化还原酶的晶体结构，其全长 677 个氨基酸，含有 5 个结构域和 3 个功能域。细胞色素 P450 氧化还原酶是连接细胞色素 P450 和 NADPH 的一个桥梁。乙醛酸和 NADPH 在羟基丙酮酸还原酶（HPR）的作用下还原为乙醇酸，Por 上调导致细胞色素 P450 氧化还原酶活性增加，可能使 HPR 水平下降，从而导致内源性草酸合成增加。在 CYPs 循环反应中，细胞色素 P450 氧化还原酶还可以将电子传递给细胞色素 B5 氧化还原酶，后者连接 NADH 和细胞色素 B5 在草酸代谢中，乙醛酸和 NAD^+ 在 LDH 的作用下转换为草酸和 NADH，所以细胞色素 P450 氧化酶可能间接地影响了 LDH 表达水平，使得 LDH 活性增强而促进草酸的合成。结果均提示，Por 基因可能参与了特发性高草酸尿症的发生。

（四）丝氨酸-苏氨酸激酶 11（Stk11/LKB1）基因突变

丝氨酸-苏氨酸激酶 11（Stk11/LKB1）参与了 mTOR 信号传导通路及细胞的生长调控。mTOR 信号通路与细胞的生长、分裂、存活、迁移、自我更新和细胞周期进程等生理过程密切相关。它不仅调节细胞的生长，而且对小鼠的早期胚胎发育甚至出生后的生长发育都有影响。近年来的研究显示，mTOR 信号通路在动物的发育和成体代谢中也起着至关重要的作用，可能参与调节与营养相关的各种生理过程，其信号通路的紊乱可能与心血管、同种异体移植排斥、自身免疫紊乱和代谢紊乱等疾病有关，而且 Skt11 基因的突变与某些显性遗传性疾病发病密切相关。

(五)醛脱氢酶(ALDH1b1)基因上调

醛脱氢酶(ALDH1b1)催化羟乙醛转变为乙醇酸,而乙醇酸可进一步代谢为草酸(乙醛酸代谢途径)。醛脱氢酶位于肝细胞的线粒体内。该酶在乙醇代谢中广为人知,目前对其活性的研究大多是以乙醛为底物。虽然还不了解醛脱氢酶对羟乙醛的反应性,但准则可能仅轻微小于它对乙醛的反应性。Veena 等人通过研究高草酸尿大鼠肝脏认为,线粒体损害后可以导致三羧酸循环的相关酶活性发生改变,从而可能导致高草酸尿的发生。特发性高草酸尿症大鼠肝脏中的乙醛脱氢酶(ALDH)是上调的,乙醛脱氢酶1家族 B1(ALDH1B1)和乙醛脱·785·氢酶9家族 A1(ALDH9A1)是下调的,这些线粒体中发生变化的酶,均可能导致特发性高草酸尿症的发生。

(六)SLC26A 家族功能缺失

溶质载体家族26成员1(SLC26A1)功能缺失纯合突变也可导致高草酸尿肾结石,该家族编码蛋白质硫酸盐阴离子转运体1。硫酸盐阴离子转运体1是一种碱性外侧硫酸盐-草酸交换剂,在肾、肝和肠中表达,其功能缺失将导致草酸转运失常。在敲出 SLC26A1 基因的 SLC26A1-/-小鼠中,可以发现出低硫酸盐血症、高硫酸血症、尿石症和肾钙质沉着症。

溶质载体家族26成员6(SLC26A6)主要在肠道和肾脏中表达,是一种多功能阴离子转运蛋白,对草酸阴离子的转运至关重要。体外研究显示,SLC26A6功能缺失大鼠可出现明显的高草酸尿和血浆草酸浓度升高。SLC26A6功能缺失的大鼠,在一定程度上丧失了肠上皮对草酸的分泌功能,会引起草酸净吸收量的增加,从而导致高草酸尿的发生。

(七)肝性乙醇酸氧化酶(GO)缺乏

Garla G. Monica 等测定六例高草酸尿症合并尿路结石的患儿草酸盐肾脏排泄率、饮食中草酸盐以及肠道草酸盐吸收率等指标,并进行研究分析，得出结论认为，肝性乙醇酸氧化酶（GO）的缺乏可能会导致特发性高草酸尿症的发生。

三、诊断

24 小时尿草酸总量一般为 45~90mg/100mg（正常值为 10~40mg），排除常染色体隐性遗传的原发性高草酸尿症，以及伴有慢性肠病、脂肪痢、短肠综合征的继发性高草酸尿症，即可诊断为特发性高草酸尿症。

四、治疗与预后

（一）饮食治疗

由于目前尚未明确特发性高尿酸尿症的病因与发病机制，很难针对其病因进行治疗，其治疗目的主要是减低尿草酸浓度来预防草酸钙结石的形成，包括多饮水增加尿量；限制维生素 C 和含草酸丰富食物的摄入，以及口服维生素 C6，减少草酸生成；口服枸橼酸制剂，提高尿枸橼酸水平，降低尿草酸。Zeyad R. Schwen 等人回顾 149 名特发性高草尿症肾结石患者在结石门诊接受饮食治疗：建议减少每日草酸摄入量至 40~50mg，钙摄入量正常值为 1000~1200mg 每天，每天饮用 2~3L 液体，并避免过量补充维生素 C（>2000mg/d）。避免高草酸盐食物（>10mg/份），限制中度草酸盐食物（2~10mg/份）至每天 2~3 份，不限制低草酸盐食物（<2mg/份）。计算所有患者以及短期（30~240 天）和长期（>240 天）尿草酸排泄总值异常的患者 24 小时尿液参数的变化。根据患者特点和依从性评估尿草酸的变化。本研究证实，在更大的临床范围内，通过饮食管理高草酸尿可以显著减少尿液草酸和草酸钙过饱和。此外，我们还发现，女性和 BMI 较低的患者尿草酸排泄量降低更多，临床诊疗过程中也可以使用尿量作为饮食依从性的衡量标准。见表 2-3-1。

表2-3-1　初次和末次尿液分析的平均代谢物值

变量 SD	异常患者	初次尿分析		末次尿液分析		差值（末次-初次）		P值	
		所有患者	异常患者	所有患者	异常患者	所有患者	异常患者	所有患者	异常患者
体积(ml)	57/149	2.3 (0.9)	1.5 (0.3)	2.5 (1.0)	2.0 (0.8)	0.1	0.47	0.161	<0.001
肌酐(mg/d)		1806.4 (546.2)		1753.8 (594.0)		-52.7		0.014	
草酸(mg/d)	149/149	52.3 (14.8)	52.3 (14.8)	43.4 (17.2)	43.4 (17.2)	-8.9	-8.9	<0.001	<0.001
钙(mg/d)	81/149	256.9 (145.4)	358 (156.1)	234.8 (119.5)	291.5 (207.8)	-22.1	-66.5	0.123	<0.001
pH		6.1 (0.6)		6.2 (0.6)		0.1		0.142	
尿酸(mg/d)	49/149	0.8 (0.3)	1.0 (0.2)	0.7 (0.3)	0.9 (0.2)	-0.02	-0.1	0.023	0.002
柠檬酸盐(mg/d)	47/149	732.8 (494.1)	282.3 (152.9)	711.0 (485.8)	360.1 (207.4)	-21.8	77.8	0.319	0.038
镁(mg/d)		121.6 (52.2)		119.5 (51.7)		-2.1		0.596	
钠(mmol/d)	110/149	211.3 (79.7)	243.2 (63.2)	198.9 (87.5)	209.8 (87.7)	-12.5	-33.4	0.025	<0.001
钾(mmol/d)		77.8 (30.2)		80.6 (35.4)		2.8		0.668	
SS草酸	34/149	7.7 (3.9)	13.3 (3.7)	6.05 (3.5)	7.9 (3.7)	-1.7	-5.3	<0.001	<0.001
SS尿钙磷	39/149	1.3 (1.1)	2.8 (0.7)	1.2 (1.0)	2.0 (1.1)	-0.1	-0.8	0.073	<0.001
SS尿酸	50/149	0.9 (0.9)	2.0 (0.8)	0.7 (0.8)	1.1 (0.9)	-0.1	-0.8	0.061	<0.001

注：$P<0.05$ 代表差异有统计学意义。

所有患者及异常患者首次和最后一次尿液检查的平均代谢物值。异常值定义为：体积<2L，草酸排泄≥40mg/d，尿钙排泄：男性≥250mg/d，女性≥200mg/d，尿酸排泄：男性≥800mg/d，女性≥750mg/d，尿柠檬酸排泄：男性<450mg/d，女性<550mg/d，尿钠排泄≥150mmol/d，SS草酸排泄≥10，SS尿钙磷排泄≥2，SS尿草酸排泄≥1。

(二)高浓度乳酸菌

Campieri 等人选择了 6 例特发性草酸钙结石合并轻度高草酸尿症 (>40mg/24h)患者，让其每日服用冻干乳酸菌(嗜酸乳杆菌、植物乳杆菌、短乳杆菌、嗜热乳杆菌)，在治疗结束后 1 个月测定 24 小时尿草酸的排泄量，治疗后 6 例患者 24 小时草酸排泄量均显著减少，治疗前后尿草酸排泄量差异有统计学意义(P<0.05)，所以认为，使用高浓度的冻干乳酸菌可以大大减少草酸盐的排泄，从而认为内源性消化道菌群的生物学调控可能是一种预防草酸盐结石形成的新途径。见表 2-3-2。

表 2-3-2　高草酸尿症伴结石病患者在干预前以及干预后不同时间的尿草酸量

病人	性别	年龄	尿草酸(mg/24h)			结石病史
			治疗前	治疗 30 天	治疗 60 天	
1	男	48	50	7	8	过去 2 年清除过 3 枚钙盐结石
2	男	47	47	30	22	过去 1 年清除过 1 枚钙盐结石
3	女	47	41	31	25	过去 1 年清除过 1 枚钙盐结石
4	男	16	95	56	52	过去 8 年中每 2 年清除 1 枚钙盐结石
5	女	33	51	38	28	过去 2 年中每年清除 2 枚钙盐结石
6	女	42	49	39	35	过去 15 年中每年清除 1 枚钙盐结石
平均值			55.5	33.5	28.3	
标准差			19.6	15.9	14.6	

注：表中报告的治疗前尿草尿水平是入组前至少 3 周的最后一次测定；1 号病人入组前 6 周尿草酸为 53mg/24h；2 号病人入组前 8 周尿草酸为 45mg/24h；3 号病人入组前 7 周尿草酸为 40mg/24h；4 号 mg/24h；5 号病人入组前 7 周尿草酸为 45mg/24h；6 号病人入组前 6 周尿草酸为 50mg/24h。

干预前尿草酸水平比较 $P=0.016$(大于 0.001)，差异无统计学意义。

干预前后尿草酸水平比较 $P<0.001$，差异存在统计学意义。

（三）ALLN-177 治疗

James E. Lingeman 等人选取了 16 名有高草尿症和肾结石病史的男性和女性受试者纳入研究。受试者继续他们平常的饮食和治疗。在施加干预措施前，收集 2 个 24 小时的尿液，然后在 4 天的 ALLN-177 治疗期间（7500 单位/餐，3 天），收集 3 个 24 小时尿液。主要观察指标是平均 24 小时尿草酸与干预前相比的变化。该研究纳入 5 名肠源性高草酸尿症患者和 11 名特发性高草酸尿症患者，ALLN-177 耐受良好。整体平均（SD）尿草酸从基线时的 77.7(55.9) 降至 63.7 (40.1) mg/24 小时，而 ALLN-177 治疗平均减少 14mg/24 小时。总体人群中草酸钙相对尿过饱和率从 11.3(5.7) 降至 8.8(3.8)。这种差异仅仅是由草酸减少引起的，而不是由任何其他泌尿参数引起的。实验证明，ALLN-177 能减少 24 小时尿草酸排泄且耐受性良好。见表 2-3-3。

表 2-3-3　　　　　　　　　　　尿草酸水平　　　　　　　　（单位：mg/24h）

组别	干预前平均值	干预阶段平均值	干预前后差值(%)
所有患者	77.7(55.9)	63.7(40.1)	−13.9(18.4)，−13.3
肠源性高草酸尿症患者	110.5(82.9)	88.5(57.1)	−22.0(26.6)，−10.4
特发性高草酸尿症患者	62.7(33.8)	52.5(25.6)	−10.2(13.3)，−14.6

注：数据显示为平均值。

干预前后尿草酸水平比较 $P<0.05$，差异存在统计学意义。

五、预防

预防特发性高钙尿症可以考虑以下几个方面：①勤饮水、多排尿；②

减少高草酸食物的摄入如苋菜、菠菜、苦瓜、空心菜等，或者将高草酸食物焯水后再食用；③由于维生素 C 是草酸的前体物质，不推荐摄入过量的维生素 C；④定期口服维生素 B6；⑤肥胖患者的代谢评估显示，其高尿酸尿发生率明显升高，所以改善生活方式也非常重要，如增加运动量、合理饮食、规律作息等，都能够减少肥胖及代谢疾病的发生，进而降低高尿酸尿症的患病风险；⑥药物预防，服用枸橼酸钾可以碱化尿液，降低尿草酸。

六、展望

特发性高钙尿症在特发性草酸钙肾结石中的发生率高达 50%，是临床上最多见的高草酸尿症。尽管现有的病因学研究证实其本质为多基因遗传性疾病，具有一定的家族遗传性，且发病机制明显区别于其他高草酸尿症，但该疾病的病因学研究仍有待完善，临床上缺少明确的治疗方法。近年来，随着基因技术的发展以及大数据模型在科研领域中的普及应用，致病基因的筛选及基因治疗得到突破性进展。随着研究的深入以及更多致病基因的发现，促进了对特发性高钙尿症发病机制的完善。尽管目前对该疾病发病机制仍有待更全面的探索，筛选出的各基因类型的特异程度及其具体机制尚未明了，且基因治疗尚处于实验阶段，研究结果及临床治疗中的效果仍有待大量实验数据的支持，但基因疗法仍有望成为特发性高草酸尿证最强有力的防治方式，根据其特异性做到早期诊断以及有效治疗，减少进一步发展为结石的风险。

（何子奇 徐华）

参考文献

1.孙颖浩. 吴阶平泌尿外科学[M]. 北京:人民卫生出版社,2019.

2.Wandzilak T R, Williams H E, et al. The hyperoxalurie syndromes[J]. Endocrinol Metab Clin North Am, 1990, 19(4):851-867.

3.Marangella M,Fruttero B,Bruno M,et al. Hyperoxaluria in idiopathic calcium stone disease:further evidence of intestinal hyperabsorption of oxalate[J]. Clin Sci, 1982, 63(4):381-385.

4.H S Gill,G A Rose.Mild metabolic hyperoxaluria and its response to pyridoxine [J]. Urol Int, 1986, 41(5):393-396.

5.Leumann E, Hoppe B, Neuhaus T. Management of primary hyperoxaluria: efficacy of oral citrate administration[J]. Pediatr Nephrol, 1993, 7(2): 207-211.

6.Milliner D S,Eickholt J T,Bergstralh E J,Wilson D M, Smith L H. Results of long-term treatment with orthophosphate and pyridoxine in patients with primary hyperoxaluria[J]. N Engl J Med, 1994, 331(23):1553-1558.

7.P Blaurock,P O Schwille. Effects of jejunoileal bypass on oxalate and mineral metabolism inrats[J]. Eur J Surg, 1992, 158(11-12):595-602.

8.Hautmann,et al. RE:The stomach:A new and powerful oxalate absorption site in man[J]. J Urol, 1993, 149(6):1401-1404.

9.Chen Z,Ye Z,Zeng L,et al. Clinical investigation on gastric oxalate absorption [J]. Chin Med J(Engl), 2003, 116(11):1749-1751.

10.Wang Z,Schultheis P J,Shull G E,et al. Three N-terminal variants of the AE2 C1-/HCO3-exchanger are encoded by mRNAs transcribed from alternative promoters[J]. J Biol Chem, 1996, 271(13):7835-7843.

11.Michael Liebman,Ismail A Al-Wahsh. Probiotics and other key determinants of dietary oxalate absorption[J]. Adv Nutr, 2011,2(3):254-260.

12.Y Naya, H Ito, M Masai, K Yamaguchi. Effect of dietary intake on urinary oxalate excretion in calcium oxalate stone formers in their forties[J]. Eur

Urol, 2000, 37(2):140-144.

13.Holmes R P, Goodman H O, Assimos D G. Contribution of dietary oxalate to urinary oxalte excretion[J]. Kidney Int, 2001, 59(1):270-276.

14. Motola J A, Urivetsky M, Molia L, Smith A D. Transmembrane oxalate exchange: its relationship to idiopathic calcium oxalate nephrolithiasis[J]. J Urol, 1992, 147:549-552.

15.Holmes R P, Goodman H O, Assimos D G. Dietary oxalate and its intestinal absorption[J]. Scanning Microsc, 1995, 9(4):1109-1120.

16.Ebisuno S, Morimoto S. Renal oxalate excretion following oral oxalate load in patients with urinary calculus disease and healthy controls [J]. Hinyokika Kiyo, 1986, 32(12):1773-1779.

17.Masai M, Ito H, Kotake T. Effect of dietary intake on urinary oxalate excretion in calcium renal stone formers[J]. British J Urology, 1995, 76(6):692-696.

18. Hesse A, Schneeberger W, Engfeld S, et al. Intestinal hyperabsorption of oxalate stone formers: application of a new test with [13c2] oxalate[J]. J Am Soc Nephrol, 1999, 10 Suppl 14:S329-333.

19.Siener R, E bert D, Nicolay C, et al. Dietary risk factors for hyperoxaluria in calcium oxalate stone formers [J]. Kidney International, 2003, 63 (3): 1037-1043.

20.Curhan G C, Willett W C, et al. A prospective study of dietary calcium and other nutrients andthe risk of symptomatic kidney stones[J]. N Engl J Med, 1993, 328(12):833-838.

21.Matsumoto E D, Heller H J, Adams-Huet B, et al. Effect of High and Low Calcium Diets on Stone Forming Risk During Liberal Oxalate Intake[J]. J Urol, 2006, 176(1):132-136.

22.Joseph Okombo, Liebman M. Probiotic-induced reduction of gastrointestinal oxalate absorption in healthy subjects[J]. Urol Res, 2010, 38(3):169-178.

23.Liebman M, Costa G. Effects of calcium and magnesium on urinary oxalate excretion after oxalate loads[J]. J Urol, 2000, 163(5):1565-1569.

24. Goodman H O, Brommage R, Assimos D G, et al. Genes in idiopathic calcium oxalate stone disease[J]. World J Urol, 1997, 15(3):186-194.

25. T Grange, L Cappabianca, et al. In vivo analysis of the model tyrosine aminotransferase gene reveals multiple sequential steps in glucocorticoid receptor action[J]. Oncogene, 2001, 20(24):3028-3038.

26. T Grange, C Guénet, J B Dietrich. Complete complementary DNA of rat tyrosine aminotransferase messenger RNA. Deduction of the primary structure of the enzyme[J]. J Mol Biol, 1985, 184(2):347-350.

27. Salvi F, Gadda G. Human choline dehydrogenase: medical promises and biochemical challenges[J]. Arch Biochem Biophys, 2013, 537(2):243-252.

28. M A Pajares, D Pérez-Sala. Betaine homocysteine S-methyltransferase: just a regulator of homocysteine metabolism? [J]. Cell Mol Life Sci, 2006, 63(23):2792-2803.

29. S Bandiera. Expression and catalysis of sex-specific cytochrome P450 isozymes in rat liver[J]. Can J Physiol Pharmacol, 1990, 68(6):762-768.

30. Kelli Gerth, Santosh Kumar. Circulating extracellular vesicles containing xenobiotic metabolizing CYP enzymes and their potential roles in extrahepatic cells via cell-cell interactions[J]. Int J Mol Sci, 2019, 20(24):6178.

31. David B Shackelford, Reuben J Shaw. The LKB1-AMPK pathway: metabolism and growth control in tumour suppression[J]. Nat Rev Cancer, 2009, 9(8):563-575.

32. Bibiana Correia, Maria Inês Sousa, João Ramalho-Santos, et al. The mTOR pathway in reproduction: from gonadal function to developmental coordination [J]. Reproduction, 2020, 159(4):R173-R188.

33. Howard J Edenberg, et al. The genetics of alcohol metabolism: role of alcohol dehydrogenase and aldehyde dehydrogenase variants[J]. Alcohol Res Health, 2007, 30(1):5-13.

34. Veena C K, Josephine A. Mitochondrial dysfunction in an animal model of hyperoxaluria: a prophylactic approach with fucoidan[J]. Eur J Pharmacol, 2008, 579(1-3):330-336.

35. Peter S Aronson. Role of SLC26A6-mediated Cl$^-$-oxalate exchange in renal physiology and pathophysiology [J]. J Nephrol, 2010, 23 Suppl 16: S158-164.

36. Snezana Petrovic, Manoocher Soleimani. Identification of an apical Cl-/HCO-3 exchanger in rat kidney proximal tubule[J]. Am J Physiol Cell Physiol, 2003, 285(3):C608-617.

37. Carla G Monico, Mai Persson, G Charles Ford, Gill Rumsby, Dawn S Milliner. Potential mechanisms of marked hyperoxaluria not due to primary hyperoxaluria I or II[J].Kidney Int, 2001, 59(6):2273-2281.

38. Zeyad R Schwen L, Julie M Riley, Yaniv Shilo, Timothy D Averch. Dietary management of idiopathic hyperoxaluria and the influence of patient characteristics and compliance[J]. Urology, 2013, 82(6):1220-1225.

39. C Campieri, M Campieri, V Bertuzzi, E Swennen, D Matteuzzi, S Stefoni, F Pirovano, C Centi, S Ulisse, G Famularo, C De Simone. Reduction of oxaluria after an oral course of lactic acid bacteria at high concentration[J]. Kidney Int, 2002, 62(2):392-400.

40. James E Lingeman, Gyan Pareek, Linda Easter, Rita Pease, Danica Grujic, Lee Brettman, Craig B Langman. ALLN-177, oral enzyme therapy for hyperoxaluria [J]. Int Urol Nephrol, 2019, 51(4):601-608.

41. Ryall R L. Urianary inhibitors of calcium oxalate crystallization and their roles in stone formation[J]. World J Urol, 1997, 15(3):155-164.

第三章　嘌呤性肾结石

嘌呤性肾结石是尿酸代谢异常引起尿酸盐浓度超过饱和而沉积，在肾锥体部及肾小管形成结石，也称为痛风性肾结石。嘌呤性肾结石的疾病包括 Lesch-Nyhan 综合征、磷酸核糖核苷酸合成酶 I 活性过强症、黄嘌呤尿症和腺嘌呤磷酸核糖基转移酶缺乏症。

第一节　Lesch-Nyhan 综合征

Lesch-Nyhan 综合征（Lesch-Nyhan syndrome，LNS）是由于体内嘌呤代谢过程中的关键酶次黄嘌呤-鸟嘌呤磷酸核苷转移酶（hypoxanthine-guanine phosphoribosyl transferase，HGPRT）的缺陷引起的一种 X 染色体连锁的隐性遗传性疾病。该酶是嘌呤补救途径的关键酶，通过将鸟嘌呤和次黄嘌呤分别转化为鸟苷单磷酸和肌苷单磷酸而回收嘌呤。缺乏这种酶，会导致鸟嘌呤和次黄嘌呤增加，最终转化生成的尿酸增加。编码 HGPRT 的 HPRT1 基因突变存在许多不同的形式，造成严重程度不一的临床症状谱，通常根据其临床特征分为三个表型。LNS 是最严重的表型，其主要的特征包括神经功能障碍、行为认知障碍和高尿酸血症，LNS 的标志性行为障碍是自残行为，通常也伴有冲动性、攻击性、对抗性、向他人吐痰和秽语症等其他行为障碍。中间表型是 HPRT1 相关的神经功能障碍（HPRT1-related neurologic dysfunction，HND），其特征包括高尿酸血症和不同程度的运动障碍和神经认知异常，运动障碍以肌张力障碍为主，但有时也伴有舞蹈症或痉挛，而神经认知障碍严重程度通常较轻。最温和的表型是 HPRT1 相关的高尿酸血症(HPRT1-related hyperuricemia，HRH)，也称为 Kelley-Seegmiller 综合征，包括高尿酸血症、肾结石和痛风。总的来说，HRH 和 HND 表型的患者被称为是 LNS 的变体，尽管患者被分为三个亚型，但 LNS 及其变体表型被认为是一个连续的疾病谱。

一、疾病简史

1964 年，一对 5 岁和 8 岁的兄弟，临床表现为高尿酸血症、智力缺陷、舞蹈手足徐动症和自残性咬伤，并且尿酸含量接近成年痛风患者的尿酸水平。患者最初被诊断为脑性麻痹，最终被 Lesch 和 Nyhan 确认为特有的遗传性代谢疾病。1967 年，Seegmiller 等发现 LNS 这一与性别相关的家族性神经系统疾病与参与嘌呤代谢的一种酶 HGPRT 的缺失有关，并且首次描述了 HGPRT 酶活性部分缺陷的特征。1979 年，Becker 等人将该疾病的致病基因定位于 X 染色体的长臂(q26-q27)。1985 年，Friedmann 和他的同事发现了导致这种疾病的 HPRT1 基因。

二、流行病学

LNS 是罕见的遗传疾病，最初此病症发病率估计在 1/235000 ~ 1/380000之间。然而，根据美国已报道的病例推断，其发病率可能在 1/800000~1/1200000 之间。另据一项基于英国 20 年回顾性研究发现，其平均发病率为 0.18/100000。此外，英国 2008 年出生人口调查显示，有 31 名活产男性患者，患病率约为 1/200000。对于另外两种亚型的发病率，目前尚没有系统的报道，但对 651 例 HPRT1 突变的病例总结发现，大多数病例具有 LNS 表型(75%)，HND 表型占 12.4%，而 HRH 表型仅占 8.5%。

三、遗传学

(一)染色体

LNS 是 X 染色体隐性遗传疾病，主要见于男性。在其中一条 X 染色体上存在突变基因的女性是该疾病的携带者。携带者中，女性通常不会表现出症状，男性有一条 X 染色体遗传自母亲，如果男性遗传了一条含有突变基因的 X 染色体，则会患上此种疾病。因此，通常由女性携带者传给下一代，但仍然有三分之一的患者没有任何家族史，由新发突变造成。在配偶不携带突变基因的情况下，女性携带者有 1/4 的概率生下患病的男婴，有 1/4 的概率生下携带突变基因的女婴。而男性患者则仅会将异常基因遗传给女儿。

（二）基因

LNS 是由 X 染色体长臂 q26-27 位置的 HPRT1 基因突变引起的。该基因只有一个功能性信使 RNA 转录产物，它编码一种参与嘌呤代谢的酶 HGPRT。虽然只有一个基因与这种综合征相关，但目前已经确定了 600 多个突变，包括错义突变、无义突变、剪接突变、编码和非编码缺失或插入、部分重复、非编码调控突变或更复杂的突变。这些突变几乎贯穿整个基因，每个突变都会导致不同程度的临床表现，使得 LNS 成为一个疾病谱，而不是单一疾病。近年来，报道了许多新的致病突变，并且在理解这些突变对 HGPRT 的结构和生化动力学的影响方面取得了相当大的进展。

四、病理生理

（一）嘌呤积累

嘌呤是天然存在于所有生物中的分子，它们参与了许多对生命至关重要的生化途径，尤其是它们为 DNA 和 RNA 提供基本合成原料。细胞嘌呤核苷酸的合成代谢如图 3.1.1 所示。它们可以通过从头合成途径，利用磷酸核糖、氨基酸、一碳单位及二氧化碳等简单物质为原料，经过一系列酶促反应合成；或者利用体内游离的嘌呤或嘌呤核苷，通过 HGPRT 介导的补救合成途径合成嘌呤核苷酸。HGPRT 缺乏，可通过双重机制导致次黄嘌呤和鸟嘌呤的积累，一是用于补救合成途径的嘌呤利用减少；二是磷酸核糖焦磷酸（PRPP）通过从头合成途径增加。

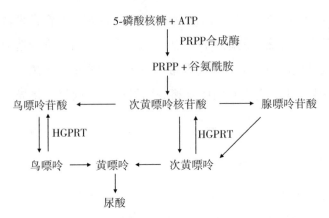

ATP：三磷酸腺苷；PRPP：磷酸核糖焦磷酸；HGPRT：次黄嘌呤鸟嘌呤磷酸核糖转移酶

图 3.1.1 嘌呤合成代谢途径

(二)次黄嘌呤鸟嘌呤磷酸核糖转移酶活性

HGPRT 几乎存在于大多数生物的所有细胞中，包括植物、动物，甚至一些微生物。HGRPT 是参与补救合成途径的关键酶之一，催化次黄嘌呤、鸟嘌呤同 PRPP 反应，转化为次黄嘌呤核苷酸和鸟嘌呤核苷酸。某些组织器官，如脑、骨髓等，只能进行补救合成，故而有学者认为 HGPRT 缺乏时，导致 GTP 相对缺乏，进而使多巴胺受体激活减少，大脑中多巴胺受体浓度相对较高的区域(尾状核、壳核和伏隔核)受到的影响最大，从而导致相应的症状。疾病的严重程度与 HGPRT 的残留活性之间存在密切关系。据文献记载，HRH 患者的 HGPRT 残留活性至少为正常人的 8%，HND 患者的酶残留活性往往为 2%~8%，LND 患者的残留活性通常小于 2%。

(三)尿酸水平增加

尿酸是人体产生的一种化学物质，是嘌呤代谢的最终产物。一般来说，儿童的血尿酸水平低于成人，而 LNS 患者的血清尿酸水平在年幼时就高于正常水平，甚至高于成人的痛风尿酸水平。血液中的大部分尿酸通过肾脏排泄，然后排入尿液。因此，LNS 患者的尿中尿酸水平也很高。

五、病原学

（一）尿酸沉淀

对于过量的尿酸，如果不加处理，则会导致尿酸结晶在泌尿系统中沉淀，呈橙色砂砾样。较大的结石不易通过泌尿道排出，从而会增加血尿和泌尿系感染的风险。当过量的尿酸沉淀在关节时，则可能引起痛风性关节炎。当与蛋白质混合后形成复杂沉淀物，即可形成肉眼可见的肿物，称为痛风石。痛风在儿童中不常见，通常在其他表现出现很久之后才出现。过量的尿酸还会导致肾功能衰竭的发生，即使接受了治疗，部分患者也会发生肾功能衰竭。

（二）肾结石形成

肾结石在 LNS 患者中很常见。肾结石主要成分通常是尿酸，当肾脏试图将尿酸浓缩到尿液中排出时，结石就会形成。如果泌尿系统中没有足够的液体来不断地将尿酸和小晶体从尿液中排出，结石就会增大。嵌顿在肾脏和输尿管的结石阻碍尿液的流动，久而久之，肾功能受损，甚至发生肾功能衰竭。

（三）神经系统行为特征

LNS 患者神经系统症状的病理尚不明确，常规尸检未能发现神经解剖学或组织学的异常。研究者们通过使用酪氨酸羟化酶免疫染色检测了 2 例患者中脑多巴胺神经元，并没有发现明显异常。而对 7 名患者的定量 MRI 研究显示，基底神经节的平均体积比年龄匹配的对照组小 34%。对 5 个尸检样本的脑组织进行神经化学分析显示，在基底神经节的区域，多巴胺都严重缺失。另外，在对 LNS 患者脑脊液的生化分析中显示，多巴胺的代谢物水平较低，进一步为脑多巴胺系统功能障碍提供了证据。同时，HGPRT

缺陷与基底神经节的多巴胺系统异常在动物和体外研究中得到了佐证，LNS 患者的运动控制困难，肌张力障碍和舞蹈症，通常被认为与基底神经节的运动回路功能障碍有关，认知障碍可能反映了基底神经节认知回路的功能障碍。

六、临床表现

严重的全身性肌张力障碍、认知障碍、自残行为和尿酸增多是 LNS 的典型临床表现。但通常根据 HGPRT 的残余活性的不同而表现出不同的临床特征，目前公认将此疾病谱划分为三个临床表型，但 LNS 和 HRH 两个极端表型之间是一系列连续的具有不同程度的神经和行为异常的表型，也就是 HND。HND 患者有尿酸增多及神经或行为的异常，但缺乏 LNS 患者的典型的自残行为(图 3.1.2)。

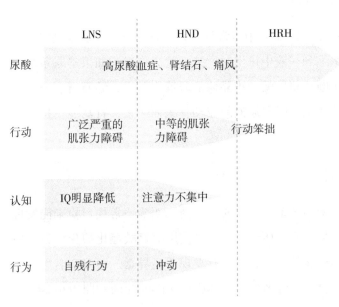

LNS：Lesch-Nyhan 综合征；HND：HPRT1 相关的神经功能障碍；
HRH：HPRT1 相关的高尿酸血症

图 3.1.2　LNS 及其变体的临床表现谱

（一）LNS 的经典表型

1. 尿酸生成过多

高尿酸血症存在于 HGPRT 缺乏症的所有变体中，与严重程度无关。患者往往自出生起，就会产生过量的尿酸。血清尿酸浓度升高也可能因为程度较轻微而被忽视；在极少数情况下，血清尿酸浓度甚至是正常的。患者可能在 6 个月大时开始出现临床表现，表现为患儿的尿布中出现橙色沉积物（尿酸结晶），这可能是 LNS 早期唯一的临床表现，但往往被忽视。LNS 患儿的肾脏中可能会形成尿酸盐结石，这些结石增加了血尿和尿路感染的风险，如果不加以治疗，则可能发展为肾功能衰竭。

关节中也会出现尿酸盐结晶，导致幼年型关节炎和痛风石。但一般来说，未经治疗的 LNS 患者直到青少年晚期或成年期才会表现出反复的关节疼痛和肿胀，并且症状逐渐加重。

2. 运动功能障碍

LNS 患儿通常在产前和围产期表现正常。在 1 岁时最常见的表现可能是肌肉瘫软，导致头部难以保持直立位置（肌张力减退）和学习运动技能的迟缓，如无法在正常儿童的相应年龄学会坐、爬和走路等。随着年龄的增长，开始出现异常的运动，表现为运动性肌张力障碍。最终，大多数 LNS 患儿会出现肌张力异常增高（肌张力亢进）和肌肉僵硬（痉挛）的现象，还可能出现角弓反张、舞蹈手足徐动症和投掷运动。约 1/3 的患者会出现皮质脊髓症状，如痉挛、深反射亢进和阵挛，还可能出现髋关节脱位、骨折、脊柱侧弯和/或关节挛缩。这种运动障碍非常严重，患儿无法行走，通常只能借助轮椅，以及需要喂养和卫生方面的照护帮助。

3. 认知障碍和行为异常

大多数 LNS 患者都有认知障碍，但通常表现为轻中度。然而，由于言语不清（构音障碍），使准确评估智力存在困难。几乎所有患者都表现出了周期性自残行为的特点，这个现象通常发生在 2~4 岁之间。在某些情况下，可能早在 1 岁时就开始，也可能推迟到青少年后期。自残通常包括咬手指、手、嘴唇和脸颊，也包括以头部或四肢撞击硬物。然而，患者并非对疼痛不敏感，这种行为的严重程度和模式会随着时间的推移而变化，但通常每天都会发生。除了自残行为，患者通常还有其他行为异常，包括冲动性、攻击性、对抗性行为，以及反复呕吐、向他人吐痰和秽语症等。

4. 其他表现

LNS 患者其他临床表现包括睾丸萎缩伴发育迟缓；对补充维生素无反应的大细胞性贫血，但通常不需要治疗；影像学检查常提示中枢神经系统萎缩的非特异性改变，如大脑体积和尾状核体积的减小；约有 1/3 的患者有癫痫发作，大多数患者脑电图显示非特异性迟缓或紊乱；大约 1/3 的患者因吞咽困难和/或反复误吸，需要行胃造口术，大多数患儿的体重低于同龄人。少见但严重的问题包括呼吸异常，如复发性不明原因的呼吸暂停，反复不明原因的呕吐等。

（二）HPRT1 相关的神经功能障碍

症状同 LNS 相似，除了神经系统症状外，其余症状通常较轻并且不会发生自残行为。此类患者神经系统特征的严重程度范围很广，轻者可能只有精细动作时的轻微不协调或轻微的认知障碍，也可能发生中重度神经功能障碍。尿酸相关症状的程度与 LNS 相似。大细胞性贫血很常见，但其他表现，如生长迟缓、吞咽困难、癫痫和突发死亡则不常见。此类患者的预后较 LNS 患者好，对神经系统影响较轻微的患者来说，其寿命可能达到正常水平。

（三）HPRT1 相关的高尿酸血症

此类患者可能仅表现出轻微的笨拙，典型的临床表现通常不常见，只有在详细的神经系统检查中才会发现。轻微的认知缺陷，则是很常见的，尤其是注意力方面，但通常由于没有经过正式的神经心理测试而被忽视。尿酸相关症状的程度与 LNS 相似。患者的寿命通常能达到正常水平。

（四）女性携带者

杂合子女性在临床上几乎没有症状，没有运动或认知的缺陷。尿酸的产生可能会轻微升高，在老年时可能患上痛风。当携带正常 HPRT1 等位基因的染色体失活时，杂合子女性将表现出 LNS 症状。也有报道双 HPRT1 等位基因变异致病的案例。

七、诊断

（一）尿酸增高

所有表型最一致的表现是尿酸升高，血尿酸>8mg/dL 和尿液中尿酸的增高（尿酸：肌酐≥（3~4）：1）有一定的提示作用，但缺乏灵敏度和特异度。尿酸生成增多可能以不明原因的血清尿酸升高、尿酸肾结石、痛风和/或痛风石的形式出现。虽然这些问题在成年人群中可能很常见，但在儿童或青少年中并不常见，应及时检查是否存在代谢缺陷。

（二）神经影像学

CT 或核磁共振等神经影像学检查可能会显示非特异性脑萎缩性，脑电图不能诊断。在一项定量研究中发现，当 7 名患者与正常对照相比时，总脑容量减少了 17%，基底神经节体积减少了 34%，由神经递质代谢缺陷引起的功能异常尚不完全清楚。

（三）HGPRT 检测

HGPRT 残余活性的检测是诊断 LNS 直接有效的方法。患者的溶血产物中检测不到或较低的 HGPRT 活性，而腺嘌呤磷酸核糖转移酶的活性增加。对红细胞裂解液中 HGPRT 活性的检测，是最简单和最常见的方式。还可以使用其他细胞，如淋巴细胞，成纤维细胞等，并且成纤维细胞检测与疾病表型严重程度的相关性更好。

（四）基因检测

对 HPRT1 基因进行测序的研究显示，基因的一个或多个外显子的任何重复、缺失或替换都会导致不同程度的酶缺陷。大多数患者存在 HGPRT 信使 RNA 表达，分子诊断可通过 cDNA 测序或者基因组 DNA 测序完成。基因检测包括基因靶向检测（单基因检测和多基因面板）和全基因组检测（外显子组测序、外显子阵列、基因组测序）。

八、鉴别诊断

（一）家族性自主神经功能障碍

家族性自主神经功能障碍是一种罕见的常染色体隐性遗传病，会扰乱自主神经系统中的细胞功能。它的症状包括对疼痛不敏感、眼泪减少、呼吸控制不佳、呕吐、肺炎、体温异常波动和血压不稳定等。这种疾病的症状在患者出生时就很明显，并且随着时间的推移，症状往往会加重。有些患者还会出现脊柱侧弯、肾脏疾病和肺损伤等。

（二）德朗热综合征

德朗热综合征是一种以严重神经发育障碍为主要表现的遗传综合征。临床表现为智力障碍、典型的面部特征、宫内和出生后生长迟缓及多器官系统畸形等。患儿也可能有进食和呼吸困难、对呼吸道感染的易感性增加、心脏缺陷、骨骼成熟延迟、听力损失等症状，相关症状的严重程度也可能因人而异。

（三）葡萄糖 6-磷酸脱氢酶缺乏症

葡萄糖 6-磷酸脱氢酶缺乏症是一种 X 染色体隐性遗传疾病，因葡萄糖 6-磷酸脱氢酶缺乏也会导致高尿酸血症，故需鉴别。患者通常不会表现出任何临床症状，但在特定诱因，如蚕豆、某些药物如阿司匹林、喹啉等抗症药物、感染等情况下，患者会表现出溶血性贫血的相关表现，包括脸色苍白、皮肤和眼白发黄(黄疸)、尿色深、疲劳、呼吸急促和心率加快等。

(四)磷酸核糖焦磷酸合成酶活性亢进

磷酸核糖焦磷酸合成酶活性亢进是一种 X 染色体隐性遗传疾病，大部分患者症状较轻，通常表现为尿酸结晶尿和泌尿系结石，随后发展为痛风性关节炎，并最终因结石梗阻尿道而导致肾功能衰竭。重型患者通常从婴儿期或幼儿期开始，除了轻型患者的临床特征外，还表现出神经功能障碍，如感音神经性听力损失、肌张力减退、共济失调、发育迟缓和/或智力障碍。女性携带者通常无症状或仅表现出轻微的代谢和神经系统症状，可通过酶活性检测及基因测序等与 LNS 相鉴别。

(五)Rett 综合征

Rett 综合征是一种 X 染色体显性遗传疾病，多发于女性婴儿或幼童，病童会有神经急速退化、发展迟缓的表现，而男性患者几乎无法存活。症状通常 6~18 个月后变得明显，其特征性症状包括语言和运动技能的丧失、重复的手部运动、呼吸不规则和癫痫发作。患者还可能会出现胃肠道症状、发育不全、早发性骨质疏松症和磨牙症等。

(六)Tourette 综合征

Tourette 综合征是一种神经发育障碍，开始于儿童或青少年时期。其特征是多发性运动和声音抽搐。抽搐被定义为无意识的、突然的、快速的、反复的、无节奏的运动(运动性抽搐)和发声，出现在儿童时期，通常伴有行为症状。患者症状表现的严重程度差异很大，许多轻微的病例往往被忽视。

(七)自闭症谱系障碍

自闭症谱系障碍是一种神经系统发育障碍，其特征包括社交障碍(与他人交往困难或不愿意交往)、语言障碍(完全无语言、语言发育落后、语言能力倒退或重复语言)和重复的刻板行为(兴趣狭窄、频繁性异常动作、性格固执不愿意接受改变),并可能伴有其他疾病,包括遗传性疾病(脆性X综合征)和精神性疾病(注意力缺乏/多动症)。

(八)大脑性麻痹

大脑性麻痹是一组出现在儿童早期的永久性运动障碍。体征和症状因人而异,随着时间的推移而有所不同。症状包括协调性差,肌肉僵硬,肌肉无力和震颤,感觉、视力、听力、吞咽和说话可能有问题。1/3 以上的患者还会出现癫痫发作和思维或推理紊乱。

九、治疗

(一)治疗高尿酸血症

治疗高尿酸血症,首先是要多饮水,促进尿酸或小的尿酸结石随着尿液排出。其次是要使用药物治疗,别嘌呤醇是一种通过抑制黄嘌呤氧化酶来阻止次黄嘌呤和黄嘌呤向尿酸转化的药物,是治疗高尿酸血症的主要药物。用别嘌呤醇治疗使患者血清尿酸水平降低约 50%,并趋于正常化,尿中尿酸/肌酐比值降低 74%。与基线水平相比,别嘌呤醇治疗使次黄嘌呤和黄嘌呤尿排泄率分别增加了约 5 倍和 10 倍。别嘌呤醇的剂量从每日 50mg 到 600mg 不等,其初始剂量为每日 5~10mg/kg,后续应调整至维持正常偏高的血清尿酸水平和尿中尿酸/肌酐比值低于 1.0。

减少尿酸分泌,可减少尿石症、痛风和痛风性关节炎等并发症。对于已经形成肾结石的患者,必要时可行手术治疗。由于高尿酸血症从出生就存在,越早开始治疗,对并发症的控制越好。对别嘌呤醇的长期疗效和安全的研究显示,只要维持剂量,避免黄嘌呤结石的形成,就可减少并发症的发生。然而,别嘌呤醇治疗对神经发育和认知方面没有任何改善。个别患者使用别嘌呤醇可能会引起药物过敏反应、Stevens-Johnson 综合征和中毒性表皮坏死松解症等不良反应，此时可替代使用另一种黄嘌呤氧化酶抑制剂非布司他。

(二)神经功能方面

神经功能障碍背后的病理生理学尚不清楚，即使有研究发现基底神经节中多巴胺能神经元浓度降低，但使用多巴胺能药物并没能缓解症状。使用 S-腺苷甲硫氨酸和利培酮等抗精神病药进行治疗，有助于缓解肌张力障碍和自残行为。该组合用药的有效性可能与年龄有关，需要进一步的研究来证明疗效和并发症。使用苯二氮卓类药物或巴氯芬可以控制痉挛等锥体症状。对于骨科的问题，行康复治疗或手术干预来解决挛缩、脱位等问题。

(三)行为方面

可采取多模式治疗方式，包括综合医疗管理、口腔管理、物理疗法、行为和精神干预等；还可行口腔管理包括口腔防护，必要时应拔牙。目前尚无药物能有效的控制自残行为，采用负面的行为调节，如惩罚等，往往会加重行为症状。但尚可通过行为和精神方面的管理来减少自残和攻击行为，包括使用物理束缚、行为管理、深部脑刺激和精神类药物等，使用多巴胺替代疗法，使用加巴喷丁，局部使用肉毒杆菌注射也曾被用于治疗部分患者的自残行为。

(四)其他方面

当存在大细胞性贫血时，补充叶酸和维生素 B12 往往不起作用，这种情况往往不需要治疗，因为不会造成严重后遗症。

十、预后、遗传咨询及产前诊断

LNS 不是一种渐进性的神经退行性疾病，如果对临床症状进行了有效的管控，患者寿命可达到 20~40 岁。LNS 患者最常见的死亡原因包括呼吸衰竭(由肺炎或吞咽困难引起的反复误吸)、肾功能衰竭或其他原因引起的败血症。在病情控制良好的个体中也可能出现突发不明原因的死亡。

如果没有实验室检查，女性携带者几乎是无法被发现的，因为她们通常是没有症状的。当对限制嘌呤饮食 5 天后的 24 小时尿液样本进行分析时，大多数 HGPRT 缺乏的女性携带者可以与非携带者相区分，携带者尿中次黄嘌呤和黄嘌呤的排泄率明显更高。携带者的酶学诊断可以通过鉴定 HGPRT 缺陷的毛囊或培养的成纤维细胞来完成，但因为它们在 HGPRT 活性方面的嵌合现象，所以这种诊断方法并不是绝对正确的。另外，亦可根据携带者 HGPRT 缺陷细胞对 6-硫鸟嘌呤的抗性进行筛选。在大多数病例中，外周血 T 淋巴细胞在 6-硫鸟嘌呤存在下的增殖试验具有诊断价值。

LNS 的产前诊断可以使用在妊娠 15~18 周时通过羊膜穿刺术获得的羊膜细胞或在妊娠 10~12 周时的绒毛膜细胞。可以对已知的致病突变进行 HGPRT 酶分析和分子分析。

（曾宪涛　徐华）

参考文献

1. Jinnah H, De Gregorio L, Harris J C, et al. The spectrum of inherited mutationscausing HPRT deficiency：75 new cases and a review of 196 previously reported cases［J］. Mutation Research/Reviews in Mutation Research, 2000, 463(3)：309-326.

2. Fu R, Chen C-J, Jinnah H. Genotypic and phenotypic spectrum in attenuated variants of Lesch—Nyhan disease［J］. Molecular Genetics and Metabolism, 2014, 112(4)：280-285.

3. Torres R J, Puig J G, Jinnah H A. Update on the phenotypic spectrum of Lesch-Nyhan disease and its attenuated variants［J］. Current Rheumatology Reports, 2012, 14(2)：189-194.

4. Schretlen D J, Harris J C, Park K S, et al. Neurocognitive functioning in Lesch-Nyhan disease and partial hypoxanthine-guanine phosphoribosyltransferase deficiency［J］. Journal of the International Neuropsychological Society, 2001,

7(7): 805-812.

5. Jinnah H, Ceballos-Picot I, Torres R J, et al. Attenuated variants of Lesch-Nyhan disease[J]. Brain, 2010, 133(3): 671-689.

6. Fu R, Sutcliffe D, Zhao H, et al. Clinical severity in Lesch-Nyhan disease: The role of residual enzyme and compensatory pathways[J]. Molecular Genetics and Metabolism, 2015, 114(1): 55-61.

7. Lesch M and Nyhan W L. A familial disorder of uric acid metabolism and central nervous system function[J]. Am J Med, 1964, 36: 561-570.

8. Seegmiller J E, Rosenbloom F M and Kelley W N. Enzyme defect associated with asex-linked human neurological disorder and excessive purine synthesis [J]. Science, 1967, 155(3770): 1682-1684.

9. Becker M A, Yen R C, Itkin P, et al. Regional localization of the gene for human phosphoribosylpyrophosphate synthetase on the X chromosome[J]. Science, 1979, 203(4384): 1016-1019.

10. Nanagiri A, Shabbir N. Lesch Nyhan Syndrome [M]. StatPearls Publishing, 2021.

11. Doucet B P, Jegatheesan D and Burke J. Late diagnosis of Lesch-Nyhan disease variant[J]. BMJ Case Rep, 2013.

12. McCarthy G T, Green E M, Ogunbona O, et al. A population study of Lesch-Nyhan disease in the UK[J]. Dev Med Child Neurol, 2011, 53(1): 34-39.

13. Page T and Nyhan W L. The spectrum of HPRT deficiency: an update[J]. Adv Exp Med Biol, 1989, 253a: 129-133.

14. Fu R, Chen C J and Jinnah H A. Genotypic and phenotypic spectrum in attenuated variants of Lesch-Nyhan disease[J]. Mol Genet Metab, 2014, 112(4): 280-285.

15. Fu R, Ceballos-Picot I, Torres R J, et al. Genotype—phenotype correlations in neurogenetics: Lesch-Nyhan disease as a model disorder[J]. Brain, 2014, 137(5): 1282-1303.

16. Hladnik U, Nyhan W L and Bertelli M. Variable expression of HPRT deficiency in 5 members of a family with the same mutation[J]. Arch Neurol, 2008, 65(9): 1240-1243.

17. Fu R, Ceballos-Picot I, Torres R J, et al. Genotype-phenotype correlations in neurogenetics: Lesch-Nyhan disease as a model disorder[J]. Brain, 2014, 137(Pt 5): 1282-1303.

18. Duan J, Nilsson L and Lambert B. Structural and functional analysis of mutations at the human hypoxanthine phosphoribosyl transferase (HPRT1) locus[J]. Hum Mutat, 2004, 23(6): 599-611.

19. Fu R and Jinnah H A. Genotype-phenotype correlations in Lesch-Nyhan disease: moving beyond the gene [J]. J Biol Chem, 2012, 287 (5): 2997-3008.

20. Jinnah H and Friedmann T. Lesch-Nyhan Disease and its Variants. Beaudet, Sly and Valle, Metabolic and Molecular Bases of Inherited Disease Scriver [M]. McGraw Hill, 2000.

21. Fu R, Sutcliffe D, Zhao H, et al. Clinical severity in Lesch-Nyhan disease: the role of residual enzyme and compensatory pathways[J]. Mol Genet Metab, 2015, 114(1): 55-61.

22. Bassermann R, Gutensohn W, Jahn H, et al. Pathological and immunological observations in a case of Lesch-Nyhan-syndrome [J]. European Journal of Pediatrics, 1979, 132(2): 93-98.

23. Crussi F G, Robertson D M and Hiscox J L. The Pathological Condition of the Lesch-Nyhan Syndrome: Report of Two Cases [J]. American Journal of Diseases of Children, 1969, 118(3): 501-506.

24. Mizuno T. Long-term follow-up of ten patients with Lesch-Nyhan syndrome [J]. Neuropediatrics, 1986, 17(03): 158-161.

25. Saito Y, Ito M, Hanaoka S, et al. Dopamine receptor upregulation in Lesch-Nyhan syndrome: a postmortem study[J]. Neuropediatrics, 1999, 30(02):

66-71.

26. Warzok R, Schwesinger G, Knapp A, et al. Neuropathologische Befunde beim Lesch-Nyhan Syndrom[J]. Zbl Allg Pathol, 1982, 126:95-104.

27. Harris J C, Lee R R, Jinnah HA, et al. Craniocerebral magnetic resonance imaging measurement and findings in Lesch-Nyhan syndrome[J]. Archives of Neurology, 1998, 55(4): 547-553.

28. Lloyd K G, Hornykiewicz O, Davidson L, et al. Biochemical evidence of dysfunction of brain neurotransmitters in the Lesch-Nyhan syndrome[J]. New England Journal of Medicine, 1981, 305(19): 1106-1111.

29. Silverstein F S, Johnston M V, Hutchinson R J, et al. Lesch-Nyhan syndrome: CSF neurotransmitter abnormalities[J]. Neurology, 1985, 35(6): 907-907.

30. Manzke H, Gustmann H, Koke H, et al. Hypoxanthine and tetrahydrobiopterin treatment of a patient with features of the Lesch-Nyhan syndrome [J]. Advances in Experimental Medicine and Biology, 1986, 195: 197-203.

31. Jankovic J, Caskey T C, Stout J T, et al. Lesch-Nyhan syndrome: a study of motor behavior and cerebrospinal fluid neurotransmitters [J]. Annals of Neurology: Official Journal of the American Neurological Association and the Child Neurology Society, 1988, 23(5): 466-469.

32. Dunnett S, Sirinathsinghji D, Heavens R, et al. Monoamine deficiency in a transgenic (Hprt-) mouse model of Lesch-Nyhan syndrome [J]. Brain Research, 1989, 501(2): 401-406.

33. Jinnah H, Jones M, Wojcik B, et al. Influence of age and strain on striatal dopamine loss in a genetic mouse model of Lesch-Nyhan disease[J]. Journal of Neurochemistry, 1999, 72(1): 225-229.

34. Jinnah H, Wojcik B, Hunt M, et al. Dopamine deficiency in a genetic mouse model of Lesch-Nyhan disease[J]. Journal of Neuroscience, 1994, 14(3): 1164-1175.

35. Bitler C M and Howard B D. Dopamine metabolism in hypoxanthine-guanine

phosphoribosyltransferase-deficient variants of PC12 cells [J]. Journal of Neurochemistry, 1986, 47(1): 107-112.

36. Palmer G C, Stagnitto M L, Ray R K, et al. Anticonvulsant properties of calcium channel blockers in mice: N-Methyl-D-, L-Aspartate-and Bay K 8644-induced convulsions are potently blocked by the dihydropyridines [J]. Epilepsia, 1993, 34(2): 372-380.

37. Visser J E, Bär P R and Jinnah H A. Lesch-Nyhan disease and the basal ganglia[J]. Brain Res Brain Res Rev, 2000, 32(2-3): 449-475.

38. Torres R J and Puig J G. Hypoxanthine-guanine phosophoribosyltransferase (HPRT) deficiency: Lesch-Nyhan syndrome [J]. Orphanet J Rare Dis, 2007, 2: 48.

39. Harris J C. Lesch-Nyhan syndrome and its variants: examining the behavioral and neurocognitive phenotype [J]. Curr Opin Psychiatry, 2018, 31 (2): 96-102.

40. Jinnah H A, Visser J E, Harris J C, et al. Delineation of the motor disorder of Lesch-Nyhan disease[J]. Brain, 2006, 129(Pt 5): 1201-1217.

41. Matthews W S, Solan A, Barabas G, et al. Cognitive functioning in Lesch-Nyhan syndrome: a 4-year follow-up study[J]. Dev Med Child Neurol, 1999, 41(4): 260-262.

42. Schretlen D J, Ward J, Meyer S M, et al. Behavioral aspects of Lesch-Nyhandisease and its variants[J]. Dev Med Child Neurol, 2005, 47(10): 673-677.

43. Robey K L, Reck J F, Giacomini K D, et al. Modes and patterns of self-mutilation in persons with Lesch-Nyhan disease[J]. Dev Med Child Neurol, 2003, 45(3): 167-171.

44. Olson L and Houlihan D. A review of behavioral treatments used for Lesch-Nyhan syndrome[J]. Behav Modif, 2000, 24(2): 202-222.

45. Cakmakli H F, Torres R J, Menendez A, et al. Macrocytic anemia in Lesch-

Nyhan disease and its variants[J]. Genet Med, 2019, 21(2): 353-360.

46. Schretlen D J, Varvaris M, Ho T E, et al. Regional brain volume abnormalities in Lesch-Nyhan disease and its variants: a cross-sectional study[J]. Lancet Neurol, 2013, 12(12): 1151-1158.

47. Neychev V K and Jinnah H A. Sudden death in Lesch-Nyhan disease[J]. Dev Med Child Neurol, 2006, 48(11): 923-926.

48. Jinnah H A, Ceballos-Picot I, Torres R J, et al. Attenuated variants of Lesch-Nyhan disease[J]. Brain, 2010, 133(Pt 3): 671-689.

49. Schretlen D J, Harris J C, Park K S, et al. Neurocognitive functioning in Lesch-Nyhan disease and partial hypoxanthine-guanine phosphoribosyl transferase deficiency[J]. J Int Neuropsychol Soc, 2001, 7(7):805-812.

50. Puig J G, Mateos F A, Torres R J, et al. Purine metabolism in female heterozygotes for hypoxanthine-guanine phosphoribosyltransferase deficiency [J]. Eur J Clin Invest, 1998, 28(11):950-957.

51. de Gregorio L, Jinnah H A, Harris J C, et al. Lesch-Nyhan disease in a female with a clinically normal monozygotic twin[J]. Mol Genet Metab, 2005, 85 (1): 70-77.

52. Torres R J, Puig J G and Jinnah H A. Update on the phenotypic spectrum of Lesch-Nyhan disease and its attenuated variants[J]. Curr Rheumatol Rep, 2012, 14(2): 189-194.

53. Harris J C, Lee R R, Jinnah H A, et al. Craniocerebral magnetic resonance imaging measurement and findings in Lesch-Nyhan syndrome [J]. Arch Neurol, 1998, 55(4): 547-553.

54. Rylance H, Wallace R C and Nuki G. Hypoxanthine-guanine phosphoribosyl transferase: assay using high performance liquid chromatography[J]. Clinica Chimica Acta; International Journal of Clinical Chemistry, 1982, 121(2): 159-165.

55. Wilson J M, Stout J T, Palella T D, et al. A molecular survey of hypoxanthine-

guanine phosphoribosyltransferase deficiency in man[J]. J Clin Invest, 1986, 77(1): 188-195.

56.Davidson B L,Tarlé S A,Palella T D,et al. Molecular basis of hypoxanthine-guanine phosphoribosyltransferase deficiency in ten subjects determined by direct sequencing of amplified transcripts[J]. J Clin Invest, 1989, 84(1): 342-346.

57.Gibbs R A,Nguyen P N,Edwards A,et al. Multiplex DNA deletion detection and exon sequencing of the hypoxanthine phosphoribosyltransferase gene in Lesch-Nyhan families[J]. Genomics, 1990, 7(2): 235-244.

58. Norcliffe-Kaufmann L, Slaugenhaupt S A and Kaufmann H. Familial dysautonomia: History, genotype, phenotype and translational research [J]. Prog Neurobiol, 2017, 152: 131-148.

59.Shohat M and Weisz Hubshman M. Familial Dysautonomia [M]. Seattle: University of Washington,Seattle.

60.Kazachkov M,Palma J A,Norcliffe-Kaufmann L,et al. Respiratory care in familial dysautonomia: Systematic review and expert consensus recommendations[J]. Respir Med, 2018, 141: 37-46.

61.Zhou P, Zhu L, Fan Q L, et al. Interpretation of the first international consensus for Cornelia de Lange syndrome[J]. ZhongguoDang Dai Er Ke Za Zhi, 2020, 22(8): 815-820.

62.Cappellini M D and Fiorelli G. Glucose-6-phosphate dehydrogenase deficiency [J]. Lancet, 2008, 371(9606): 64-74.

63.Frank J E. Diagnosis and management of G6PD deficiency [J]. Am Fam Physician, 2005, 72(7): 1277-1282.

64.García-Pavía P, Torres R J, Rivero M, et al. Phosphoribosylpyrophosphate synthetase overactivity as a cause of uric acid overproduction in a young woman[J]. Arthritis Rheum, 2003, 48(7): 2036-2041.

65.Becker M A, Taylor W, Smith P R, et al. Overexpression of the normal phosphoribosylpyrophosphate synthetase 1 isoform underlies catalytic superactivity of human phosphoribosylpyrophosphate synthetase[J]. J Biol Chem, 1996, 271(33): 19894-19899.

66.Kyle S M, Vashi N and Justice M J. Rett syndrome: a neurological disorder with metabolic components[J]. Open Biol, 2018, 8(2).

67.Hagberg B. Clinical manifestations and stages of Rett syndrome[J]. Mental Retardation and Developmental Disabilities Research Reviews, 2002, 8(2): 61-65.

68.Stern J S, Burza S and Robertson M M. Gilles de la Tourette's syndrome and its impact in the UK[J]. Postgrad Med J, 2005, 81(951): 12-19.

69.Stern J S. Tourette's syndrome and its borderland[J]. Pract Neurol, 2018, 18 (4): 262-270.

70. Hollis C, Pennant M, Cuenca J, et al. Clinical effectiveness and patient perspectives of different treatment strategies for tics in children and adolescents with Tourette syndrome: a systematic review and qualitative analysis[J]. Health Technol Assess, 2016, 20(4): 1-450,vii-viii.

71.Lord C, Brugha T S, Charman T, et al. Autism spectrum disorder[J]. Nat Rev Dis Primers, 2020, 6(1): 5.

72. Sharma S R, Gonda X and Tarazi F I. Autism Spectrum Disorder: Classification, diagnosis and therapy [J]. Pharmacol Ther, 2018, 190: 91-104.

73. Rosenbaum P, Paneth N, Leviton A, et al. A report: the definition and classification of cerebral palsy April 2006[J]. Dev Med Child Neurol Suppl, 2007, 109: 8-14.

74.Kelley W N, Greene M L, Rosenbloom F M, et al. Hypoxanthine-guanine phosphoribosyltransferase deficiency in gout[J]. Ann Intern Med, 1969, 70 (1): 155-206.

75.Torres R J, Prior C and Puig J G. Efficacy and safety of allopurinol in patients with hypoxanthine-guanine phosphoribosyltransferase deficiency[J]. Metabolism, 2007, 56(9): 1179-1186.

76. Christie R, Bay C, Kaufman I A, et al. Lesch-Nyhan disease: clinical experience with nineteen patients[J]. Dev Med Child Neurol, 1982, 24(3): 293-306.

77. Kelley W N, Rosenbloom F M, Miller J, et al. An enzymatic basis for variation in response to allopurinol: hypoxanthine-guanine phosphoribosyltransferase deficiency[J]. New England Journal of Medicine, 1968, 278(6): 287-293.

78. Momosaki K, Kido J, Matsumoto S, et al. The effect of S-adenosylmethionine treatment on neurobehavioral phenotypes in Lesch-Nyhan disease: a case report[J]. Case Rep Neurol, 2019, 11(3): 256-264.

79. Goodman E M, Torres R J, Puig J G, et al. Consequences of Delayed Dental Extraction in Lesch-Nyhan Disease[J]. Mov Disord Clin Pract, 2014, 1(3): 225-229.

80. Pralong E, Pollo C, Coubes P, et al. Electrophysiological characteristics of limbic and motor globus pallidus internus (GPI) neuronsin two cases of Lesch-Nyhan syndrome[J]. Neurophysiol Clin, 2005, 35(5-6): 168-173.

81. Dabrowski E, Smathers S A, Ralstrom C S, et al. Botulinum toxin as a novel treatment for self-mutilation in Lesch-Nyhan syndrome[J]. Dev Med Child Neurol, 2005, 47(9): 636-639.

82. Göttle M, Prudente C N, Fu R, et al. Loss of dopamine phenotype among midbrain neurons in Lesch-Nyhan disease[J]. Ann Neurol, 2014, 76(1): 95-107.

83. McKeran R O, Andrews T M, Howell A, et al. The diagnosis of the carrier state for the Lesch-Nyhan syndrome[J].Q J Med, 1975, 44(174): 189-205.

84. Bakay B, Tucker-Pian C and Seegmiller J E. Detection of Lesch-Nyhan syndrome carriers: analysis of hair roots for HPRT by agarose gel electrophoresis and autoradiography[J]. Clin Genet, 1980, 17(6): 369-374.

85. O'Neill J P. Mutation carrier testing in Lesch-Nyhan syndrome families: HPRT mutant frequency and mutation analysis with peripheral blood T lymphocytes[J]. Genet Test, 2004, 8(1): 51-64.

86. Nyhan W L, Vuong L U and Broock R. Prenatal diagnosis of Lesch-Nyhan disease[J]. Prenat Diagn, 2003, 23(10): 807-809.

87. Graham G W, Aitken D A and Connor J M. Prenatal diagnosis by enzyme analysis in 15 pregnancies at risk for the Lesch-Nyhan syndrome[J]. Prenat Diagn, 1996, 16(7): 647-651.

第二节　磷酸核糖焦磷酸合成酶 I 活性过强症

磷酸核糖焦磷酸合成酶(phosphoribosyl pyrophosphate synthetase, PRS)是嘌呤从头合成以及嘧啶和吡啶核苷酸的生物合成中的关键酶之一。磷酸核糖焦磷酸合成酶 1 基因 (phosphoribosyl pyrophosphate synthetase 1, PRPS1)是 3 个 PRS 基因中最普遍表达的基因，目前已知的 PRPS1 基因突变会导致四种综合征：磷酸核糖焦磷酸合成酶 I 活性过强症(PRS-I superactivity)、Charcot-Marie-Tooth 病-5 (CMTX5)、Arts 综合征(Arts syndrome)、X 连锁非综合征感音神经性耳聋 (X-linked nonsyndromic sensori neural deafness, DFN2)。其中，PRS-I 活性过强症是一种 X 连锁隐性遗传病，可分为婴儿期或儿童早期发病的重型和青少年晚期或成人早期发病的轻型。主要临床特征包括先天性高尿酸血症和高尿酸尿症、痛风性关节炎、尿石症、发育迟缓、肌张力减退、身材矮小和听力损失等。

一、病理生理学

PRPS1 基因受 microRNA-376 的转录调控，编码 PRS-I。PRPS1 基因的转录产物在距终止密码子 600 bp 的范围内包含两个针对 miR-376 编辑的结合位点。miR-376 基因簇位于染色体 14q32.31，并在胚胎发育过程中的多种组织以及成人脑、心脏、胰腺和肾脏中表达。所有簇成员都转录成一个长的初级 RNA 转录产物，在初级转录产物加工成为成熟 miRNA 的过程中，可以在一个或两个特定位点通过腺苷脱氨酶进行广泛而同步的编辑。这种编辑具有组织特异性，在大脑皮层中，大多数转录产物会被编辑，而在肝脏中几乎没有发生编辑。因为只有经过编辑的 miR-376 才会沉默 PRPS1 基因的表达，PRS-I 活性在大脑皮层中受 miR-376 调节，但在肝脏中不受其调节。在 PRS-I 活性过强症或 PRS-I 活性受损的患者中会出现神经系统症状如共济失调和智力低下，而肝脏功能正常。综上所述，PRS-I

的活性通常在神经元细胞中受到严格调节，并且核苷酸代谢失衡对神经元功能尤其有害。

PRS-I 催化 ATP 和 5-磷酸核糖合成焦磷酸磷酸核糖（PRPP）。PRS-I 的酶活性受辅助因子、代谢物和蛋白相互作用的调节。PRS-I 的酶活性可由无机磷酸盐（Pi）和 Mg^{2+} 激活，也可以被二磷酸腺苷（ADP）和嘌呤变构抑制。在嘌呤合成中，焦磷酸磷酸核糖（PRPP）是 PRPP 氨基转移酶（PPAT）的底物，这是嘌呤从头合成的第一步和限速步骤，最终产生嘌呤核苷酸，如三磷酸腺嘌呤（ATP）和三磷酸鸟嘌呤（GTP）。PRPP 还是嘌呤补救合成的底物，通过腺嘌呤磷酸核糖转移酶，将腺嘌呤转化为腺苷单磷酸（AMP），并通过次黄嘌呤鸟嘌呤磷酸核糖转移酶，将肌苷单磷酸（IMP）转化为鸟嘌呤单磷酸（GMP）（图 3.2.1）。在嘧啶核苷酸的合成中，PRPP 也是必不可少的，它是尿苷单磷酸合成酶（UMPS）的重要辅助因子，有助于将乳清酸转化为 UMP，UMP 是所有嘧啶核苷酸的前体。最后，PRPP 用于通过烟酸磷酸核糖转移酶（NAPRT）和烟酰胺磷酸核糖转移酶（NAMPT）合成吡啶核苷酸，分别将核糖核苷酸部分添加到烟酸和烟酰胺中，然后将其转化为重要的辅助因子烟酰胺腺嘌呤二核苷酸（NAD）和烟酰胺腺嘌呤二核苷酸磷酸（NADP）。

除了从头合成嘌呤、嘧啶和吡啶核苷酸外，PRPP 还用于通过次黄嘌呤鸟嘌呤磷酸核糖转移酶（HGPRT）和腺嘌呤磷酸核糖转移酶（APRT）回收嘌呤碱基。这确保了嘌呤碱基和核苷的有效再利用，因为以 PRPP 为底物的从头合成嘌呤核苷酸需要 7mol ATP 来生成 1mol 核苷酸，而补救合成仅需要 1mol ATP 用于合成 PRPP。

PRS-I 的活性单元是一个六聚体，由 3 个以螺旋桨状排列的同型二聚体组成。每个同型二聚体都有一个活性位点和两个调节变构位点 I 和 II。活性位点允许 ATP 和 5-磷酸核糖在一个同源二聚体内的两个结构域的连接处结合。变构位点 I 位于 3 个同型二聚体的界面，变构位点 II 位于一个同型二聚体中的两个单体的界面处。PRPS1 基因中的突变可能导致功能获得，表达增加，导致 PRS-I 活性过强症；或导致功能丧失，表达减少，导致 DFN2、CMTX5 和 Arts 综合征。

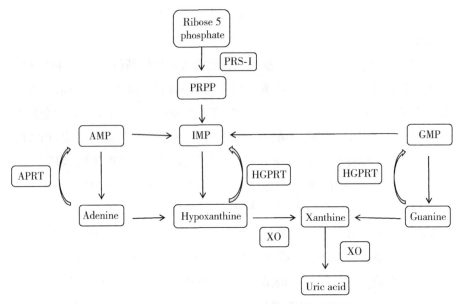

Ribose 5 phosphate—5-磷酸核糖；AMP—磷酸腺苷；APRT—腺嘌呤磷酸核糖转移酶；GMP—磷酸鸟苷；HGPRT—次黄嘌呤鸟嘌呤磷酸核糖转移酶；IMP—磷酸肌苷；PRPP—焦磷酸磷酸核糖；PRS-I—磷酸核糖焦磷酸合成酶；XO—黄嘌呤氧化酶；Adenine—腺嘌呤；Hypoxanthine—次黄嘌呤；Xanthine—黄嘌呤；Guanine—鸟嘌呤；Uric acid—尿酸

图 3.2.1　嘌呤代谢的简化途径

二、遗传与致病机制

PRPS1 属于由 3 个非常相似且高度保守的基因组成的家族：PRPS1、PRPS2 和 PRPS1L1。PRPS1 和 PRPS2 位于 X 染色体上(分别定位于 Xq22-q24 和 Xq22.3-P22.3)，并且在许多不同的组织中表达。PRPS1L1 位于常染色体基因上，在睾丸中显著表达。与 PRPS1 相比，PRPS2 和 PRPS1L1尚未检测到致病突变。PRPP 是嘌呤、嘧啶、和吡啶核苷酸合成的重要底物，因此，PRPS1 突变会对一些重要细胞功能产生影响，例如核酸合成、能量代谢和细胞信号传导等。

目前提出了两种可能导致 PRS-I 超活性的不同机制：PRPS1 的开放阅

读框（ORF）中的点突变导致调节位点改变，以及具有正常动力学酶特性 PRS-I 表达增加。在 PRPS1 活性过强症中，已经确定了 9 个 PRPS1 突变，如表 3-2-1 所示。

表 3-2-1　　**PRS-I 活性过强症中鉴定的基因突变导致酶功能改变**

突变基因	氨基酸变化	对 PRPS1 功能的影响
c. 154G>C	p. D52H	功能增强
c. 385C>A	p. L129I	功能增强
c. 341A>G	p. N114S	功能增强
c. 547G>C	p. D182H	功能增强
c. 569C>T	p. A189V	功能增强
c. 578A>T	p. H192L	功能增强
c. 579C>G	p. H192Q	功能增强
c. 520G>A	p. G174R	功能增强
c. 521G>T	p. G174V	功能增强

三、临床表现

PRS-I 活性过强症通常出现在患有痛风性关节炎和尿酸性肾结石的年轻男性患者中，有时甚至导致急性肾衰竭。血浆尿酸升高可能达到 600~900μmol/L（正常成人值 170~320μmol/L），尿尿酸也升高，使尿尿酸与肌酐比值接近 2.5mmol/mmol（正常成人值 0.2~0.3mmol/mmol）。这种尿酸生成过多可能会在婴儿期出现，同时伴有神经系统异常，包括感音神经性耳聋、肌张力减退、运动迟缓、共济失调和自闭症特征。

PRS-I 活性过强症可分为重型和轻型。

重型的特征是婴儿期或儿童早期出现高尿酸血症和高尿酸尿症。尿酸结晶尿或泌尿系结石通常是首发症状，如果血清尿酸浓度没有得到控制，将会诱发痛风性关节炎；还可出现感音神经性听力损失、智力障碍、肌张力减退和共济失调症状。

轻型以青少年晚期或成人早期发作的痛风性关节炎或伴有高尿酸血症和高尿酸尿症的尿酸性尿石症为特征。通常不存在明显的神经系统症状。

肾集合系统中的尿酸结晶沉积或肾间质中的尿酸结晶沉积可导致肾结石，甚至引起肾功能损害，导致急性肾功能衰竭。患有严重 PRS-I 活性过强症的家庭中的杂合子女性也可以表现出该疾病的代谢和/或神经发育特征。

四、诊断与鉴别诊断

(一)诊断

在青少年或成年男性中出现以下情况时，应怀疑轻型 PRS-I 活性过强症：

(1)痛风性关节炎(注意：没有痛风并不排除 PRS-I 活性过强症)；

(2)显著的高尿酸血症(见表 3-2-2)；

(3)每日尿尿酸排泄量显著升高(见表 3-2-2)；

(4)尿酸结石症。

在男婴或幼儿中出现以下情况时，应怀疑重型 PRS-I 活性过强症：

(1)智力障碍；

(2)感音神经性听力障碍；

(3)肌张力减退；

(4)共济失调。

表 3-2-2　PRS-I 活性过强症中的血清尿酸浓度和 24 小时尿尿酸排泄

发病人群	血清尿酸 (mg/dL 或 μmol/L)[1]	尿尿酸(mg/24 小时)[2]
婴儿	升高	显著升高
青少年/成人	升高	显著升高

发病人群	血清尿酸 （mg/dL 或 μmol/L）[1]	尿尿酸（mg/24 小时）[2]
正常成年男性 （>12 岁）	3.5~7.2 mg/dL 或 210~430μmol/L	每 24 小时 250~750mg 或 1.5~4.5mmol；[3] 200~500mmol 尿酸盐/mol 肌酐
正常成年女性	2.6~6.0 mg/dL 或 150~360μmol/L	与成年男性相同
正常儿童 （≤12 岁）	2.0~5.5 mg/dL 或 120~330μmol/L	300~1400 mmol 尿酸盐/mol 肌酐
正常婴儿 （<2 岁）	2.0~5.5 mg/dL 或 120~330μmol/L	300~1800 mmol 尿酸盐/mol 肌酐

注：1. 血清和尿尿酸盐范围分为儿童和成人。年龄和尿酸盐临界值因地而异。

2. 尿尿酸与肌酐浓度的比率可能更有助于筛查目的。PRS-I 活性过强症的值通常大于正常上限的两倍。

3. "正常"值因年龄和体重而异。表中给出的值是针对没有药物影响血清尿酸水平的"标准"饮食。

（二）鉴别诊断

需与 PRS-I 活性过强症相鉴别开来的疾病包括次黄嘌呤鸟嘌呤磷酸核糖转移酶（HPRT；EC2.4.2.8）缺乏症（见 Lesch-Nyhan 综合征）和 S-腺苷高半胱氨酸水解酶（AHCY）缺乏症。

HPRT 缺乏症的临床表现包括高尿酸血症、高尿酸尿症、运动发育迟缓、肌张力障碍、不自主运动、自残行为。升高的尿酸与肌酐比值是该病和其他代谢性高尿酸血症的有效筛查试验，明确诊断需要分析 HPRT 的活性。

S-腺苷高半胱氨酸水解酶缺乏症的临床表现主要为肌病和发育迟缓，以及血浆腺苷高半胱氨酸、腺苷甲硫氨酸、甲硫氨酸和肌酸激酶显著升高。

五、治疗

(一)PRS-I 活性过强症患者高尿酸血症和高尿酸尿症的治疗

(1)饮食控制:减少红肉、家禽和贝类、油性鱼类、啤酒的摄入,避免食用含高果糖玉米糖浆的食物和饮料,同时增加低脂乳制品的摄入。

(2)别嘌呤醇:为黄嘌呤氧化酶抑制剂,可阻止氧嘌呤次黄嘌呤和黄嘌呤向尿酸的转化,还可以减少嘌呤核苷酸的从头合成,以降低尿酸。儿童起始剂量为 10~20mg/(kg·d),成人为 2~10mg/(kg·d),应进一步调整至维持正常血浆尿酸浓度所需的最低剂量,肾功能不全者应减量。为了控制痛风和肾脏受累,需要充分控制血浆尿酸(目标<400μmol/L)。

(3)非布司他:也是黄嘌呤氧化酶抑制剂,可降低尿酸。

(4)当存在尿酸盐尿路结石时,可使用柠檬酸钾碱化尿液。

(二)感音神经性听力损失

治疗措施包括佩戴助听器、振动触觉装置和人工耳蜗植入。

(三)共济失调

拐杖、助行器和轮椅可用于步态共济失调;可使用特殊设备来协助手写、扣纽扣和使用餐具;言语治疗可能对构音障碍患者有益;可使用计算机设备来帮助有严重语言障碍的人。

六、展望

随着现代基因检测技术以及人们对于健康管理意识的提高,磷酸核糖焦磷酸合成酶 I 活性过强症逐渐被人们所认识。基因检测技术包括单基因检测、多基因面板、基因组检测,为疾病的诊断以及遗传咨询提供支持。新的治疗方法仍在进一步研究探索中。

(曾宪涛 徐华)

参考文献

1. A P M de Brouwer, H van Bokhoven, S B Nabuurs, et al. PRPS1 mutations: four distinct syndromes and potential treatment[J]. The American Journal of Human Genetics, 2010, 86(4):506-518.

2. P Chen, J Li, J Ma, et al. A small disturbance, but a serious disease: the possible mechanism of D52H-mutant of human PRS1 that causes gout[J]. IUBMB Life, 2013, 65(6):518-525.

3. X Z Liu, D Xie, H J Yuan, et al. Hearing loss and PRPS1 mutations: wide spectrum of phenotypes and potential therapy [J]. International Journal of Audiology, 2013, 52(1):23-28.

4. S C Hartman, J M Buchanan. Biosynthesis of the purines. XXI. 5-Phosphoribosylpyrophosphate amidotransferase[J]. The Journal of Biological Chemistry, 1958, 233(2):451-455.

5. A P M de Brouwer, Duley J A, Christodoulou J. Phosphoribosylpyrophosphate Synthetase Superactivity[J]. GeneReviews, 2008.

6. Porrmann J, Betcheva-Krajcir E, Di Donato N, et al. Novel PRPS1 gain-of-function mutation in a patient with congenital hyperuricemia and facial anomalies[J]. Am J Med Genet A, 2017, 173(10):2736-2742.

7. Cochat P, Pichault V, Bacchetta J, et al. Nephrolithiasis related to inborn metabolic diseases[J]. Pediatric Nephrology, 2010, 25(3):415-424.

8. X Liu, D Han, J Li, et al. Loss-of-function mutations in the PRPS1 gene cause a type of nonsyndromic X-linked sensorineural deafness, DFN2 [J]. The American Journal of Human Genetics, 2010, 86(1):65-71.

9. A Kornberg, I Lieberman, E S Simms. Enzymatic synthesis and properties of 5-phosphoribosylpyrophosphate[J]. The Journal of Biological Chemistry, 1955, 215(1):389-402.

10. J. Barankiewicz, J F Henderson. Effect of lowered intracellular ATP and GTP concentrations on purine ribonucleotide synthesis and interconversion [J].

Canadian Journal of Biochemistry, 1977, 55(3):257-262.

11. D Yan, Y Xing, X Ouyang, et al. Analysis of miR-376 RNA cluster members in the mouse inner ear [J]. International Journal of Experimental Pathology, 2012, 93(6):450-457.

12. Vugrek O, Beluzić R, Nakić N, et al. S-adenosylhomocysteine hydrolase (AHCY) deficiency: two novel mutations with lethal outcome [J]. Hum Mutat, 2009, 30(4):555-565.

13. Lieberman I, Kornberg A, Simms E S. Enzymatic synthesis of pyrimidine nucleotides: orotidine-5'-phosphate and uridine-5'-phosphate [J]. J Biol Chem, 1955, 215:403-451.

14. Preiss J, Handler P. Biosynthesis of diphosphopyridine nucleotide. II. Enzymatic aspects[J]. Jf. Biol. Chem, 1958, 233:493-500.

15. Mittal R, Patel K, Mittal J, et al. Association of PRPS1 mutations with disease phenotypes[J]. Dis Markers, 2015,127013.

16. M A Becker, P R Smith, W Taylor, et al. The genetic and functional basis of purine nucleotide feedback-resistant phosphoribosylpyrophosphate synthetase superactivity[J]. Journal of Clinical Investigation,1995, 96(5):2133-2141.

17. B J Roessler, N Golovoy, T D Palella, et al. Identification of distinct PRS1 mutations in two patients with X-linked phosphoribosylpyrophosphate synthetase superactivity[J]. Advances in Experimental Medicine and Biology, 1991, 309B:125-128.

18. M A Becker, W Taylor, P R Smith, et al. Overexpression of the normal phosphoribosylpyrophosphate synthetase 1 isoform underlies catalytic superactivity of human phosphoribosylpyrophosphate synthetase [J]. The Journal of Biological Chemistry, 1996, 271(33):19894-19899.

19. García-Pavía P, Torres R J, Rivero M, et al. Phosphoribosylpyrophosphate synthetase overactivity as a cause of uric acid overproduction in a young woman[J]. Arthritis Rheum, 2003, 48:2036-2041.

20.M A Becker,J G Puig,F A Mateos,et al. Simmonds,Inherited superactivity of phosphoribosylpyrophosphate synthetase: association of uric acid overproduction and sensorineural deafness[J]. American Journal of Medicine, 1988, 85(3):383-390.

21. Sperling O, Boer P, Persky-Brosh S, et al. Altered kinetic property of erythrocyte phosphoribosylpsyrophosphate synthetase in excessive purine production[J]. Rev Eur Etud Clin Biol, 1972, 17:703-706.

22.J M Kaufman,M L Greene,J E Seegmiler. Urine uric acid to creatinine ratio: screening test for disorders of purine metabolism [J]. Pediatrics, 1968, 73:583.

23.C Ohdoi,W L Nyhan,T Kuhara. Chemical diagnosis of Lesch-Nyhan syndrome using gas chromatography-mass spectrometry detection [J]. J Chromatogr, 2003, 792:123.

24.Choi H K,Atkinson K,Karlson E W,et al. Purine-rich foods,dairy and protein intake,and the risk of gout in men [J]. N Engl J Med, 2004, 350: 1093-1103.

25.Valle D,Beaudet A L,Vogelstein B,et al. The Metabolic and Molecular Bases of Inherited Disease[M]. New York: McGraw Hill,2008:2513-2535.

26.Shearer A E, Hildebrand M S, Smith R J H. Hereditary Hearing Loss and Deafness Overview[J]. GeneReviews, 1999.

27.Bird T D. Hereditary Ataxia Overview[J]. GeneReviews,1998.

28.G J Puig,R J Torres,F A Mateos,et al. The spectrum of hypoxanthine-guanine phosphoribosyltransferase (HPRT) deWciency. Clinical experience based on 22 patients from 18 Spanish families[J]. Medicine,2001, 80:102.

29.M Ahmed,W Taylor,P R Smith,et al. Accelerated transcription of PRPS1 in X-linked overactivity of normal human phosphoribosylpyrophosphate synthetase [J]. The Journal of Biological Chemistry, 1999, 274(11):7482-7488.

30.E Zoref, A de Vries, O Sperling. Mutant feedback resistant phosphoribosylpyrophosphate synthetase associated with purine overproduction and gout. Phosphoribosylpy rophosphate and purine metabolism in cultured fibroblasts [J]. The Journal of Clinical Investigation, 1975, 56 (5): 1093-1099.

31. I Akaoka, S Fujimori, N Kamatani, et al. A gouty family with increased phosphoribosylpyrophosphate synthetase activity: case reports, familial studies, and kinetic studies of the abnormal enzyme [J]. The Journal of Rheumatology,1981, 8(4):563-574.

32. M A Becker, P J Kostel, L J Meyer. Human phosphoribosylpyrophosphate synthetase. Comparison of purified normal and mutant enzymes [J]. The Journal of Biological Chemistry, 1975, 250(17):6822-6830.

33. M A Becker, M J Losman, P Itkin, et al. Gout with superactive phosphoribosylpyrophosphate synthetase due to increased enzyme catalytic rate [J]. Journal of Laboratory and Clinical Medicine,1982, 99(4):495-511.

34. M A Becker,M J Losman,A L Rosenberg,et al. Phosphoribosylpyrophosphate synthetase superactivity. A study of five patients with catalytic defects in the enzyme[J]. Arthritis & Rheumatism,1986, 29(7):880-888.

35. M A Becker, K O Raivio, B Bakay, et al. Variant human phosphoribosylpyrophosphate synthetase altered in regulatory and catalytic functions[J]. The Journal of Clinical Investigation, 1980, 65(1):109-120.

36. M A Becker, M J Losman, J Wilson, et al. Superactivity of human phosphoribosyl pyrophosphate synthetase due to altered regulation by nucleotide inhibitors and inorganic phosphate[J]. Biochimica et Biophysica Acta, 1986, 882(2):168-176.

37. Zikánová M,Wahezi D,Hay A,et al. Clinical manifestations and molecular aspects of phosphoribosylpyrophosphate synthetase superactivity in females [J]. Rheumatology, 2018, 57(7):1180-1185.

38. Yang B Y, Yu H X, Min J, et al. A novel mutation in gene of PRPS1 in a

young Chinese woman with X-linked gout: a case report and review of the literature[J]. Clin Rheumatol, 2020, 39(3):949-956.

39. Nyhan W L. Disorders of purine and pyrimidine metabolism[J]. Mol Genet Metab, 2005, 86(1-2):25-33.

40. M Lesch, W L Nyhan. A familial disorder of uric acid metabolism and central nervous system function[J]. Am J Med, 1964, 36:561.

41. Kanehisa M, Goto S. KEGG: Kyoto encyclopedia of genes and genomes[J]. Nucleic Acids Res, 2000, 28:27-30.

42. R Moran, A B P Kuilenburg, J Duley, et al. Phosphoribosylpyrophosphate synthetase superactivity and recurrent infections is caused by a p. Val142Leu mutation in PRS-I[J]. American Journal of Medical Genetics Part A, 2012, 158(2):455-460.

43. J A Duley, J Christodoulou, A P M de Brouwer. The PRPP synthetase spectrum: what does it demonstrate about nucleotide syndromes? [J]. Nucleosides, Nucleotides and Nucleic Acids, 2011, 30(12):1129-1139.

44. Pillai R S, Bhattacharyya S N, et al. Repression of rotein synthesis by miRNAs: How many mechanisms? [J]. Trends Cell Biol, 2007, 17:118-126.

45. Kawahara Y, Zinshteyn B, Sethupathy, et al. Redirection of silencing targets by adenosine-to-inosine editing of miRNAs[J]. Science, 2007, 315:1137-1140.

46. Seitz H, Royo H, Bortolin M L, et al. A large imprinted microRNA gene cluster at the mouse Dlk1-Gtl2 domain[J]. Genome Res, 2004, 14:1741-1748.

47. Poy M N, Eliasson L, Krutzfeldt J, et al. A pancreatic islet-specifific microRNA regulates insulin secretion[J]. Nature, 2004, 432:226-230.

48. Blow M J, Grocock R J, van Dongen S, et al. RNA editing of human microRNAs[J]. Genome Biol, 2006, 7:R27.

49. Luciano D J, Mirsky H, Vendetti NJ, et al. RNA editing of a miRNA precursor [J]. RNA, 2004, 10(8):1174-1177.

50. Yang W, Chendrimada T P, Wang Q, et al. Modulation of microRNA processing and expression through RNA editing by ADAR deaminases[J]. Nat Struct Mol Biol, 2006, 13:13-21.

51. Kim H J, Sohn K M, Shy M E, et al. Mutations in PRPS1, which encodes the phosphoribosyl pyrophosphate synthetase enzyme critical for nucleotide biosynthesis, cause hereditary peripheral neuropathy with hearing loss and optic neuropathy (cmtx5)[J]. Am J Hum Genet, 2006, 81:552-558.

52. de Brouwer A P, Williams K L, Duley J A, et al. Arts syndrome is caused by loss-of-function mutations in PRPS1 [J]. Am J Hum Genet, 2007, 81: 507-518.

53. Becker M A. Phosphoribosylpyrophosphate synthetase and the regulation of phosphoribosylpyrophosphate production in human cells [J]. Prog Nucleic Acid Res Mol Biol, 2001, 69:115-148.

第三节 黄嘌呤尿症

黄嘌呤尿症(hereditary xanthinuria)是一种罕见的常染色体隐性遗传病，与黄嘌呤脱氢酶(xanthine dehydrogenase，XDH)，也称为黄嘌呤氧化酶(xanthine oxidase，XO)缺乏有关，该酶催化次黄嘌呤和黄嘌呤向尿酸的转化。临床表现为血及尿中尿酸水平下降，尿黄嘌呤排泄增多，血黄嘌呤在一定程度上有所升高。部分患者可表现为黄嘌呤结石，出现腰痛腹痛、血尿、泌尿系感染等症状及体征，甚至进展为肾衰竭。

遗传性黄嘌呤尿症最早在 1954 年就被报道。据不完全统计，截至 2003 年，文献共报道了来自 22 个国家的超过 150 例黄嘌呤尿症患者。一项针对 20000 份泌尿系结石病例的回顾性研究中，预测黄嘌呤尿症人群发病率约为 1/68420，另外一项研究回顾性分析了 31 例中东地区儿童肾结石，发现了 4 例(12.9%)患儿结石成分为黄嘌呤结石。由于对黄嘌呤尿症的认识及诊断不足，加之部分黄嘌呤尿症未表现出临床症状，推测黄嘌呤尿症实际发病率应更高，这些观点仍需大规模流行病学数据进一步证明。

一、黄嘌呤尿症简史

早在1819年，瑞士化学家 Marcet 在英国盖伊医院(Guy's Hospital)工作期间，首次提出黄嘌呤是泌尿系结石成分之一。1838 年，德国学者 Wohler 和 Liebig 获得这部分结石样本后，对其进一步分析，提出在特殊的生理环境中会产生黄嘌呤结石，但并未提出黄嘌呤结石确切的发病机制。在后续的报道中，偶有个例患者泌尿系结石成分分析提示为黄嘌呤结石，但未对其发病机制进行详细评估。

1954 年，伦敦大学学院医院 Dent 和 Philpot 首次对一例黄嘌呤尿症患者进行详细报道。患者为一名 4 岁小女孩，患有肾结石，其结石呈红棕色，结石密度较低，半透 X 线。进一步分析中，患儿尿液及结石成分中含有大量黄嘌呤，黄嘌呤结石产生机制可能为患者缺乏黄嘌呤氧化酶；当患者出现半透 X 线结石，尿液中黄嘌呤水平升高，同时血液及尿液中尿酸水平偏低时，应考虑患者是否为黄嘌呤尿症。此外，该研究还提出黄嘌呤尿症可能为一种隐性遗传疾病。

直到 1964 年，纽约大学医学院 Ayvazian 医生报道了第二例黄嘌呤尿症患者，一名 47 岁男性患者，除了对该患者结石成分进行详细评估外，还对该患者肝脏进行活检，提示其肝脏黄嘌呤氧化酶活性低于正常值 10% 以下，首次证明肝脏中黄嘌呤氧化酶活性下降可能是黄嘌呤尿症病因。1971 年，Sperling 又通过小肠黏膜活检，证明小肠黏膜中黄嘌呤氧化酶活性下降也是黄嘌呤尿症病因之一。至此，陆续报道的黄嘌呤尿症患者已接近 10 例，且其中 2 位患者是兄弟关系，为黄嘌呤尿症作为一种隐性遗传疾病提供了新的证据。

1990 年，Reiter 等人研究显示，在黄嘌呤尿症患者中，除了黄嘌呤氧化酶缺乏外，部分患者还同时表现出醛氧化酶（aldehyde oxidase，AO）缺乏，据此首次提出了黄嘌呤尿症可根据酶缺陷不同分为两个经典亚型。同年，日本学者 Kawachi 发现同一家庭中两个兄弟同时患有黄嘌呤尿症，在对其家系成员患者黄嘌呤氧化酶活性进行检测后发现，两位兄弟患者父母黄嘌呤氧化酶活性是正常对照组活性的一半，据此提出其父母黄嘌呤氧化酶基因为杂合子，同时结合该家系其他成员黄嘌呤氧化酶遗传信息，证明黄嘌呤尿症为一种隐性遗传疾病。1993 年，中国首次报道了一例体检发现的黄嘌呤尿症的 30 岁女性。

在 20 世纪 90 年代期间，随着分子生物学技术飞速发展，黄嘌呤尿症的疾病分子机制也逐步被揭示。1994—1995 年，黄嘌呤氧化酶基因被克隆成功，并证明该基因定位在染色体 2p22/23 上。1993 年，醛氧化酶 cDNA 也被成功克隆，最初被认为是黄嘌呤氧化酶，但最终在 1995 年被证明是醛氧化酶。这些成果为进一步研究黄嘌呤尿症的分子机制奠定基础。1997 年，日本学者 Ichida 通过对 4 例黄嘌呤尿症患者基因分析，证明了黄嘌呤氧化酶的 2 个突变位点导致患者黄嘌呤氧化酶失活，是 I 型黄嘌呤尿症的遗传学病因。4 年后，Ichida 又进一步证明人类钼辅因子硫化酶（human molybdenum cofactor sulfurase，HMCS，或缩写为 MOCOS）基因突变导致的 MOCOS 基因失活，是Ⅱ型黄嘌呤尿症的分子机制。

进入 21 世纪后的近 20 年来，黄嘌呤尿症的相关病例报道进一步增多，这些病例来自不同地域，涵盖了不同人种、不同年龄，进一步证明了我们对黄嘌呤尿症评估及认识的不足，因而继续深入研究其发病机制、调查其流行病学特征具有重要意义。

二、发病机制与分型

在人类的嘌呤代谢过程中（图 3.3.1），黄嘌呤氧化酶催化次黄嘌呤转化为黄嘌呤，同时催化黄嘌呤转化为尿酸。在黄嘌呤尿症患者体内，由于位于肝脏及小肠黏膜上的黄嘌呤氧化酶的缺乏，尿酸合成受阻，故患者血及尿中尿酸水平下降。而黄嘌呤氧化酶缺失后，黄嘌呤可由鸟嘌呤合成，而累积的次黄嘌呤可以通过 5-磷酸核糖-1-焦磷酸（phosphoribosyl pyrophosphate，PRPP）作为配合物的补救途径转化为肌苷单磷酸（inosine monophosphate，IMP），因而在黄嘌呤尿症患者体内，黄嘌呤蓄积明显，而次黄嘌呤堆积并不明显。由于黄嘌呤在血清中溶解度低，患者血黄嘌呤水平升高并不明显，而尿黄嘌呤排泄明显增多，部分患者可因尿黄嘌呤蓄积，表现出黄嘌呤结石。

经典的黄嘌呤尿症分为两种类型：Ⅰ型是单纯位于染色体 2p23.1 上 XDH/XO 基因突变引起；Ⅱ型除了 XDH/XO 基因突变外，同时存在染色体 18q12.2 上编码醛氧化酶的 MOCOS 基因突变导致的 AO 失活。两种类型在临床表现中区分较为困难，传统方式中，可以通过侵入式的肝脏穿刺活检或小肠黏膜活检测定黄嘌呤氧化酶及醛氧化酶活性鉴别；也可通过别嘌呤醇负荷试验鉴别，由于别嘌呤醇在 XDH/XO 和 AO 的作用下转化为羟嘌呤醇，在Ⅰ型黄嘌呤尿症患者中，由于存在 AO 活性，可检测到别嘌呤醇被转化为羟嘌呤醇，而Ⅱ型患者两种酶双重缺陷，其体内不能检测出转化出的羟嘌呤醇。

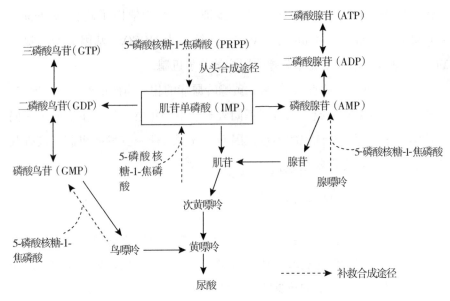

图 3.3.1　人类嘌呤代谢途径

黄嘌呤氧化酶催化次黄嘌呤(hypoxanthine)转化为黄嘌呤(xanthine)，同时催化黄嘌呤转化为尿酸(uric acid)。黄嘌呤氧化酶缺失后，黄嘌呤可由鸟嘌呤(guanine)合成，而累积的次黄嘌呤可以通过 5-磷酸核糖-1-焦磷酸(PRPP)作为配合物的补救途径转化为肌苷单磷酸(IMP)。

除两种经典亚型外，第三种黄嘌呤尿症临床亚型表现为钼辅因子缺乏(molybdenum cofactor deficiency，MOCOD)，表现出 XDH/XO、AO 和亚硫酸盐氧化酶(Sulfite oxidase，SO)三种钼酶的缺乏，由 MOCS1 或 MOCS2 基因突变引起。在后续研究中，又发现了 Gephyrin 蛋白可催化钼喋呤的形成，其编码基因 GPHN 突变也可引起钼辅因子缺乏。钼辅因子缺乏作为一种罕见的致死性常染色体隐性遗传疾病，在婴儿早期发病，表现为婴儿进食不佳，顽固性癫痫发作和严重的精神运动发育迟缓，血清和尿尿酸偏低以及尿中亚硫酸盐水平升高，其疾病预后不良。

三、临床症状

黄嘌呤尿症患者超过 50% 的患者可无任何临床症状，仅表现出血液及尿液尿酸下降，尿液黄嘌呤水平升高。约40%患者出现泌尿系结石，结石多呈白色或红棕色，密度较低，半透X线或X线不显影。对应出现泌尿系感染(发热、尿频尿急尿痛等)、泌尿系梗阻(腰痛腹痛等)以及结晶尿、血尿等相关症状，部分患者可出现急性肾功能衰竭。

由于黄嘌呤在组织内沉积，部分患者(约10%)会出现肌肉、关节等相关症状，包括肌肉酸痛、肌肉痉挛、肌肉僵硬、关节疼痛、关节僵硬、十二指肠溃疡。

在Ⅱ型黄嘌呤尿症患者中，有个案报道部分患者可出现智力发育迟缓，骨、牙齿及运动系统发育迟缓的症状。Ⅲ型患者由于钼辅因子缺乏，影响XDH/XO、AO和SO三种钼酶活性，其在婴儿早期发病，除了上述症状外，还可出现进食不佳、癫痫发作、精神运动发育迟缓、身体畸形等神经运动系统症状，但此类亚型更为罕见。

四、诊断与鉴别诊断

(一)黄嘌呤尿症诊断

经典的黄嘌呤尿症患者中，血尿酸低至 $10 \sim 40 \mu mol/L$，部分患者低至测不出。因血液中黄嘌呤溶解度较低，血液中黄嘌呤水平可升高或升高不明显。24小时尿液分析可见黄嘌呤和次黄嘌呤水平显著升高，尿酸水平显著下降。所以，当患者出现血及尿液中尿酸水平下降，尿液中黄嘌呤水平升高，就应怀疑是否为黄嘌呤尿症，但同时应排除其他引起尿酸下降的原因。嘌呤代谢检测多采用高效液相色谱法(high performance liquid chromatography，HPLC)。

(二)黄嘌呤尿症相关症状评估

黄嘌呤尿症一旦被确诊，应根据其症状，做进一步检查：(1)完善泌尿系B超，排除是否存在泌尿系结石，若存在泌尿系结石，应进一步进行泌尿系CT和MRI，了解结石大小及位置；(2)检查血液常规、尿常规、尿培养等，了解患者是否同时存在泌尿系感染，了解患者肾功能是否受损；
(3)部分患者存在肌肉、关节症状，极少数患者可出现神经运动系统症状，
可根据症状完善相应检查。

(三)黄嘌呤尿症分型诊断

黄嘌呤尿症两种经典亚型在临床表现中区分较为困难。由于在Ⅰ型黄
嘌呤尿症患者中存在 AO 活性，通过检测 AO 活性，可以初步区分Ⅰ型和
Ⅱ型黄嘌呤尿症，检测方法包括别嘌呤醇负荷试验和尿液代谢标志物检
测。此外，在传统方式中，可以通过侵入式的肝脏穿刺活检或小肠黏膜活
检测定 XDH/XO 和 AO 活性进行鉴别，但因其为有创检查，已逐步被淘
汰。最后，通过基因检测可以了解 XDH/XO 和 AO 相应基因突变情况，并
通过家系遗传图谱分析其家族遗传情况。

(1)别嘌呤醇负荷试验(allopurinol loading test)：别嘌呤醇在体内可在
XDH/XO 和 AO 的作用下转化为羟嘌呤醇，Ⅰ型患者存在 AO 活性，可检
测到别嘌呤醇被转化为羟嘌呤醇，而Ⅱ型患者两种酶双重缺陷，其体内不
能检测出转化出的羟嘌呤醇。予以口服别嘌呤醇 300mg 后，每 2 小时收集
尿液及血液一次，共收集 6 小时，HPLC 检测血液及尿液中别嘌呤醇和羟
嘌呤醇浓度，若检测出羟嘌呤醇，则表明存在 AO 活性，其分型为Ⅰ型。

(2)尿液代谢标志物检测(urinary metabolomics)：AO 在体内参与烟酰
胺(nicotinamide)降解反应，N1-甲基-2-吡啶酮-5-甲酰胺(N1-methyl-2-
pyridone-5-carboxamide)和 N1-甲基-4-吡啶酮-5-甲酰胺(N1-methyl-4-
pyridone-5-carboxamide)是烟酰胺分解代谢后在尿液中排泄的最终产物。Ⅰ
型患者存在 AO 活性，可在其尿液中通过 HPLC 检测检测出其分解代谢
产物。

Ⅲ型患者极为罕见，若患者在婴儿早期发病，并出现神经运动系统症
状，则应怀疑其是否为Ⅲ型。诊断方法除了上述检测外，可通过检测尿液
中 S-磺基半胱氨酸(S-sulphocysteine)或硫代硫酸盐(thiosulphate)来检测其
亚硫酸盐氧化酶活性，也可通过基因检测相应基因突变情况。

(四)鉴别诊断

(1)与其他原因引起的尿液或血液黄嘌呤水平升高相鉴别。部分急性肾功能不全患者，当内源性尿酸生成过多，同时在服用别嘌呤醇期间，也可观察到黄嘌呤醇升高，根据患者肾功能情况，以及肾功能被纠正及停药后随访情况，可进一步加以鉴别。此外，Lesch-Nyhan 综合征患者，因次黄嘌呤鸟嘌呤磷酸核糖转移酶缺失，部分患者在使用别嘌呤醇治疗后，也可出现黄嘌呤水平升高，甚至继发黄嘌呤结石，但 Lesch-Nyhan 综合征患者尿酸水平升高，且出现神经发育迟缓、自毁容貌等特殊症状体征，可加以鉴别。

(2)与其他原因引起的尿液或血液尿酸水平降低相鉴别。肾性低尿酸血症(renal hypouricaemia，RHUC)是一种因肾尿酸盐重吸收转运蛋白相关基因突变引起的遗传性低尿酸血症，患者表现出低血清尿酸水平和高肾尿酸清除率。此外，部分患者可因服用降尿酸药物引起血尿酸水平偏低，通过检测尿黄嘌呤水平可加以鉴别。

五、治疗

目前，针对黄嘌呤尿症并无治愈性的治疗方法。针对其病因，主要的干预措施是低嘌呤饮食，同时与普通的泌尿系结石相同，建议患者大量饮水，保持每天尿量在 2000mL 以上。因为黄嘌呤溶解度与尿液酸碱性无关，碱化尿液对治疗病情并无获益。

当患者出现泌尿系结石时，根据结石位置和大小，酌情选择体外冲击波碎石、输尿管镜碎石、经皮肾碎石等方式治疗。与普通泌尿系结石相同，根据患者是否存在梗阻、是否合并感染以及肾功能衰竭等情况，予以相应对症治疗。

六、预防及预后

1. 疾病预防

首先，黄嘌呤尿症为一种常染色体隐形遗传疾病，多个患者父母是近亲，故应避免近亲婚育，提高产前筛查，可有助于减少患儿出生；其次，诊断为黄嘌呤尿症的患者，提倡低嘌呤饮食、多饮水，有助于控制疾病发展，预防结石复发。

2. 预后

在两种黄嘌呤尿症经典亚型（Ⅰ型和Ⅱ型）患者中，超过50%的患者无症状，仅在偶尔体检中表现出血液及尿液尿酸下降、尿液黄嘌呤水平升高，此类患者预后良好，可不予以干预。约40%患者出现泌尿系结石，其预后情况目前仍缺乏大规模的临床随访数据。在有限的个案随访报道中，大部分患者在限制嘌呤摄入，同时增加饮水量后随访的 2~3 年里，并未发现结石含量增多。部分患者(婴幼儿为主)可出现结石复发，甚至导致肾功能受损。Ⅲ型患者更为罕见，因影响 XDH/XO、AO 和 SO 三种钼酶活性，在婴儿早期发病，症状较重且预后较差。

七、展望

黄嘌呤尿症自 1945 年报道首例，报道案例近年来逐步增多，其发病人群不限人种、地域、年龄及性别，部分患者甚至表现出急性肾功能衰竭等严重并发症。在我国，黄嘌呤症患者的报道仍然较少，由于对黄嘌呤尿症的认识及诊断不足，加之部分黄嘌呤尿症未表现出临床症状，其发病率可能被低估。随着新型的诊断方法的进一步推广，高通量测序技术的飞速发展，以及对疾病认识的不断提高，黄嘌呤患者的诊治率将逐步提高。黄嘌呤尿症目前无治愈性治疗方法，目前较为有效的干预措施包括低嘌呤饮食、大量饮水。随着对黄嘌呤尿症发病机制的深入研究，针对黄嘌呤尿症的靶向治疗药物也有望被开发出来，将为此类患者的治疗带来福音。

（路孟鑫　徐华）

参考文献

1. Sebesta I, Stiburkova B, Krijt J. Hereditary xanthinuria is not so rare disorder of purine metabolism [J]. Nucleosides Nucleotides & Nucleic Acid, 2018, 37 (6): 324-328.

2. Simmonds H A. Hereditary xanthinuria. Orphanet Encyclopedia [EB/OL]. http://www.orpha.net/data/patho/GB/uk-XDH.pdf, July 2003.

3. Harkness R A, McCreanor G M, Simpson D, et al. Pregnancy in and incidence of xanthine oxidase deficiency [J]. J Inherit Metab Dis, 1986, 9(4): 407-408.

4. Al-Eisa A A, Al-Hunayyan A, Gupta R. Pediatric urolithiasis in Kuwait [J]. Int Urol Nephrol, 2002, 33(1): 3-6.

5. Waring W S, Maxwell S. Diagnosis of molybdenum cofactor deficiency [J]. Lancet, 1999, 353(9153): 675-676.

6. Dent C E, Philpot G R. Xanthinuria, an inborn error (or deviation) of metabolism [J]. Lancet, 1954, 266(6804): 182-185.

7. Gersh I, Meltzer H L. Xanthine urinary calculi; report of two cases [J]. J Urol, 1946, 55: 169-172.

8. Ayvazian J H. Xanthinuria and hemochromatosis [J]. N Engl J Med, 1964, 270: 18-22.

9. Sperling O, Liberman U A, Frank M, et al. Xanthinuria: an additional case with demonstration of xanthine oxidase deficiency [J]. Am J Clin Pathol, 1971, 55 (3): 351-354.

10. Castro-Mendoza H J, Cifuentes Delatte L, Rapado Errazti A. Una nueva observación de xantinuria familiar [A further case of familial xanthinuria] [J]. Rev Clin Esp, 1972, 124(4): 341-352.

11. Reiter S, Simmonds H A, Zöllner N, et al. Demonstration of a combined deficiency of xanthine oxidase and aldehyde oxidase in xanthinuric patients not forming oxipurinol [J]. Clin Chim Acta, 1990, 187(3): 221-234.

12. Kawachi M, Kono N, Mineo I, et al. Decreased xanthine oxidase activities and

increased urinary oxypurines in heterozygotes for hereditary xanthinuria[J]. Clin Chim Acta, 1990, 188(2): 137-146.

13.Chu T S, Liu Y L, Yen T S. A Chinese case of hereditary xanthinuria[J]. J Inherit Metab Dis, 1993, 16(5): 899.

14.Xu P, Zhu X L, Huecksteadt T P, et al. Assignment of human xanthine dehydrogenase gene to chromosome 2p22[J]. Genomics, 1994, 23(1): 289-291.

15. Minoshima S, Wang Y, Ichida K, et al. Mapping of the gene for human xanthine dehydrogenase (oxidase) (XDH) to band p23 of chromosome 2[J]. Cytogenet Cell Genet, 1995, 68(1-2): 52-53.

16. Wright R M, Vaitaitis G M, Wilson C M, et al. cDNA cloning, characterization, and tissue-specific expression of human xanthine dehydrogenase/xanthine oxidase[J]. Proc Natl Acad Sci USA, 1993, 90 (22): 10690-10694.

17.Turner N A, Doyle W A, Ventom A M, et al. Properties of rabbit liver aldehyde oxidase andthe relationship of the enzyme to xanthine oxidase and dehydrogenase[J]. Eur J Biochem, 1995, 232(2): 646-657.

18.Ichida K, Amaya Y, Kamatani N, et al. Identification of two mutations in human xanthine dehydrogenase gene responsible for classical type I xanthinuria[J]. J Clin Invest, 1997, 99(10): 2391-2397.

19.Ichida K, Matsumura T, Sakuma R, et al. Mutation of human molybdenum cofactor sulfurase gene is responsible for classical xanthinuria type II[J]. Biochem Biophys Res Commun, 2001, 282(5): 1194-1200.

20.Bahlous A, Gasmi M, Mohsni A, et al. Lithiases urinaires récidivantes révélant une xanthinurie héréditaire [Recurrent urinary lithiasis revealing hereditary xanthinuria][J]. Presse Med, 2007, 36(9 Pt 1): 1203-1206.

21.Jurecka A, Stiburkova B, Krijt J, et al. Xanthine dehydrogenase deficiency with novel sequence variations presenting as rheumatoid arthritis in a 78-year-old patient[J]. J Inherit Metab Dis,2010,33 Suppl 3: S21-24.

22. Fujiwara Y,Kawakami Y,Shinohara Y,et al. A case of hereditary xanthinuria type 1 accompanied by bilateral renal calculi[J]. Intern Med, 2012, 51 (14): 1879-1884.

23. Yakubov R, Nir V, Kassem E, et al. Asymptomatic classical hereditary xanthinuria type 1[J]. Harefuah,2012,151(6):330-1380.

24. Mraz M,Hurba O,Bartl J,et al. Modern diagnostic approach to hereditary xanthinuria[J]. Urolithiasis, 2015, 43(1): 61-67.

25. Därr R W, Lenzner S, Eggermann T, et al. Xanthinurie Typ 1 bei einer Patientin mit Gelenkschmerzen: Eine kombinierte konventionelle und molekulargenetische Ursachensuche [Xanthinuria type 1 in a woman with arthralgias: a combined clinical and molecular genetic investigation] [J]. Dtsch Med Wochenschr, 2016, 141(8): 571-574.

26. Iguchi A,Sato T,Yamazaki M,et al. A case of xanthinuria type I with a novel mutation in xanthine dehydrogenase[J]. CEN Case Rep, 2016, 5(2): 158-162.

27. Stiburkova B, Pavelcova K, Petru L, et al. Thiopurine-induced toxicity is associated with dysfunction variant of the human molybdenum cofactor sulfurase gene (xanthinuria type II)[J]. Toxicol Appl Pharmacol, 2018, 353:102-108.

28. Kubihal S,Goyal A,Singla R,et al. Urolithiasis due to Hereditary Xanthinuria Type II: A Long-term Follow-up report[J]. Indian Pediatr, 2020, 57(5): 468-469.

29. Ichida K, Amaya Y, Okamoto K, et al. Mutations associated with functional disorder of xanthine oxidoreductase and hereditary xanthinuria in humans[J]. Int J Mol Sci, 2012, 13(11): 15475-15495.

30. Yamamoto T, Moriwaki Y, Takahashi S, et al. Identification of a new point mutation in the human molybdenum cofactor sulferase gene that is responsible

for xanthinuria type II[J]. Metabolism, 2003, 52(11): 1501-1504.

31.Ichida K,Yoshida M,Sakuma R,et al. Two siblings with classical xanthinuria type 1: significance of allopurinol loading test[J]. Intern Med, 1998, 37 (1): 77-82.

32.Reiss J,Cohen N,Dorche C,et al. Mutations in a polycistronic nuclear gene associated with molybdenum cofactor deficiency[J]. Nat Genet, 1998, 20 (1): 51-53.

33.Reiss J. Genetics of molybdenum cofactor deficiency[J]. Hum Genet, 2000, 106(2): 157-163.

34.Reiss J,Gross-Hardt S,Christensen E,et al. A mutation in the gene for the neurotransmitter receptor-clustering protein gephyrin causes a novel form of molybdenum cofactor deficiency [J]. Am J Hum Genet, 2001, 68 (1): 208-213.

35.Reiss J,Hahnewald R. Molybdenum cofactor deficiency: Mutations in GPHN, MOCS1,and MOCS2[J]. Hum Mutat, 2011, 32(1): 10-18.

36.Lee E J,Dandamudi R,Granadillo J L,Rare cause of xanthinuria: a pediatric case of molybdenum cofactor deficiency B[J]. Cen Case Reports, 2021, 10 (3): 378-382.

37.Frayha R A,Salti I S,Arnaout A,et al. Hereditary xanthinuria:report on three patients and short review of the literature[J]. Nephron, 1977, 19 (6): 328-332.

38.Roca B,Calabuig C,Sastre J,et al. Hereditary xanthinuria and Ehlers-Danlos syndrome[J]. J Inherit Metab Dis, 1992, 15(6): 881-882.

39.Bradbury M G,Henderson M,Brocklebank J T,et al. Acute renal failure due to xanthine stones[J]. Pediatr Nephrol, 1995, 9(4): 476-477.

40.Zannolli R, Micheli V, Mazzei MA, et al. Hereditary xanthinuria type II associated with mental delay, autism, cortical renal cysts, nephrocalcinosis, osteopenia, and hair and teeth defects [J]. J Med Genet, 2003, 40

(11): e121.

41.Garattini E, Terao M. The role of aldehyde oxidase in drug metabolism[J]. Expert Opin Drug Metab Toxicol, 2012, 8(4): 487-503.

42.Pais V M Jr, Lowe G, Lallas C D, et al. Xanthine urolithiasis[J]. Urology, 2006, 67(5): 1084.e9-11.

43.Nakayama A, Matsuo H, Abhishek A, et al. First clinical practice guideline for renal hypouricaemia: a rare disorder that aided the development of urate-lowering drugs for gout [J]. Rheumatology (Oxford), 2021, 60 (9): 3961-3963.

44.Nakayama A, Kawamura Y, Toyoda Y, et al. Genetic-epidemiological analysis of hypouricemia from 4,993 Japanese on nonfunctional variants of URAT1/SLC22A12 gene[J]. Rheumatology (Oxford), 2021, Jul13:545.

45.Policastro L J, Saggi S J, Goldfarb DS, et al. Personalized Intervention in Monogenic Stone Formers[J]. J Urol, 2018, 199(3): 623-32.

46.Umair M, Hussain S Z, Khan A, et al. Pure xanthine pediatric urolithiasis: a cause of acute renal failure[J]. Urol Case Rep, 2021, 34: 101438.

47.Xu T, XieX, Zhang Z, et al. A novel mutation in xanthine dehydrogenase in a case with xanthinuria in Hunan province of China [J]. Clin Chim Acta, 2020, 504:168-171.

第四节　腺嘌呤磷酸核糖基转移酶缺乏症

腺嘌呤磷酸核糖基转移酶缺乏症（adenine phosphoribosyltransferase deficiency，APRTD）是一种罕见的常染色体隐性遗传疾病，由于腺嘌呤磷酸核糖基转移酶（APRT）缺乏，腺嘌呤不能被回收转化为腺苷，蓄积的腺嘌呤在黄嘌呤氧化酶（Xanthine oxidase，XO）的作用下转化为 2,8-二羟基腺嘌呤（2,8-dihydroxyadenine，2,8-DHA）。2,8-DHA 极难溶于尿液并易形成晶体，可形成泌尿系结石，或在肾实质中积累形成 2,8-DHA 晶体，引起肾损伤。多数病人表现为泌尿系结石和慢性肾病，其中 15%～20% 患者诊断时已发展为终末期肾病。

1974 年，法国学者 Cartier 和 Hamet 首次报道了一例 APRT 完全缺乏的患儿，并首次鉴定出其结石主要成分由 2,8-DHA 组成。目前已经报道了来自 25 个国家超过 400 例的 APRTD 患者，其中大部分来自法国、冰岛和日本。1987 年，日本一项根据结石成分分析的回顾性研究推测在日本人群中，APRT 完全缺乏发病率约为 1/27 000，并进一步推算出超过 1% 的日本人群携带 APRT 基因突变（杂合子）。在白人人群中，APRT 基因突变携带者预测为 0.4%～1.1%，而 APRT 完全缺乏发病率预测在 1/50 000～1/100 000。在我国，APRTD 病例只有少数的个案报道，对其人群发病率仍缺少大规模的流行病学资料。

一、疾病简史

在早期研究者对痛风患者的嘌呤代谢紊乱的研究中，已发现腺嘌呤磷酸核糖基转移酶（APRT）可以将腺嘌呤和 5-磷酸核糖-1-焦磷酸（5-phosphoribosyl-1-pyrophosphate，PRPP）催化为一磷酸腺苷（Adenosine monophosphate，AMP）和无机磷酸。1968 年，Kelley 等人首次在健康人群中发现了 APRT 酶活性的部分缺陷，并根据家系遗传分析，得出该基因突变属于常染色体隐性遗传。在之后的数年中，APRT 酶活性部分缺陷病例报道逐步增多。

1974 年，法国学者 Cartier 和 Hamet 报道了第一例 APRT 完全缺乏并合并泌尿系结石的患儿，首次鉴定出其结石主要由 2,8-DHA 组成，同时还发现其父母均存在 APRT 酶活性部分缺陷。同年，研究者使用杂交克隆技术已发现 APRT 基因定位在 16 号染色体长臂上。1977 年，英国学者 Van Acker 通过对 2 例 APRT 完全缺乏患者的临床症状及生化检查进行详细评估后，提出 APRT 完全缺乏后，腺嘌呤通过 XO 氧化形成 2,8-DHA，2,8-DHA 在尿液中溶解度极低，进而形成 2,8-DHA 结石，首次对 APRTD 的生化机制进行系统描述，同时还提出使用别嘌呤醇、限制嘌呤摄入可以有助于预防 APRTD 患者泌尿系结石形成。

1981—1985 年，日本学者陆续报道了几例 APRT 缺乏并合并 2,8-DHA 结石患者，在体外实验中，这些患者仍存在 9%~35%的 APRT 酶活性。日本学者 Fujimori 通过对文献报道的 APRT 基因突变情况进行汇总分析后，将 APRT 基因突变分为两种类型：APRT＊QO 和 APRT＊J。APRT＊QO 即传统报道的 APRT 完全缺乏患者，后被定义为Ⅰ亚型。Ⅱ亚型在日本人中较为常见，命名为 APRT＊J，突变后患者体外实验中 APRT 仍存在部分活性，其诱发 2,8-DHA 结石归因于残存的 APRT 酶与底物 PRPP 亲和力下降。但由于两种亚型患者临床表现及治疗无明显差别，这种分型仍无明显的临床应用价值。1984—1986 年，人 APRT 基因被克隆成功，并逐步对其基因编码信息进行详细报道。随后针对 APRT 基因突变位点的报道逐步增多。

1996 年，日本学者对我国台湾地区 231 名受试者 APRT 基因突变情况进行检测，未发现 APRT＊J 突变携带者，后逐步有 APRT 缺乏的个案报道。直到 2019 年，我国学者才首次对一个 APRTD 家系进行详细报道，患者为一个 30 月龄的膀胱结石患儿，其结石分析成分为 2,8-DHA，基因检测显示 APRT 基因存在突变。对于 APRTD 在我国发病情况仍需要流行病学资料进一步验证。

二、发病机制与分型

(一)病理机制

在正常生理情况下，APRT 可以将腺嘌呤和 PRPP 催化为一磷酸腺苷（adenosine monophosphate，AMP），进而使得血液及尿液中腺嘌呤保持在较低水平。在 APRT 完全缺乏的情况下，蓄积的腺嘌呤唯一的替代降解途径是被黄嘌呤氧化酶催化转化为 8-羟基腺嘌呤（8-hydroxyadenine），并进一步氧化为 2,8-二羟基腺嘌呤（2,8-dihydroxyadenine，2,8-DHA），2,8-DHA 在尿液中溶解度低，易形成结晶进而形成肾结石，或沉积在肾实质中，伴随肾实质炎症和纤维化，形成结晶性肾病。别嘌呤醇（Allopurinol）可通过抑制黄嘌呤氧化酶活性，抑制 2,8-DHA 形成。如图 3.4.1 所示。

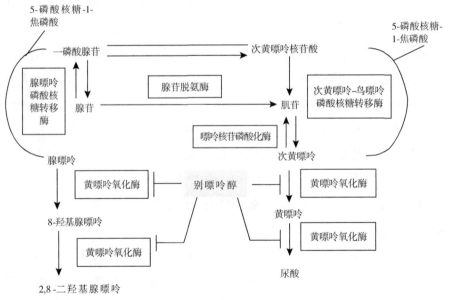

图 3.4.1　体内腺嘌呤代谢示意图

正常生理情况下，APRT 可以将腺嘌呤和 5-磷酸核糖-1-焦磷酸催化为一磷酸腺苷，进而使得血液及尿液中腺嘌呤保持在较低水平。APRT 完全缺乏时，蓄积的腺嘌呤被黄嘌呤氧化酶催化转化为 8-羟基腺嘌呤，并进一步氧化为 2,8-二羟基腺嘌呤。别嘌呤醇可通过抑制黄嘌呤氧化酶活性，抑制 2,8-二羟基腺嘌呤形成。

（二）分子分型

使用 ^{14}C 放射性标记的腺嘌呤可以测量红细胞裂解物中的 APRT 酶活性，根据体内及体外酶活性程度的不同，可鉴别出两种临床类型 APRTD。所有的非日裔患者大都表现为亚型Ⅰ，即在体内以及体外试验中，其 APRT 酶活性均缺失，唯一例外的是一例波兰籍患者，其淋巴提取物在体外试验中仍残存部分 APRT 酶活性。亚型Ⅱ在日本籍患者中多见，表现为 APRT 酶活性在体内缺失，但在细胞裂解液（体外实验）中，APRT 酶仍存在约 15~35%的酶活性，其可能原因是 APRT 酶在体内与底物 PRPP 的亲和力下降。但由于两种亚型的临床表现相同，在目前的报道中这种分型并没有实际的临床意义。

（三）基因突变信息

APRT 基因位于染色体 16q24 上，其 DNA 长度为 2.8kb，包含了 5 个外显子，编码区长 540 bp，当两个姐妹染色体中的 APRT 等位基因均突变时，可表现出 APRT 酶完全失活。负责Ⅰ型的突变等位基因被归类为 APRT＊Q0，其中包突变包括错义突变、无义突变、插入及缺失突变，进而产生异常的 mRNA 剪切体。Ⅱ型 APRT 缺陷是由 5 号外显子中具有错义突变的单个突变等位基因（Met136Thr）引起的，称为 APRT＊J，该基因仅在日本人群中有报道，Ⅱ型缺陷患者的基因型为 APRT＊J/APRT＊J 或更罕见的 APRT＊J/APRT＊Q0。图 3.4.2 列举了法国现有病例中突变位点情况。

三、临床症状

APRTD 最常见的两种临床表现为泌尿系结石（urolithiasis）和结晶性肾病（crystalline nephropathy），两者可同时出现。其发病年龄不限，从婴儿到 70 岁均有报道，这其中大约 35%的患者在 18 岁之前被诊断出来。其泌尿系统常见临床症状及发病比例见表 3-4-1。

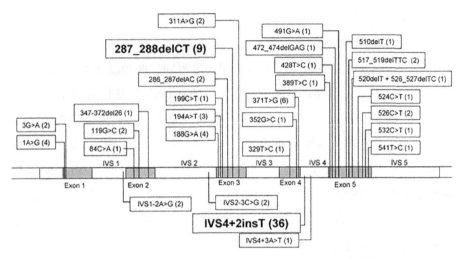

图 3.4.2 法国人群中 APRT 完全缺乏患者 APRT 基因突变信息

APRT 基因包含 5 个外显子和 1 个 540 bp 的编码区。该图列举了来自 43 个家庭 51 名患者的 APRT 基因突变信息。其中 23 例患者为纯合子，27 例为杂合子，共报道了 29 个不同的突变位点。其中 21% 的突变位于 3 号外显子中，50% 的突变位于外显子 4 和内含子 4 剪接位点。

表 3-4-1　　　　　　　　　　　　APRTD 常见的泌尿系症状

泌尿系统症状	比率	备注说明
泌尿系结石	60%~90%	
慢性肾病	50%	由 DHA 结晶性肾病引起
急性肾损伤	30%	多由泌尿系梗阻引起
终末期肾病	15%	

(一)泌尿系结石和急性肾损伤

60% 以上的 APRTD 患者会出现泌尿系结石，部分可伴随有腰腹疼痛、血尿、尿频尿急等结石相关症状，首次出现泌尿系结石时间涵盖了各个年龄段，小至出生后的几个月内，大至50~60岁才首次出现泌尿系结石，部分婴幼儿患者可表现在尿布上出现红褐色尿渍。

部分2,8-DHA结石患者中，由于泌尿系梗阻可出现急性肾损伤（acute kidney injury，AKI），少数需要短期透析治疗。在解除梗阻后，大部分患者肾功能可恢复，部分患者在AKI多次发生后进展为慢性肾病。

（二）慢性肾病和终末期肾病

由于2,8-DHA可在肾脏中沉积，形成晶体肾病，损伤肾功能，在APRTD诊断的患者中，约50%患者出现慢性肾病（chronic kidney disease，CKD），这其中有约15%的患者诊断时已发展为终末期肾病（end-stage renal disease，ESRD），表现为少尿、肌酐进行性上升等相关症状。部分患者出现CKD时，既往可无泌尿系结石病史。

此外，值得注意的是，部分患者在发展为ESRD后，APRTD疾病仍未被及时诊断，使得在进行肾移植治疗后，移植肾再次发展为ESRD。因此在诊断为ESRD的患者中，进行肾移植前，需排除APRTD产生的晶体性肾病的诊断。

（三）无症状患者

少数APRTD患者（5%~20%）表现出完全无症状，可在家系筛查过程中，通过基因检测及酶活性检测诊断出来。

四、诊断与鉴别诊断

（一）提示APRTD的发现

当在个体中发现以下临床表现、影像学、实验室和病理结果时，应怀疑是否患有APRTD。

（1）临床表现：

肾结石、肾绞痛；

慢性肾病；

晶体肾病(经肾病理活检证实)；

婴儿和幼儿的尿布红棕色染色；

肾移植后移植肾功能障碍。

(2)影像学表现：

通过超声或计算机断层扫描(CT)发现肾结石，腹部 X 光片提示为透 X 线；

超声检查常显示为肾脏回声增强。

(3)实验室结果：

尿液显微镜检查：圆形棕色的 2,8-DHA 晶体通常可以通过尿液显微镜检测到(图 3.4.3A)。在偏振光显微镜下，小型和中型 DHA 晶体中心呈现出 Maltese"十"字图案(图 3.4.3B)，而较大的晶体不透光，所以不聚集成这样的十字图案。

注：①2,8-DHA 晶体在晚期慢性肾功能不全患者尿液中可能难以识别，原因可能是因为肾脏清除 2,8-DHA 的能力降低。

②由于尿酸结石是在酸性尿液中形成的，所以透光性结石患者的尿液 pH 值较高可作为诊断 APRTD 的线索。

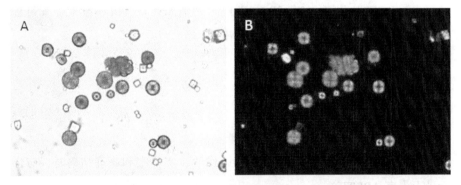

A. 常规光学显微镜显示典型的棕色 2,8-DHA 晶体

B. 用偏振光显微镜观察同一视野呈现出 Maltese 十字图案(放大倍数× 400)

图 3.4.3

肾结石分析：尿酸和黄嘌呤也会形成透光性结石，使用红外/紫外分光光度法或 X 线晶体学分析 2,8-DHA 晶体和肾结石物质，将 2,8-DHA 与尿酸、黄嘌呤区分开来。尽管缺乏 APRT 的人的结石主要由 2,8-DHA 构成，但结石也可含有微量的其他矿物质。

(4)病理表现：APRT 缺乏合并慢性肾病或同种异体肾移植肾功能不全的患者的肾组织病理学表现为弥漫性肾小管间质 2,8-DHA 晶体沉积，并伴有炎症和纤维化(见图3.4.4)，部分没有肾结石病史的个体中也可以观察到这种情况。此外，APRT 缺乏的个体合并急性肾损伤、慢性肾功能不全或急性同种异体肾移植后移植肾病，肾活检可显示不同程度的肾小管间质损伤，其特征与晶体肾病一致。

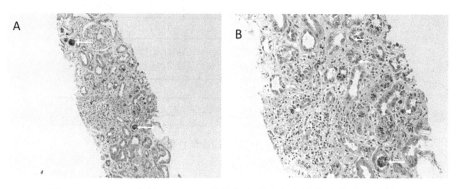

图3.4.4 APTD 合并 2,8-DHA 晶体肾病导致肾衰竭患者的肾活检结果

(二)确诊

APRT 缺陷的诊断可通过检测红细胞裂解物中 APRT 酶活性缺乏，或通过分子遗传学检测出 APRT 的双等位基因致病性突变。诊断方法见图3.4.5。

1. APRT 酶活性

健康个体在红细胞裂解液中测定的 APRT 活性范围为每毫克血红蛋白 16~32nmol/hr。在 I 型 APRTD 中(几乎所有的非日裔患者都表现为 I 型)，红细胞裂解物(或其他细胞提取物)中检测到的 APRT 酶活性是缺失的。Ⅱ型患者种，APRT 活性是正常值的 15%~30%。此外，近期输血治疗后，库存的正常人血液残存的 APRT 活性，可干扰检测准确性，需注意排除。

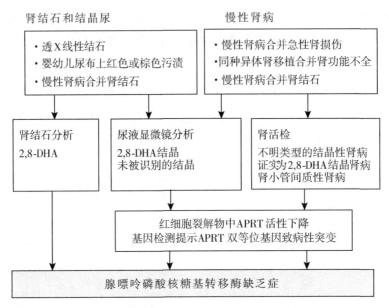

图 3.4.5　APRTD 的诊断评估方法

2. 分子基因检测

携带一个 APRT * Q0 突变和一个 APRT 野生型基因患者 APRT 酶活性可达到 5%~50%，而携带 APRT * J 突变和一个 APRT 野生型基因患者 APRT 酶活性可达 50%~65%，因而诊断为 APRTD 需检测出 APRT 的双等位基因致病性变异，包括 APRT * J/APRT * J、APRT * Q0/APRT * Q0 以及 APRT * J/APRT * Q0。

(三)鉴别诊断

(1)与其他透 X 线泌尿系结石相鉴别，包括尿酸性结石、黄嘌呤结石等，结石成分分析结合患者尿酸水平、尿液 2,8-DHA、APRT 酶活性检测、基因检测、可进一步鉴别。

（2）在慢性肾功能不全患者中，与其他晶体肾病相鉴别，APRTD 患者肾活检表现可与部分原发性高草酸症导致的晶体肾病外观相似，需加以鉴别。尿液 2,8-DHA、APRT 酶活性检测、基因检测可进一步辅助鉴别。

五、治疗

（一）药物治疗

对于 APRTD 的治疗，目前没有一种治疗方法可以增加 APRT 活性。治疗的主要途径是通过减少嘌呤摄入量来减少全身 2,8-DHA 的产生，以及使用别嘌呤醇或非布司他（一种非嘌呤选择性抑制剂）抑制黄嘌呤氧化酶活性，进而抑制尿液中 2,8-DHA 结石形成。透析在预防 2,8-DHA 尿液治疗中是无效的，因 2,8-DHA 通常与蛋白质结合，而且由于嘌呤补救途径的普遍性，在透析中使用任何去除方法都不能抵消其快速产生的过程。

别嘌呤醇治疗 APRTD 主要是通过阻断黄嘌呤氧化酶发挥作用（图3.4.1）。在 2,8-DHA 肾病患者中，别嘌呤醇治疗通常可以使肾功能稳定或改善，并防止肾移植后复发。肾功能恢复的可能性很大程度上取决于治疗开始时急性小管坏死和慢性小管间质改变的程度。考虑到急性或隐性 2,8-DHA 肾病的风险，所有 APRT 完全缺乏的个体，即使无症状，也应使用别嘌呤醇治疗。别嘌呤醇通常用量为：成人 200~300mg/d，儿童 5~10mg/（kg·d），可有效防止大多数患者 2,8-DHA 晶体的形成。当肾功能受损时，必须调整剂量。这种治疗在大多数患者中具有良好的耐受性，接受治疗的儿童，其生长发育也不受影响。

非布司他是另一种黄嘌呤氧化酶抑制剂，尽管它的使用从未在 APRT 缺乏症患者中有过报道，但对于别嘌呤醇不耐受患者，可作为潜在的替代用药。

（二）给药监测

对于给药，高剂量的别嘌呤醇（600mg/d）和非布司他（80mg/d）可以达到有效抑制 2,8-DHA 结晶尿的水平。冰岛肾病学家在某些情况下也使用了高剂量 800mg/d 别嘌呤醇和 80mg/d 非布司他的组合。这些剂量远高于有明显肾功能不全或透析患者的推荐剂量，可能会引起对别嘌呤醇超敏反应、嗜酸性粒细胞增多和全身症状的药物反应。因此，在药物的高剂量治疗期间，需要密切监测其副作用，尤其要注意包括嗜酸性粒细胞增多、全身症状/皮疹、肝功能障碍以及胃肠道副作用的反应。

羟嘌呤醇是别嘌呤醇的活性代谢物，经肾脏排泄。羟嘌呤醇水平已被用于帮助指导痛风的管理(推荐的峰值水平为 5~10mg)，但并没有报道针对 APRTD 的目标治疗水平。考虑到依从性、吸收、代谢和肾功能的变化，检测羟嘌呤醇浓度可能是未来评估患者治疗剂量的有效措施。

肾活检的组织学分析是评估治疗反应的金标准，但易受到侵入性、样本误差和晶体形成过程(新晶体沉积与现有晶体的排泄)的限制。

尿液显微镜检查和 2,8-DHA 代谢物是监测治疗的无创方法。常规和偏光显微镜下没有晶体(还可用红外显微镜确认)已被作为治疗充分的标志。尿液 2,8-DHA 代谢物的测量是一个有吸引力的选择，其敏感性更高，并且可以在别嘌呤醇或非布司他用药期间使用，测定试验应选专业且固定的实验室。

(三)疾病管理

在饮食管理上，还应建议较高的液体摄入量(成年人每天至少摄入 2.5L 水)和低嘌呤饮食。2,8-DHA 在 pH 值低于 8.5 时仍然很难溶解，因此不推荐碱化尿液治疗。在治疗过程中，通常可以观察到尿液中晶体减少，可作为治疗效果充分的表现。

晶体尿的减少通常可以在治疗中观察到，可以被认为是对治疗的充分反应的体现，因而建议在治疗监测中测量尿晶体。少数患者经治疗后发生结石复发，或治疗期间晶体尿持续存在时，应怀疑其是否存在治疗依从性差或别嘌呤醇剂量不足的问题。

（四）肾移植

约15%的APTRD患者在诊断时，已进展为终末期肾病，需进行肾移植治疗，在肾移植后，注意使用别嘌呤醇，同时监测尿液中2,8-DHA控制情况，可有助于延缓移植肾肾功能下降。

六、展望

在目前报道APRTD病例中，其大多病例来自法国、冰岛和日本。在我国，APRTD目前可见少数个案报道，其发病率及疾病发病特点仍需要进一步大规模临床研究证实。对于APRTD，目前较为有效的治疗包括低嘌呤饮食、大量饮水的健康管理，以及别嘌呤醇抑制黄嘌呤氧化酶活性，进而抑制尿液中2,8-DHA结石形成。APRTD尚无有效靶向治疗药物，部分患者因晶体肾病进展致终末期肾病，需行肾移植治疗。所以，提高早期诊断、早期干预治疗对预防APRTD进展为终末期肾病有重要意义。进一步研究疾病机制，开发相应的靶向治疗方法，将为APRTD带来新希望。

（路孟鑫　徐华）

参考文献

1. Bollée G, Harambat J, Bensman A, etal. Adenine phosphoribosyltransferase deficiency[J]. Clin J Am Soc Nephrol,2012,7(9): 1521-1527.

2. Runolfsdottir H L, Palsson R, Agustsdottir I M S, et al. Kidney transplant outcomes in patients with adenine phosphoribosyltransferase deficiency [J]. Transplantation,2020,104(10): 2120-2128.

3. Bollée G, Dollinger C, Boutaud L, et al. Phenotype and genotype characterization of adenine phosphoribosyltransferase deficiency[J]. J Am Soc Nephrol,2010,21(4): 679-688.

4. Runolfsdottir H L,Palsson R,Agustsdottir I M,et al. Kidney disease in Adenine Phosphoribosyltransferase Deficiency [J]. Am J Kidney Dis, 2016, 67 (3): 431-438.

5. Cartier P,Hamet M,Hamburger J. A new metabolic disease: the complete deficit of adenine phosphoribosyltransferase and lithiasis of 2,8-dihydroxyadenine[J]. C R Acad Hebd Seances Acad Sci D,1974,279(10): 883-886.

6. E Edvardsson V O, Palsson R, Sahota A. Adenine phosphoribosyltransferase deficiency [EB/OL]. http://www. ncbi. nlm. nih. gov/books/ NBK100238/. Accessed August 10,2015.

7. Kamatani N,Terai C,Kuroshima S,et al. Genetic and clinical studies on 19 families with adenine phosphoribosyltransferase deficiencies[J]. Hum Genet, 1987,75(2): 163-168.

8. Ceballos-Picot I, Perignon J L, Hamet M, et al. 2,8-Dihydroxyadenine urolithiasis, an underdiagnosed disease [J]. Lancet, 1992, 339 (8800): 1050-1051.

9. Cheng Y, Guo L, Wang M, et al. Recurrence of 2,8-dihydroxyadenine crystalline nephropathy in a kidney transplant recipient: a case report and literature review[J]. Intern Med,2021,60(16): 2651-2657.

10. Chong S L, Ng Y H. Obstructive uropathy and severe acute kidney injury from

renal calculi due to adenine phosphoribosyltransferase deficiency[J]. World J Pediatr,2016,12(2): 243-245.

11. Chen C J,Schumacher H R. Adenine phosphoribosyltransferase deficiency in a Chinese man with early-onset gout [J]. J Rheumatol, 2009, 36 (5): 1090-1091.

12. Kelley W N,Rosenbloom F M,Henderson J F,et al. A specific enzyme defect in gout associated with overproduction of uric acid[J]. Proc Natl Acad Sci USA,1967,57(6): 1735-1739.

13. Kelley W N, Levy R I, Rosenbloom F M, et al. Adenine phosphoribosyltransferase deficiency: a previously undescribed genetic defect in man[J]. J Clin Invest,1968,47(10): 2281-2289.

14. Emmerson B T,Gordon R B,Thompson L. Adenine phosphoribosyltransferase deficiency in a female with gout[J]. Adv Exp Med Biol,1973,41: 327-331.

15. Fox I H,Meade J C,Kelley W N Adenine phosphoribosyltransferase deficiency in man. Report of a second family[J]. Am J Med,1973,55(5): 614-620.

16. Tischfield J A, Ruddle F H. Assignment of the gene for adenine phosphoribosyltransferase to human chromosome 16 by mouse-human somatic cell hybridization[J]. Proc NatlAcad Sci USA,1974,71(1): 45-49.

17. Kahan B, Held K R, DeMars R. The locus for human adenine phosphoribosyltransferase on chromosome No. 16[J]. Genetics,1974,78(4): 1143-1156.

18. van Acker K J,Simmonds H A,Potter C,et al. Complete deficiency of adenine phosphoribosyltransferase. Report of a family[J]. N Engl J Med,1977,297 (3): 127-132.

19. Fujimori S,Akaoka I,Sakamoto K,et al. Common characteristics of mutant adenine phosphoribosyltransferases from four separate Japanese families with 2,8-dihydroxyadenine urolithiasis associated with partial enzyme deficiencies [J]. Hum Genet,1985,71(2): 171-176.

20.Stambrook P J, Dush M K, Trill J J, et al. Cloning of a functional human adenine phosphoribosyltransferase （APRT） gene: identification of a restriction fragment length polymorphism and preliminary analysis of DNAs from APRT-deficient families and cell mutants[J]. Somat Cell Mol Genet, 1984,10(4): 359-367.

21.Broderick T P, Schaff D A, Bertino A M, et al. Comparative anatomy of the human APRT gene and enzyme: nucleotide sequence divergence and conservation of a nonrandom CpG dinucleotide arrangement[J]. Proc Natl Acad Sci USA,1987,84(10): 3349-3353.

22.Hidaka Y, Palella T D, O'Toole T E, et al. Human adenine phosphoribosy-ltransferase. Identification of allelic mutations at thenucleotide level as a cause of complete deficiency of the enzyme[J]. J Clin Invest, 1987, 80(5): 1409-1415.

23.Chen J, Sahota A, Laxdal T, et al. Identification of a single missense mutation in the adenine phosphoribosyltransferase （APRT） gene from five Icelandic patients and a British patient[J]. Am J Hum Genet, 1991, 49(6): 1306-1311.

24.Kamatani N, Kuroshima S, Terai C, et al. Selection of human cells having two different types of mutations in individual cells （genetic/artificial mutants）. Application to the diagnosis of the heterozygous state for a type of adenine phosphoribosyltransferase deficiency[J]. Hum Genet,1987,76(2): 148-152.

25.Edvardsson V, Palsson R, Olafsson I, et al. Clinical features and genotype of adenine phosphoribosyltransferase deficiency in iceland[J]. Am J Kidney Dis,2001,38(3): 473-480.

26.Taniguchi A, Hakoda M, Yamanaka H, et al. A germline mutation abolishing the original stop codon of the human adenine phosphoribosyltransferase （APRT） gene leads to complete loss of the enzyme protein[J].Hum Genet, 1998,102(2): 197-202.

27. Suzuki K, Kobayashi S, Kawamura K, et al. Family study of 2,8-dihydroxyadenine stone formation: report of two cases of a compound heterozygote for adenine phosphoribosyltransferase deficiency (APRT＊J/APRT＊Q0)[J]. Int J Urol,1997,4(3):304-306.

28. Kamatani N, Terai C, Kim S Y, et al. The origin of the most common mutation of adenine phosphoribosyltransferase among Japanese goes back to a prehistoric era[J]. Hum Genet,1996,98(5):596-600.

29. Lau N K C, Ng S K W, Chan I H S, et al. Urinary bladder stone due to adenine phosphoribosyltransferase deficiency: first genetically confirmed case in a Chinese patient[J]. Pathology,2019,51(5):557-561.

30. Nasr S H, Sethi S, Cornell L D, et al. Crystalline nephropathy due to 2,8-dihydroxyadeninuria: an under-recognized cause of irreversible renal failure [J]. Nephrol Dial Transplant,2010,25(6):1909-1915.

31. Agrawal V, Gibson P C, Sahota A, et al. Quiz page May 2015: crystalline nephropathy in an identical twin [J]. Am J Kidney Dis, 2015, 65 (5): A17-19.

32. Lusco M A, Fogo A B, Najafian B, et al. AJKD Atlas of Renal Pathology: 2,8-Dihydroxyadeninuria[J]. Am J Kidney Dis,2017,69(3):e15-e16.

33. Ceballos-Picot I, Daudon M, Harambat J, et al. 2,8-Dihydroxyadenine urolithiasis: a not so rare inborn error of purine metabolism[J]. Nucleosides Nucleotides Nucleic Acids,2014,33(4-6):241-252.

34. Doppler W, Hirsch-Kauffmann M, Schabel F, et al. Characterization of the biochemical basis of a complete deficiency of the adenine phosphoribosyl transferase (APRT)[J]. Hum Genet,1981,57(4):404-410.

35. Deng L, Yang M, Fründ S, et al. 2,8-Dihydroxyadenine urolithiasis in a patient with considerable residual adenine phosphoribosyltransferase activity in cell extracts but with mutations in both copies of APRT[J]. Mol Genet Metab, 2001,72(3):260-264.

36.Chen J,Sahota A,Martin G F,et al. Analysis of germline and in vivo somatic mutations in the human adenine phosphoribosyltransferase gene: mutational hot spots at the intron 4 splice donor site and at codon 87[J]. Mutat Res, 1993,287(2):217-225.

37.Hidaka Y,Tarlé S A,Fujimori S, et al. Human adenine phosphoribosy-ltransferase deficiency. Demonstration of a single mutant allele common to the Japanese[J]. J Clin Invest,1988,81(3): 945-950.

38.Sahota A, Chen J, Boyadjiev S A, et al. Missense mutation in the adenine phosphoribosyltransferase gene causing 2,8-dihydroxyadenine urolithiasis[J]. Hum Mol Genet,1994,3(5): 817-818.

39.Mimori A,Hidaka Y,Wu V C,et al. A mutant allele common to the type I adenine phosphoribosyltransferase deficiency in Japanese subjects[J]. Am J Hum Genet,1991,48(1): 103-107.

40.Kamatani N, Hakoda M, Otsuka S, et al. Only three mutations account for almost all defective alleles causing adenine phosphoribosyltransferase deficiency in Japanese patients[J]. J Clin Invest,1992,90(1): 130-135.

41. Eller P, Rosenkranz A R, Mark W, et al. Four consecutive renal transplantations in a patient with adenine phosphoribosyltransferase deficiency [J]. Clin Nephrol,2004,61(3): 217-221.

42.Glicklich D,Gruber H E,Matas A J,et al. 2,8-dihydroxyadenineurolithiasis: report of a case first diagnosed after renal transplant[J]. Q J Med,1988,68 (258): 785-793.

43.Stratta P,Fogazzi G B,Canavese C, et al. Decreased kidney function and crystal deposition in the tubules after kidney transplant[J]. Am J Kidney Dis, 2010,56(3): 585-590.

44. Balasubramaniam G S, Arenas-Hernandez M, Escuredo E, et al. Adenine phosphoribosyltransferase deficiency in the United Kingdom: two novel mutations and a cross-sectional survey [J]. Clin Kidney J, 2016, 9 (6):

800-806.

45. Runolfsdottir H L, Palsson R, Agustsdottir IM, et al. Long-term renal outcomes of APRT deficiency presenting in childhood [J]. Pediatr Nephrol, 2019, 34 (3): 435-442.

46. Garigali G, Marra G, Rizzo V, et al. A virtuous diagnostic and therapeutic roadmap triggered by a motivated and skilful urinary sediment examination [J]. Clin Chim Acta, 2019, 492: 23-25.

47. Edvardsson V O, Goldfarb D S, Lieske J C, et al. Hereditary causes of kidney stones and chronic kidney disease [J]. Pediatr Nephrol, 2013, 28 (10): 1923-1942.

48. Harambat J, Bollée G, Daudon M, et al. Adenine phosphoribosyltransferase deficiency in children [J]. Pediatr Nephrol, 2012, 27(4): 571-579.

49. Becker M A, Schumacher H R Jr, Wortmann R L, et al. Febuxostat compared with allopurinol in patients with hyperuricemia and gout [J]. N Engl J Med, 2005, 353(23): 2450-2461.

50. Zaidan M, Palsson R, Merieau E, et al. Recurrent 2, 8-dihydroxyadenine nephropathy: a rare but preventable cause of renal allograft failure [J]. Am J Transplant, 2014, 14(11): 2623-2632.

51. Li J, Shingde M, Nankivell B J, et al. Adenine phosphoribosyltransferase deficiency: a potentially reversible cause of CKD [J]. Kidney Int Rep, 2019, 4 (8): 1161-1170.

第四章　胱氨酸尿症

胱氨酸尿症(cystinuria)是一种常染色体遗传疾病，其特征在于近端肾小管和胃肠道上皮细胞中对于胱氨酸(cystine)、赖氨酸、精氨酸和鸟氨酸的运输受损。临床表现为尿液中含有大量的胱氨酸、赖氨酸、精氨酸和鸟氨酸，最终可致胱氨酸或其他上述氨基酸在肾脏、尿路沉积。胱氨酸尿症是临床上常见的一种可引起肾结石的遗传性疾病，在全世界其发病率可高达 1/7000。

一、胱氨酸尿症简史

1810 年，Wollaston 在膀胱内首次发现了胱氨酸结石，称其为"膀胱氧化物"。后来 Berzelius 和 Thaulow 意识到这种复合物并非氧化物，并建立了正确的元素公式并命名为"胱氨酸"。Morner 在 1899 年首次从动物蛋白中分离出胱氨酸，Neuberg 和 Friedman 于 1902 年首次描述了它的化学结构。1908 年，Garrod 指出胱氨酸尿症是含硫氨基酸代谢异常的先天疾病，这种错误的观点一直持续到 20 世纪中期。后来，在 Dent 和 Rose 的研究中显示胱氨酸尿症患者的尿二碱基氨基酸排泄量异常升高，而血中含量正常，从而推翻了上述的错误观点。

1955 年，Harris 等人发现胱氨酸尿症的遗传学远比之前认为典型胱氨酸尿症为隐性遗传的观点复杂。通过测量患者父母的尿液胱氨酸排泄量，他们发现具有两种遗传方式：完全隐性遗传，这一类型中，患者父母的胱氨酸排泄量正常；显性遗传，患者父母的胱氨酸排泄量高于正常值。另外一些学者发现，在一些患者中存在小肠吸收胱氨酸障碍，这揭示胱氨酸尿症可以有三种表型，Rosenberg 于 1966 年基于杂合子基因变异对胱氨酸排泄量的影响，将胱氨酸尿症分为三种类型。但这种分型不能与目前的分子分型建立很好的联系。

随着分子生物学的进步，发现了位于染色体 2p 上的转运分子 rBAT，这使我们对胱氨酸尿症的发病机制有了进一步的认识。1994 年首次报道负责编码 rBAT 蛋白的 SLC3A1 基因变异与 I 型胱氨酸尿症有关。后来又发现了 SLC7A9 这种基因对于胱氨酸尿症的影响。由此，对于胱氨酸尿症的分型有了新的说法，上述研究详见后文对于胱氨酸尿症的分型以及遗传的总结。

二、胱氨酸尿症的流行病学

胱氨酸尿症是肾结石疾病最常见的遗传学病因。全世界的发病率约为 1/7000 人。根据一项基于世界各地患病率的统计，各地区胱氨酸尿症发病率存在差异，瑞典的患病率约为 1/100000，日本为 1/18000，澳大利亚为 1/4000，以色列为 1/2500，英国和西班牙为 1/2000，患者中男女比例约为 2：1。

尽管结石可能在任何年龄出现，但胱氨酸尿症的结石最常见发生在 20 岁之前，大约 50% 的胱氨酸尿症患者在 10 岁前首次出现泌尿系结石，复发性尿路结石是儿童期胱氨酸尿症的唯一临床表现，25%～40% 的患者在青少年时期出现结石。这些患者中约有 75% 表现为双侧结石。男性通常比女性症状更为严重，结石负荷更大。少数患者可不发生泌尿系结石。平均而言，未经治疗的患者大约每年都会生成一颗新的结石，并且每三年需要接受一次结石手术。

三、胱氨酸尿症的发病机制

在肾脏中，胱氨酸以及碱性氨基酸(赖氨酸、精氨酸、鸟氨酸)在近端

肾小管中由 $b^{0,+}$ 转运载体转运，SLC3A1 基因（位于染色体 2p16.3 上）编码 $b^{0,+}$ 转运载体的重亚基 rBAT，SLC7A9 基因（位于染色体 19q13.1 上）编码轻亚基 $b^{0,+}$AT，rBAT 和 $b^{0,+}$AT 蛋白通过二硫键桥形成异二聚体，组成 $b^{0,+}$ 氨基酸转运系统。正常情况下，胱氨酸和其余上述氨基酸通过 $b^{0,+}$ 氨基酸转运系统被近端小管的顶端膜重新吸收，在细胞内部，胱氨酸被还原为 2 个半胱氨酸分子，穿过基底外侧膜离开细胞。99% 的半胱氨酸（Cysteine）经过滤后会被再吸收。而 SCL3A1 和 SLC7A9 基因的突变可分别导致上述两种载体蛋白的缺陷，以至于胱氨酸、鸟氨酸、赖氨酸和精氨酸的再吸收这一过程受损，最终导致上述氨基酸在尿液中过度排泄。当人体处于正常 pH 值时，鸟氨酸、赖氨酸和精氨酸在尿液中是可溶的，因此，上述氨基酸可通过尿液排出体外，不会在体内沉积形成结石。但是胱氨酸较难溶于尿液，因此积累的胱氨酸可导致晶体沉淀，最终形成胱氨酸结石。如图 4.1.1 所示。

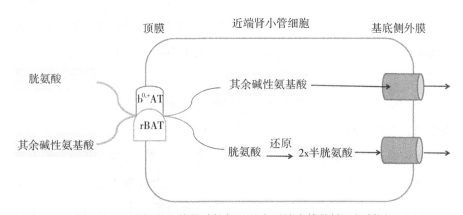

图 4.1.1 胱氨酸和其他碱性氨基酸在近端小管的转运机制图

正常情况下，胱氨酸通过 $b^{0,+}$ 转运系统被近端小管的顶端膜重新吸收。转运系统 $b^{0,+}$ 是由 2 个亚基组成的异源二聚体，$b^{0,+}$AT 由 SLC7A9 基因序列编码，重亚基 rBAT 由 SLC3A1 基因序列编码。这种运输系统在胱氨酸尿症患者中受到影响。在细胞内部，胱氨酸被还原为 2 个半胱氨酸分子，穿过基底外侧膜离开细胞。

四、胱氨酸尿症的遗传以及临床分型

历史上曾根据受影响个体杂合子亲本的尿胱氨酸排泄模式，将胱氨酸尿分为三种类型：I型杂合子尿胱氨酸排泄正常（< 100μmol/g 肌酐），II型杂合子尿胱氨酸排泄明显增加（>900μmol/g 肌酐），III型杂合子尿胱氨酸排泄适度增加（100~900μmol/g 肌酐）。但是随着对该病分子基础认识的加深，一种新的分类系统逐渐被采纳，通过两种引起胱氨酸尿症的突变基因将该疾病分为两种类型。其中，A型是由 SLC3A1 基因缺陷引起的，以典型的常染色体隐性遗传方式遗传，杂合子的尿胱氨酸排泄正常；B型由 SLC7A9 基因突变引起，常染色体显性但外显率不完全，杂合子的胱氨酸排泄程度不同，有些人在正常范围，这些患者一般很少形成结石，但如果尿量低或摄入过多动物蛋白，则患结石的比率便会提高。

也有人提出一种双基因遗传的说法，并且已鉴定出 AB 型杂合子个体。然而，一项对胱氨酸尿患者的研究表明，对于胱氨酸尿表型，除了某个基因中的突变等位基因外，还需要另一基因中的两个突变等位基因，即该类患者在每个基因的至少一个拷贝中具有突变时，只有当任一基因的两个拷贝都异常（AAB 型或 ABB 型胱氨酸尿症）时才会发生结石。此外，AB 型双杂合子未见胱氨酸结石形成的报道。

A型和B型基因型的百分比似乎与人群有关，但由于各种研究中患者样本分布不可避免会存在偏差。在西班牙人群中，SLC7A9 基因突变占优势，但在其他欧洲人群（英国、法国、东欧）中，SLC3A1 突变比率更高（55%~75%）。在美国人口中，大约2%的患者在每个基因的至少一个拷贝中具有突变。此外，约5%的胱氨酸尿症患者中尚未发现突变，或仅发现了一个突变等位基因。迄今为止，在人类基因突变数据库中，已有 241 个突变在 SLC3A1 中被发现，159 个突变在 SLC7A9 中被发现，其中包括这两个基因的非典型病例。见表 4-1-1。

表 4-1-1　　　　　　　　　　　胱氨酸尿症的基因分型

基因型分类	A 型，SLC3A1 致病变异	B 型，SLC7A9 致病变异	混合基因型
翻译蛋白	rBAT	$b^{0,+}AT$	rBAT、$b^{0,+}AT$
基因型	AA	BB	AAB，ABB
遗传	常染色体隐性遗传	常染色体不完全显性遗传	混合型
表型	AA 基因型患者胱氨酸排出量增加，形成肾结石。基因型 A0 的携带者一般有正常的胱氨酸排泄，不发生胱氨酸结石。	BB 基因型患者胱氨酸排出量增加，形成肾结石。基因型 B0 的携带者经常有胱氨酸排泄增高，但是很少发生结石。	基因型 AAB ABB 个体形成肾结石，AB 基因型携带者常伴有胱氨酸排泄增高，极少发生结石。

五、胱氨酸尿症的临床表现

(一)胱氨酸结石

与非胱氨酸肾结石患者一样，胱氨酸结石患者会出现与结石形成相关的症状，例如肾绞痛和血尿，通常会出现伴有血尿的急性腰痛，以及恶心和呕吐。疼痛会从侧腹向腹股沟放射，常有压痛。然而，胱氨酸尿症患者接受肾切除术的可能性几乎是非胱氨酸肾结石患者的 5 倍，胱氨酸尿症患者有时表现为无功能的肾脏，肾脏中有较大的鹿角结石形成。通常结石发病年龄较早，约 50% 的患者在 10 岁以前形成肾结石，75% 的患者形成双侧结石，男性患者相比女性患者更加严重，结石数量更多。胱氨酸尿症与肾小球滤过率(glomerular filtration rate，GFR)降低有关。根据研究表明，17% 的胱氨酸患者会出现 GFR 降低。导致 GFR 降低的可能因素包括一些泌尿外科干预治疗(如体外冲击波碎石术)、肾内晶体形成和反复发作的尿路梗阻。

(二)胱氨酸尿症引起的慢性肾病

由于结石复发、梗阻性尿路病和反复泌尿外科干预，胱氨酸尿症也可导致慢性肾病(chronic kidney disease，CKD)。高达70%的胱氨酸尿症患者可能会发展为某种形式的CKD，这可能导致终末期肾病(end-stage renal disease，ESRD)。在一项收集了442名胱氨酸尿症患者数据的回顾性研究中，27%的患者的GFR低于60mL/(1.73m^2·min)，表明存在不同程度的CKD。高血压在这项研究中也很常见，28.6%的患者患有高血压。双侧结石也可能增加急性肾损伤的风险，尤其是儿童。事实上，由于输尿管结石导致急性肾功能衰竭的幼儿均应进行胱氨酸尿症检测。与草酸钙结石形成者相比，胱氨酸尿症患者更可能出现血清肌酐水平异常，并且进行肾切除术的风险更高。

(三)肌张力低下-胱氨酸尿症综合征

当患者SLC3A1基因和PREPL基因(prolyl endopeptidase like，脯氨酰内肽酶样蛋白)均发生突变时，就会出现肌张力低下-胱氨酸尿症综合征。除了胱氨酸尿症之外，受影响的个体在出生时会出现严重的肌张力减退、生长迟缓和食欲过盛，以及儿童后期体重过度增加。

六、胱氨酸尿症的诊断以及鉴别诊断

(一)胱氨酸尿症的诊断依据

有以下一项或多项发现的，可怀疑为胱氨酸尿症：

(1)结石分析显示结石成分为胱氨酸；

(2)有胱氨酸尿症家族史；

(3)尿液分析中见到具有诊断意义的六角形胱氨酸结晶；

(4)尿液硝普钠实验室筛查阳性；

(5)对于有大的分支(鹿角)结石、充满集合系统并需要手术治疗的患者，也应怀疑胱氨酸尿症。

(二)胱氨酸尿症的诊断检查

对于胱氨酸尿症的诊断检查，氰化物-硝普试验(cyanide-nitroprusside test，CNT)是一种快速定性试验，是一种经典的胱氨酸尿症的筛选方法。然而，由于其较低的重现性和灵敏度，以及使用的危险性和试剂的不稳定性，这种测试目前已逐渐被淘汰。目前胱氨酸尿症的诊断很容易通过尿液显微镜检查、结石分析、24 小时尿液分析等方法检测出。

1. 胱氨酸尿镜检

尿镜下可见典型的扁平透明的六角形胱氨酸晶体(图 4.1.2)。尿液中的胱氨酸浓度明显升高，晨尿的显微镜检查，甚至随机的尿液样本经检查都可以发现典型的六方胱氨酸晶体，这对诊断非常有特异性。至少三分之二未经治疗的患者会表现出这些特异晶体。然而，对于半胱氨酸尿患者，在沉积物中看不到晶体，使用醋酸酸化后得到的沉淀，可显示其晶体形态。此外，必须注意的是，胱氨酸六角形晶体并不只在胱氨酸尿症中出现，这些晶体也可以在胱氨酸病(一种溶酶体疾病)患者的尿液中发现，其

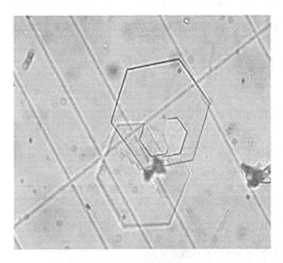

图 4.1.2 六角形胱氨酸晶体

六角形胱氨酸晶体可在各种组织(肾脏、心脏和肌肉组织等)的溶酶体中积累。

2. 结石成分分析

结石分析主要用于明确结石成分为胱氨酸,排除其他成分结石可能。胱氨酸结石多呈蜡黄色,表面光滑(图4.1.3),结石往往非常坚硬,需要更高的体外冲击波能量来充分破碎。

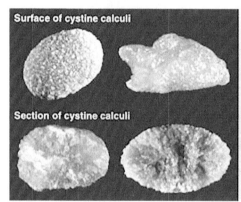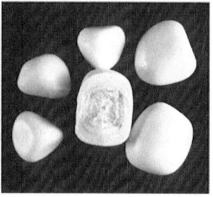

图 4.1.3　胱氨酸结石

3. 24 小时尿液分析

24 小时尿液分析将显示尿液中胱氨酸的浓度高于 400mg/L,此外,对于尿液其他氨基酸定量分析应显示出鸟氨酸、精氨酸和赖氨酸均显著升高。

对于胱氨酸尿症,早期诊断和预防性维持治疗是必不可少的,所以需要一种反复检测和定量胱氨酸的方法。定性比色筛选测试可以符合上述要求,但这些测试的特异性较低。衍生化后进行离子交换层析,是目前氨基酸分析的临床金标准。然而,其在人员和设备方面要求高,耗时且昂贵,因此,通常在大多数单位无法使用。还可以通过胱氨酸容量测定来定量尿胱氨酸溶解度阈值,但这个方法同上所述不能广泛使用。因此,一种更快、更简单和更具成本效益的定量尿胱氨酸的常规方法对于胱氨酸尿症的诊断和监测具有重要的临床价值，该方法将显著改善胱氨酸尿症的诊断和临床管理。

临床上有人使用衰减全反射-傅里叶变换红外光谱（attenuated total reflection-fourier transform infrared spectroscopy，ATR-FTIR）来检测和定量 22 份胱氨酸尿样和 5 份健康对照尿样中的不溶性胱氨酸。同时，通过 ATR-FTIR 确定肌酐浓度，以调整尿液浓度/稀释比。ATR-FTIR 提供了一种快速且廉价的检测和定量不溶性尿胱氨酸的方法。这项概念验证研究为开发高通量、经济高效的胱氨酸尿症诊断方法和床旁临床监测提供了基础。

（三）胱氨酸尿症的鉴别诊断

胱氨酸尿症主要是与其他可以引起肾结石的疾病进行鉴别诊断。

1. 腺嘌呤磷酸核糖基转移酶缺乏症

这是一种罕见的腺嘌呤代谢常染色体隐性遗传疾病。腺嘌呤磷酸核糖基转移酶（adenine phosphoribosyltransferase，APRT）缺乏症的缺失或受损会导致 8-羟基腺嘌呤中间体转化为高度不溶的 2,8-二羟基腺嘌呤（2,8-DHA）副产物，进而导致结石形成和结晶性肾病。DHA 晶体会在肾小管和间质中沉淀，导致严重的肾功能损害。最常见的表现是透 X 线肾结石和结晶性肾病。其他临床特征包括复发性尿路感染、血尿和婴儿可出现的红褐色尿布渍。在偏光显微镜下可见具有马耳他十字图案的圆形棕色晶体，结石成分分析为 DHA。

2. 原发性高草酸尿症

这是一种非常罕见且严重的常染色体隐性代谢疾病，由草酸代谢酶基因编码突变（AGT、GRHPR、HOGA1）引起。主要的临床表现为复发性不透射线结石（尤其是在儿童时期）、肾钙质沉着症和慢性肾病。主要的病理特征为尿草酸盐排泄量非常高，患者任何体液或组织中可见草酸盐晶体沉积。结石成分为草酸钙。

3. Dent 病

这是一种非常罕见的 X 连锁遗传近端小管功能障碍，由于编码负责受体介导内吞作用的蛋白质的 CLCN5 或 OCRL1 基因突变引起。主要临床表现为低分子量蛋白尿、高钙尿症、慢性肾病、佝偻病、肾结石、肾钙质沉着症和肾功能衰竭。结石成分为草酸钙或磷酸钙。

七、胱氨酸尿症的治疗

治疗的重点是减少尿液中胱氨酸的绝对量和增加胱氨酸的溶解度。所有患者都应尝试初始保守措施，重点是通过增加液体摄入量和 pH 值来降低胱氨酸浓度和过饱和度；通过限制钠和蛋白质的摄入量来减少胱氨酸的排泄和产生。如果这些措施失败，则考虑使用胱氨酸结合硫醇药物。

(一)增加液体摄入量

当尿液 pH 值为 6~7 时，尿胱氨酸溶解度水平为 250mg/L 左右。通常可以通过增加液体摄入量和尿液碱化来达到该水平，当尿液的 pH 值持续为 7.5 时，可用于溶解现有的胱氨酸结石。一些专家推荐较低的胱氨酸浓度为 150mg/L，甚至可能在 90mg/L 更低时作为"最佳"浓度。如图 4.1.4 所示。

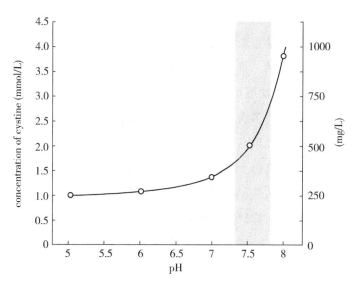

图 4.1.4　胱氨酸浓度与 pH 值的关系

增加水的摄入量是胱氨酸尿症疾病管理的第一步，需要充分增加液体摄入量，保持每天产生 2500~3000mL 以上的尿液。目标是充分稀释尿液，使尿胱氨酸含量达到推荐浓度水平 250 mg/L 以下或更低，这通常需要鼓励患者在半夜醒来排尿并多喝水。白天每小时喝 240mL 水，睡前喝 480mL 水，至少夜尿一次是最大化口服水化疗法和尿量的标准策略。可以通过检测尿液比重来监测水合作用，比重应始终为 1.010 或更低。

由于某些胱氨酸尿症患者每天可产生高达 1400mg 的胱氨酸，因此仅补水可能不够，但它始终是疾病管理的第一步。多达三分之一的胱氨酸结石患者可以通过液体管理来控制结石复发。最佳水合作用将取决于患者的个体胱氨酸排泄量。

(二)碱化尿液

碱化尿液不仅可以防止胱氨酸沉淀和结石形成，还可以溶解现有的胱氨酸结石。为了预防胱氨酸沉淀和结石形成，尿液的 pH 值应该控制在 7.0~7.5，若要使胱氨酸结石溶解，尿液的 pH 值需要保持在 7.5 以上。但当 pH 值>7.5 时，容易形成磷酸钙结石，因此在这种情况下，需要通过饮食和噻嗪类药物严格控制高钙尿症。

补充柠檬酸钾，是尿液碱化治疗的主要方法，同时还能借助矿泉水和柑橘汁提高尿液 pH 值。通常，胱氨酸尿症患者的柠檬酸钾每日剂量为 60~90mEq，分 3 或 4 次服用，然后根据需要调整用药。然而，因柠檬酸钾味道极差，且需要每天多次给药，易产生显著的胃肠道反应，容易导致患者的药物依从性差。如果高钾血症限制了柠檬酸钾的给药，则可以使用钾含量较低的尿液碱化药物，如柠檬酸钠、碳酸氢钠、柠檬酸、柠檬酸镁和柠檬酸钾的组合。碳酸氢钠也可用于帮助解决 pH 值问题，尤其是在使用柠檬酸钾治疗有高钾血症风险的患者中。但它往往具有相对短期的碱化作用，额外的钠摄入可能会增加尿胱氨酸的排泄。因此，胱氨酸尿症患者也不鼓励高动物蛋白饮食。

乙酰唑胺是一种碳酸酐酶抑制剂，可增加尿碳酸氢盐排泄，并提高尿

pH 值。虽然不是一线疗法(它会导致低柠檬酸尿症和代谢性酸中毒)，但除了提到的其他疗法外，它有时可能有助于维持较高的尿 pH 值。尤其在维持夜间尿液较高 pH 值方面特别有用，无需患者夜间多次起床进行额外补充碱化剂量。

当如上所述的保守措施在 3 个月的试验期后效果仍不显著时，胱氨酸结合硫醇的药物方案可作为治疗胱氨酸尿症患者的下一步。

(三)胱氨酸结合硫醇药物

胱氨酸由通过二硫键结合在一起的两个半胱氨酸分子组成。而胱氨酸结合硫醇药物具有巯基，可以减少这种二硫键，产生比原始胱氨酸分子更易溶解的混合半胱氨酸二硫化物化合物。大多数患者 24 小时尿胱氨酸排泄量为 500mg 或更多，患者除了需要补液疗法和碱化尿液疗法外，可能还需要使用硫醇类药物。患者基于硫醇的治疗可能使胱氨酸结石更适合 ESWL 治疗。这可能是因为磷酸钙与胱氨酸混合形成了更脆的结石，更容易在 ESWL 治疗时被击碎。所有接受硫醇类药物治疗的患者都应进行血常规、血小板计数、血清白蛋白、肝功能检查和 24 小时尿胱氨酸和蛋白质检查。

青霉胺：是一种青霉素衍生物，是第一种用于治疗胱氨酸尿症的硫醇药物。青霉胺-半胱氨酸二硫化物在尿液中的溶解度是胱氨酸的 50 倍。每片 250mg 青霉胺片每天可降低约 75~100mg 的尿胱氨酸水平。青霉胺的问题是副作用发生率很高，包括发烧、皮疹、味觉丧失、关节炎、白细胞减少、再生障碍性贫血、胃肠道紊乱、膜性肾病伴蛋白尿和吡哆醇缺乏症等。较为严重的副作用的发生率约为 50%，这限制了该药长期使用依从性。在一项研究中，约 70% 的患者因不良反应停药。由于这些原因，青霉胺的使用受到限制。

硫普罗宁：是第二代硫醇药物，于 1988 年在美国获得批准使用，其作用与青霉胺相似，但疗效高出约 30%，副作用显著减少。典型剂量为每天 3 次，每次 300mg。长期依从性约为 70%。由于这些原因，当水化和尿液碱化治疗无法达到治疗效果时，硫普罗宁是目前胱氨酸尿症的首选硫醇药物。

卡托普利：是一种通常用于高血压的 ACE 抑制剂，但它也是一种独特的基于硫醇的药物，可形成高度溶解的卡托普利-半胱氨酸混合二硫化物。虽然安全且副作用少，但卡托普利在胱氨酸尿结石患者中的临床有效性尚不确定。在得到严格大规模的临床试验证据验证之前，对于同时患有高血压或无法耐受其他硫醇药物的胱氨酸尿症患者，卡托普利可作为一种治疗选择。

布西拉明：是第三代硫醇类药物，目前仅在日本和韩国有售，但仅被批准用于治疗类风湿性关节炎。作为二硫醇化合物，因为只需要更低剂量的药物，理论上它比硫普罗宁更有效并且耐受性更好。在亚洲 30 多年的经验表明，布西拉明具有低毒性，在一项小型胱氨酸尿症研究中显示布西拉明比硫普罗宁更有效。但其相关的二期临床试验目前正在美国进行，其在治疗胱氨酸尿症方面的应用效果还有待验证。

(四)泌尿外科干预治疗

尽管进行了积极的医疗管理，伴有结石的患者仍需要定期进行泌尿外科干预。胱氨酸结石的泌尿外科治疗与其他泌尿系结石相似，但大于 1cm 时，体外冲击波碎石术对胱氨酸结石的疗效较差。因此，对于需要手术的梗阻性输尿管胱氨酸结石患者，首选输尿管镜激光碎石术。

完全清除所有胱氨酸结石，可以明显降低胱氨酸结石复发率，并更好地保护肾功能，且胱氨酸结石的外科干预对肾功能也无明显损伤。

(五)新型药物

Marshall L Stoller 等人在 2017 年使用 α-硫辛酸显著降低了小鼠体内胱氨酸结石的生长，且效应呈现剂量依赖性。Onur Cil 和 Farzana Perwad 在 2020 年报道了两例使用 α-硫辛酸治疗胱氨酸尿症的病例，患者尿液中胱氨酸的的溶解度显著增加，且未见明显不良反应的发生。考虑到 α-硫辛酸是一种广泛的营养补充剂，因此其可能成为一种比传统的硫醇药物耐受性更好的治疗选择。

八、胱氨酸尿症的预防

为预防胱氨酸尿症的发生，应调整饮食结构，建议采用低蛋白（<20g/d）、低盐（< 2g/d）、大量饮水（>3L/d）的饮食结构。限制含蛋氨酸的食物，如花生、开心果、爆米花、花椰菜、蘑菇、花椰菜、鳄梨、豆芽、土豆、菠菜、青豆、豆腐、芸豆、黑豆和豆豉，可以防止胱氨酸晶体的形成。因为胱氨酸在碱性尿液溶解度更高，摄入有机阴离子，如柠檬酸盐和苹果酸盐等含量高的蔬菜，可以使尿液 pH 值升高，并减少结石发生。与所有结石患者一样，胱氨酸尿患者建议将钠摄入量限制在 2300mg/d以下。

晶体生长抑制剂可能是胱氨酸结石患者下一波预防性治疗的新浪潮。一项探索性研究正在评估 ADV7103（碳酸氢钾/柠檬酸钾）对幼儿胱氨酸尿症的安全性和有效性。一种新的降解半胱氨酸和胱氨酸重组人酶（ACN00107）已经在小鼠模型中进行了测试，临床前试验数据显示其降低了血液中胱氨酸和半胱氨酸的水平，降低了尿液中胱氨酸的含量，减少了肾结石的形成。干细胞移植在小鼠模型中显示出减少胱氨酸尿的活性，其相关的1/2 期研究正在进行中。

九、展望

原子力显微镜是一种可以研究晶体生长的技术。计算机建模，从而选择抑制胱氨酸结晶的候选分子，并使用原子力显微镜进行确认，将为寻找胱氨酸尿症的相关靶向药提供更多基础。L-胱氨酸二甲酯（CDME，一种胱氨酸的结构类似物）在低浓度下显著抑制了胱氨酸晶体生长，可能对胱氨酸晶体生长提供空间上的抑制作用。小鼠试验已经证明 CDME 可用于患有胱氨酸尿症的小鼠敲除模型，并有效限制胱氨酸结石的形成。进一步的试验验证其治疗毒性将为其将来的临床应用打下基础。

另一种治疗胱氨酸尿症的方法是分子伴侣疗法，其对治疗蛋白质错误折叠相关基因突变引起的疾病有治疗作用。药理学伴侣可以稳定已经折叠的蛋白质以防止蛋白水解降解或热变性。这个过程加速了突变蛋白质从内质网相关蛋白质降解途径中的逃逸，增加了残留蛋白质活性的水平。由于rBAT蛋白的几种突变可导致蛋白质错误折叠，伴侣治疗可能是未来胱氨酸尿症患者的一种有力的治疗策略。

（路孟鑫　徐华）

参考文献

1.Mattoo A, Goldfarb D S. Cystinuria［J］. Semin Nephrol, 2008, 28（2）: 181-191.

2.Pavanello L, Rizzoni G, Dussini N, et al. Cystinuria in children［J］. Eur Urol, 1981, 7（3）: 139-143.

3.Finkelstein J D. Homocysteine: a history in progress［J］. Nutr Rev, 2000, 58 （7）: 193-204.

4.Greenstein J F, Winitz M. Cystine and cysteine. Chemistry of the amino acids ［M］. New York: John Wiley and Sons, 1961: 879-928.

5.Rosenberg L E, Downing S, Durant J L, et al. Cystinuria: biochemical evidence for three genetically distinct diseases［J］. J Clin Invest, 1966, 45（3）: 365-371.

6.Calonge M J, Gasparini P, Chillarón J, et al. Cystinuria caused by mutations in rBAT, a gene involved in the transport of cystine［J］. Nat Genet, 1994, 6（4）: 420-425.

7.Pras E, Arber N, Aksentijevich I, et al. Localization of a gene causing cystinuria to chromosome 2p［J］. Nat Genet, 1994, 6（4）: 415-419.

8.Feliubadaló L, Font M, Purroy J, et al. International Cystinuria Consortium. Non-type I cystinuria caused by mutations in SLC7A9, encoding a subunit （bo, +AT） of rBAT［J］. Nat Genet, 1999, 23（1）: 52-57.

9.Leslie S W, Sajjad H, Nazzal L. Cystinuria. StatPearls［M］. Treasure Island （FL）: StatPearls Publishing, 2021.

10. Biyani C S, Cartledge J J. Cystinuria—Diagnosis and management [J]. European Association of Urology-European Board of Urology Update Series, 2006,4:175-183.

11. Edvardsson V O, Goldfarb D S, Lieske J C, et al. Hereditary causes of kidney stones and chronic kidney disease [J]. Pediatr Nephrol, 2013, 28 (10): 1923-1942.

12. Barbey F, Joly D, Rieu P, et al. Medical treatment of cystinuria: Critical reappraisal of long-term results [J]. Journal of Urology, 2000, 163 (5): 1419-1423.

13. Biyani C S, Cartledge J J. Cystinuria-diagnosis and management [J]. EAU-EBU Update Ser, 2006,4:175-183.

14. Sahota A, Tischfield J A, Goldfarb D S, et al. Cystinuria: genetic aspects, mouse models, and a new approach to therapy [J]. Urolithiasis, 2019, 47 (1):57-66.

15. Saravakos P, Kokkinou V, Giannatos E. Cystinuria: current diagnosis and management[J]. Urology, 2014,83(4):693-699.

16. Dello Strologo L, Pras E, Pontesilli C, et al. Comparison between SLC3A1 and SLC7A9 cystinuria patients and carriers: a need for a new classification[J]. J Am Soc Nephrol, 2002,13(10):2547-2553.

17. Font-Llitjós M, Jiménez-Vidal M, Bisceglia L, et al. New insights into cystinuria: 40 new mutations, genotype-phenotype correlation, and digenic inheritance causing partial phenotype[J]. J Med Genet, 2005,42(1):58-68.

18. Sahota A, Tischfield J A, Goldfarb D S, et al. Cystinuria: genetic aspects, mouse models, and a new approach to therapy [J]. Urolithiasis, 2019, 47 (1):57-66.

19. Sahota A, Parihar J S, Capaccione K M, et al. Novel cystine ester mimics for the treatment of cystinuria-induced urolithiasis in a knockout mouse model [J]. Urology, 2014,84(5):1249.e9-1249.e15.

20. Saravakos P, Kokkinou V, Giannatos E. Cystinuria: current diagnosis and management[J]. Urology, 2014,83(4):693-699.

21. Rhodes H L, Yarram-Smith L, Rice S J, et al. Clinical and genetic analysis of patients with cystinuria in the United Kingdom[J]. Clin J Am Soc Nephrol, 2015,10(7):1235-1245.

22. Wong K A, Mein R, Wass M, et al. The genetic diversity of cystinuria in a UK population of patients[J]. BJU Int, 2015,116(1):109-116.

23. Font-Llitjós M, Jiménez-Vidal M, BiscegliaL, et al. New insights into cystinuria: 40 new mutations, genotype-phenotype correlation, and digenic inheritance causing partial phenotype[J]. J Med Genet, 2005,42(1):58-68.

24. Gaildrat P, Lebbah S, Tebani A, et al. Clinical and molecular characterization of cystinuria in a French cohort: relevance of assessing large-scale rearrangements and splicing variants[J]. Mol Genet Genomic Med, 2017,5(4):373-389.

25. Stenson P D, Mort M, Ball E V, et al. The Human Gene Mutation Database: towards a comprehensive repository of inherited mutation data for medical research, genetic diagnosis and next-generation sequencing studies[J]. Hum Genet, 2017,136(6):665-677.

26. Assimos D G, Leslie S W, Ng C, et al. The impact of cystinuria on renal function[J]. J Urol, 2002,168(1):27-30.

27. Fattah H, Hambaroush Y, Goldfarb D S. Cystine nephrolithiasis[J]. Transl Androl Urol, 2014,3(3):228-233.

28. Barbey F, Joly D, Rieu P, et al. Medical treatment of cystinuria: Critical reappraisal of long-term results [J]. Journal of Urology, 2000, 163 (5): 1419-1423.

29. Prot-Bertoye C, Lebbah S, Daudon M, et al. CKD and its risk factors among patients with cystinuria [J]. Clinical Journal of the American Society of Nephrology, 2015,10(5):842-885.

30. Nalcacioglu H, Ozden E, Genc G, et al. An uncommon cause of acute kidney injury in young children: Cystinuria[J]. Journal of Pediatric Urology, 2013, 9(1):58-63.

31. Assimos D G, Leslie S W, Ng C, et al. The impact of cystinuria on renal function[J]. Journal of Urology, 2002,168(1):27-30.

32. Martens K, Jaeken J, Matthijs G, et al. Multi-system disorder syndromes associated with cystinuria type I[J]. Curr Mol Med, 2008,8(6):544-550.

33. Finocchiaro R, D'Eufemia P, Celli M, et al. Usefulness of cyanide-nitroprusside test in detecting incomplete recessive heterozygotes for cystinuria: a standardized dilution procedure [J]. Urological research, 1998, 26 (6): 401-5.

34. Morales C M. Cistinuria: diagnóstico y aproximación terapéutica [Cystinuria: diagnosis and therapeutic approach][J]. An Sist Sanit Navar, 2011,34(3): 453-461.

35. Martínez Llamas M S, Cabrera Morales C M, Bravo Soto J A, et al. Cystinosis: diagnosis through the measurement of the leukocyte cystine content by HPLC [J]. Med Clin (Barc), 2004,123(3):97-99.

36. Chiu P K, Chan E S, Hou S S, et al. Cystinuria: a rare diagnosis that should not be missed[J]. Hong Kong Med J, 2008,14(5):399-401.

37. Servais A, ThomasK, Dello Strologo L, et al. Metabolic nephropathy workgroup of the european reference network for rare kidney diseases (ERKNet) and eUROGEN. Cystinuria: clinical practice recommendation [J]. Kidney Int, 2021,99(1):48-58.

38. Biyani C S, Cartledge J J. Cystinuria — Diagnosis and management. European Association of Urology-European Board of Urology Update Series, 2006,4: 175-183.

39. Oliver K V, Vilasi A, Maréchal A, et al. Infrared vibrational spectroscopy: a rapid and novel diagnostic and monitoring tool for cystinuria[J]. Sci Rep,

2016,6:34-37.

40.Guerra A. A simple quantitative test for screening cystinuria[J]. Laboratory Medicine,2002,33: 214-217.

41.Finocchiaro R,D'Eufemia P,Celli M,et al. Usefulness of cyanide-nitroprusside test in detecting incomplete recessive heterozygotes for cystinuria: a standardized dilution procedure[J]. Urol Res, 1998,26(6):401-405.

42.Goldfarb D S,Coe F L,Asplin J R. Urinary cystine excretion and capacity in patients with cystinuria[J]. Kidney Int, 2006,69(6):1041-1047.

43.Fattah H,Hambaroush Y,Goldfarb D S. Cystine nephrolithiasis[J]. Transl Androl Urol, 2014,3(3):228-233.

44.Bollée G,Harambat J,Bensman A,et al. Adenine phosphoribosyltransferase deficiency[J]. Clinical Journal of the American Society of Nephrology, 2012, 7(9):1521-1527.

45.Edvardsson V O,Goldfarb D S,Lieske J C,et al. Hereditary causes of kidney stones and chronic kidney disease[J]. Pediatric Nephrology, 2013,28(10): 1923-1942.

46.Goldstein B,Goldfarb D S. Early Recognition and Management of Rare Kidney Stone Disorders[J]. Urol Nurs, 2017,37(2):81-102.

47.Mattoo A,Goldfarb D S. Cystinuria[J]. Semin Nephrol,2008,28:181-191.

48.Andreassen K H,Pedersen K V,Osther S S,et al. How should patients with cystine stone disease be evaluated and treated in the twenty-first century? [J]. Urolithiasis, 2016,44(1):65-76.

49.Jendle-BengtenC,Tiselius H G. Long-term follow-up of stone formers treated with a low dose of sodium potassium citrate[J]. Scand J Urol Nephrol, 2000, 34(1):36-41.

50.Sterrett S P,Penniston K L,Wolf J S,et al. Acetazolamide is an effective adjunct for urinary alkalization in patients with uric acid and cystine stone formation recalcitrant to potassium citrate [J]. Urology, 2008, 72 (2):

278-281.

51. Biyani C S, Palit V, Daga S. The Use of captopril-angiotensin converting enzyme (ACE) inhibitor for cystinuria during COVID-19 pandemic [J]. Urology, 2020,141:182-183.

52. Joly D, Rieu P, Méjean A, et al. Treatment of cystinuria[J]. Pediatr Nephrol, 1999,13(9):945-950.

53. Fattah H, Hambaroush Y, Goldfarb D S. Cystine nephrolithiasis [J]. Transl Androl Urol, 2014,3(3):228-233.

54. Cohen T D, Streem S B, Hall P. Clinical effect of captopril on the formation and growth of cystine calculi[J]. J Urol, 1995,154(1):164-166.

55. Daga S, Palit V, Forster J A, et al. An Update on Evaluation and Management in Cystinuria[J]. Urology, 2021,149:70-75.

56. Nakanishi Y, Hanasaki T, Yo T, et al. Impacted ureteral stents with cystine encrustation in cystinuric patients: report of two cases[J]. Hinyokika Kiyo, 2013,59(10):651-655.

57. Rousaud F, Gracia S, Palacín M, et al. Cystinuria and cystine kidney lithiasis: diagnosis and therapeutic approach [J]. Arch Esp Urol, 2001, 54 (9): 989-996.

58. Moore S L, Somani B K, Cook P. Journey of a cystinuric patient with a long-term follow-up from a medical stone clinic: necessity to be SaFER (stone and fragments entirely removed) [J]. Urolithiasis, 2019,47(2):165-170.

59. Norman R W, Manette W A. Dietary restriction of sodium as a means of reducing urinary cystine[J]. J Urol, 1990,143(6):1193-1195.

60. Saxena A, Sharma R K. Nutritional aspect of nephrolithiasis [J]. Indian J Urol, 2010,26(4):523-530.

61. Heilberg I P, Goldfarb D S. Optimum nutrition for kidney stone disease[J]. Adv Chronic Kidney Dis, 2013,20(2):165-174.

62. Pearle M S, Goldfarb D S, Assimos D G, et al. Medical management of kidney

stones: AUA guideline[J]. J Urol, 2014,192(2):316-324.

63. Agnello G, Wiggins J F, Alters S E, et al. Enzymatic degradation of cystine decreases nephrolithiasis in a mouse model of cystinuria. American Society of Nephrology (ASN) Annual Meeting Abstract FR_OR075 [J]. J Am Soc Nephrol Abstract Sup-plement, 2018, 29: 58.

64. Rocca C J, Cherqui S. Potential use of stem cells as a therapy for cystinosis [J]. Pediatr Nephrol, 2019, 34(6): 965-973.

65. Rimer J D, An Z, Zhu Z, et al. Crystal growth inhibitors for the prevention of L-cystine kidney stones through molecular design[J]. Science, 2010, 330 (6002): 337-341.

66. Sahota A, Parihar J S, Capaccione K M, et al. Novel cystine ester mimics for the treatment of cystinuria-induced urolithiasis in a knockout mouse model [J]. Urology, 2014, 84(5): 1249. e9-1249. e1. 249E15.

67. Wilmer M J, Willems P H, Verkaart S, et al. Cystine dimethylester model of cystinosis: still reliable? [J]. Pediatr Res, 2007, 62(2): 151-155.

68. Ringe D, Petsko G A. What are pharmacological chaperones and why arethey interesting? [J]. J Biol, 2009, 8(9): 80.

69. Fan J Q, Ishii S. Active-site-specific chaperone therapy for Fabry disease. Yin and Yang of enzyme inhibitors [J]. FEBS J, 2007, 274 (19): 4962-4971.

70. Bartoccioni P, Rius M, Zorzano A, et al. Distinct classes of trafficking rBAT mutants cause the type I cystinuria phenotype[J]. Hum Mol Genet, 2008, 17(12): 1845-1854.

第五章 遗传性多囊肾

多囊肾又名 Potter(Ⅰ)综合征、Perlmann 综合征、先天性肾囊肿瘤病、囊胞肾、双侧肾发育不全综合征、肾脏良性多房性囊瘤、多囊病。多囊肾有两种类型，常染色体隐性遗传型(婴儿型)多囊肾(autosomal recessive polycystic kidney disease，ARPKD)，发病于婴儿期，临床较罕见；常染色体显性遗传型(成年型)多囊肾(autosomal dominant polycystic kidney disease，ADPKD)，常于青中年时期被发现，也可在任何年龄发病。

第一节 常染色体显性遗传性多囊肾

常染色体显性遗传性多囊肾(ADPKD)是常见疾病，发生率约为 1/1000。因其通常没有临床症状，估计只有不到一半的患者得到诊断。大约78%的 ADPKD 家族存在 16 号染色体异常(PKD1 基因座)。其余家族大都(14%)存在位于 4 号染色体的基因缺陷(PKD2 基因座)，少数家族存在 GANAB 或 DNAJB11 基因缺陷，GANAB 基因编码葡萄糖苷酶Ⅱα亚基。PKD2 基因缺陷患者的临床表型轻于 PKD1 基因缺陷患者，但这两种基因缺陷都不是良性。PKD2 基因缺陷患者较晚出现囊肿，也较晚出现终末期肾病(end stage renal disease，ESRD)；PKD2 出现 ESRD 的平均年龄为74.0 岁而 PKD1 基因缺陷患者的平均年龄为 54.3 岁。

一、流行病学

所有种族都会发生 ADPKD，患病率为 1：1000。在美国每年开始透析的患者中，ADPKD 约占肾病原因的 5%。大多数研究发现，男性 PKD1 突变患者进展更快，其原因尚不明确。早期出现临床症状的患者(年龄较小)更有可能发生 ESRD。一项研究发现，与 30 岁之后确诊的患者相比，30 岁之前确诊患者平均存活时间要短 10 年。对存有 ADPKD 风险的患者，其诊断有年轻化趋势。例如，在一队列研究中，1951—1974年间出生的患者，诊断时年龄要明显小于 1951 年前出生患者的诊断年龄(27 岁 vs 39 岁)。

二、病因

ADPKD 主要是由两种基因突变引起：16 号染色体上的 PKD1(编码多囊蛋白-1)和 4 号染色体上的 PKD2(编码多囊蛋白-2)。大多数患者的肾功能在 30 岁左右完好。GFR 开始下降后，每年平均降低 4.4~5.9mL/min。ADPKD 患者发生进展性肾病的危险因素包括以下几个方面：

(一)遗传因素

致病性基因突变是个体患者中肾病进展速率的主要决定因素。与 PKD1 突变患者相比，PKD2 突变患者的囊肿更少，且进展更慢。两项研究发现，PKD1 和 PKD2 突变患者发生 ESRD 的中位年龄分别为 54 岁和 74岁。有不到2%的患者同时存在 PKD1 和结节性硬化病-2 基因缺失，其囊性肾病更加严重，称为相邻基因综合征。与错义突变相比，PKD1 基因截短突变引起的疾病更加严重。已知患者存在 PKD 且有基因型未知 PKD 家族史时，仔细梳理家族史，可能有助于预测突变。例如，一项研究从有明确 ADPKD 突变的 90 个家庭中纳入了 484 例患者，并分析了受累家庭成员发生 ESRD 或肾脏无 ESRD 存活的年龄临界值，以预测 PKD1 或 PKD2 突变。结果如下：至少有一个家庭成员在 55 岁前发生 ESRD 可预测 PKD1 突变，阳性预测值为 100%，敏感性为 72%；至少有一个家庭成员在 70 岁前没有发生 ESRD 可预测 PKD2 突变，阳性预测值为 100%，敏感性为 74%。这两项标准的阴性预测值均未达到 100%，因此，没有受累家庭成员满足这些标准，并不能排除这两种突变。

此外，家庭成员的病情严重程度往往有很大差异。其原因可能是体细胞镶嵌，即并非所有细胞都表达 PKD1 突变，也可能是独立于 PKD 突变的遗传修饰基因。可能的修饰基因包括血管紧张素 I 转化酶基因、囊性纤维化跨膜传导调节因子基因、内皮一氧化氮合成酶基因以及 Dickkopf 3（DKK3）基因。GANAB 突变患者通常仅有轻度 PKD，极少数会进展为 ESRD 和各种多囊肝。DNAJB11 突变患者存在双侧肾囊肿，通常不会发生肾脏增大，可能会在老年(60~90 岁)发生 ESRD。DNAJB11 突变的特征与 UMOD 或 MUC1 突变所致常染色体显性肾小管间质疾病相似。常引起常染色体显性多囊肝的基因突变也会导致轻度 PKD，包括 PRKCSH 突变、SEC63 突变、LRP5 突变、ALG8 突变和 SEC61B 突变。大约 8% 的轻度 ADPKD 家族没有突变。

(二)肾脏大小

肾脏的生长速率为拟指数曲线，存在个体差异，而且肾脏生长先于 GFR 下降。可根据身高校正后肾脏总体积(height-adjusted total kidney volume，htTKV)和年龄来预测 GFR 未来的下降情况。梅奥影像学分类系统可简单地通过 htTKV 和年龄来识别哪些患者进展风险最高，不需要考虑肾功能。大多数 ADPKD 患者(大约 95%)都存在典型的弥漫型囊性病变(1类)。1 类病变患者进一步分为 5 个亚类(A~E)，依据是通过患者年龄和 htTKV(150mL/m)估计的肾脏生长速率，如图 5.1.1 所示。有研究者基于该分类系统和 eGFR 来预测未来的 eGFR 下降情况，准确性较高。大约 5% 的患者显示非典型肾脏影像学结果(2 类)，此时无法通过 htTKV 预测 eGFR 的下降情况。大多数 2 类 ADPKD 患者都有局灶性囊性病变，少数患者年龄较大，肾脏萎缩且有囊肿。一项独立研究验证了梅奥影像学分类系统，且针对几项临床试验的后续分析显示该系统可提供有用信息。该系统目前常用于识别有快速进展性病变的患者，其对临床试验最有价值且接受试验证明有效的疗法最有可能获益。肾脏较大的患者通常会较早出现高血压，甚至早于 GFR 降低，此为病变进展的危险因素。肾脏增大还可能会导致蛋白尿，肾功能降低。

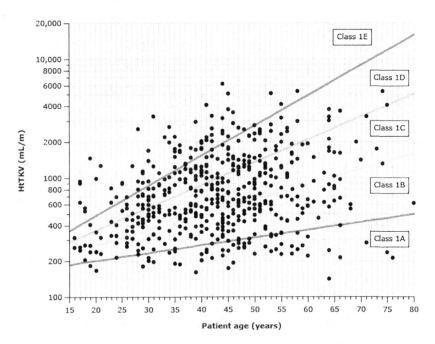

图 5.1.1　通过年龄和 htTKV(150mL/m) 估计 5 种亚型 ADPKD 患者的肾脏生长速率（<1.5%/年、1.5%~3%/年、3%~4%.5%/年、4.5%~6%/年或≥6%/年）

三、发病机制

ADPKD 中囊肿形成的机制尚不十分明确。相关理论很多，包括肾小管基底膜弱化以及增生细胞阻塞肾小管。但几乎没有证据验证支持此类假说。目前认为囊肿的形成需要 PKD1 和 PKD2 基因突变引发的"二次打击"，同时体内液体分泌失衡及 cAMP，JAK-STAT 等信号通路可能发挥了重要作用，某些研究也证实纤毛功能和平面细胞极性异常等可以影响囊肿的生长。

(一)局灶囊肿形成和"二次打击"假说

ADPKD 的一个显著特征为疾病表型多样。尽管所有细胞都有生殖系(遗传性)基因缺陷，但形成囊肿的肾小管不到 10%，并且肾小管内的囊性扩张呈局灶性。因此，有人提出 PKD1 和 PKD2 基因突变引起囊肿的机制需要"二次打击"。PKD1 基因突变患者的肾囊肿研究表明这些囊肿呈单克隆性。因此，存在异常 PKD1 基因且正常单倍型丧失可能会导致囊肿形成。研究证实，PKD1 囊肿内同时存在杂合性缺失和体细胞(获得性而非遗传性)PKD1 基因突变，这支持上述观点。一些研究者对该囊肿形成模型提出了质疑，因为存在杂合性缺失或体细胞 PKD1 基因突变的 PKD1 囊肿比例较低(<30%)。其原因可能是只有非重复的 PKD1 基因区域容易筛查出基因内突变。如上文所述，占编码序列 2/3 的外显子 1-33 与几个邻近基因高度相似，因此很难在这样的"重复"区域内筛查突变。而筛查整个 PKD2 基因后发现，在有生殖系(遗传性)PKD2 基因突变的患者中，大约 80% 的肾脏和肝脏囊肿具有失活性 PKD2 体细胞突变。其他支持"二次打击"假说的证据来自小鼠模型研究，结果如下：PKD1 或 PKD2 无效突变(缺乏分子功能)的纯合型小鼠出现了肾脏和胰腺囊肿，杂合型小鼠则不然。研究者设计了一个会出现随机同源重组的不稳定 PKD2 等位基因，可使小鼠细胞在出生后产生无效等位基因。这可模拟不断累积的体细胞(获得性而非遗传性)突变，人类 ADPKD 患者体内可能就存在这种突变。这种不稳定的等位基因和生殖系 PKD2 敲除等位基因同时存在时，小鼠会出现肾脏囊性疾病，最终导致肾衰竭和过早死亡。异常 mRNA 剪接显著降低功能性多囊蛋白-1 水平时，突变小鼠就会出现肾脏囊肿，这符合多囊蛋白水平低于临界值可触发囊肿形成的假说。

有研究显示，PKD1 纯合亚等位基因(活性水平降低)突变的患者，或 PKD1 杂合亚等位基因突变伴 PKD1 二次失活突变的患者，都会出现囊性疾病，这些结果结合以上发现表明，"囊肿形成的阈值机制"可能更符合人类疾病模型。例如，肾小管上皮细胞中的功能性多囊蛋白水平降至临界值（正常值的 10%~30%）以下，可能就足以启动囊肿形成。有人提出，多囊蛋白低于该阈值，会导致液体分泌异常，细胞增殖失调和细胞凋亡，这些因素会通过多种信号通路促进囊肿生长。PKD1 基因失活的时间也有可能改变肾病严重程度，这表明存在一种发育开关（developmental switch）。一个小鼠模型显示，出生后 13 日内出现 PKD1 基因失活（此时肾脏仍在发育），会导致 3 周内出现重度囊性疾病。而在出生 14 日后再出现 PKD1 基因失活的小鼠病程更缓慢，5 个月后才会出现囊肿。在晚发肾脏囊性疾病的小鼠模型中，肾损伤会加速疾病进展（也称为"三次打击模型"）。这些结果表明，肾脏囊肿生长还需要其他一些因素，如特定细胞信号通路的"开启和关闭"状态。

（二）液体分泌异常

人类和小鼠模型中的一些 PKD 囊肿有 Na-K 泵（Na^+-K^+-ATP 酶），其部分位于管腔膜，而非仅限于基底侧膜，Na-K 泵通常在基底侧膜调节肾小管对钠的重吸收。这些钠钾泵的易位有利于钠和水分泌进入囊肿并促进囊肿生长，易位似乎发生在囊肿形成早期，可能反映了作为继发性事件的囊肿衬里细胞去分化。ADPKD 细胞的顶端膜存在 CFTR，其发挥着 cAMP 依赖性氯化物通道的作用，或许可促进囊肿生长。与没有囊性纤维化的 ADPKD 家族成员相比，囊性纤维化合并 ADPKD 的家族成员的肾脏和肝脏囊性疾病可能更轻，提示 CFTR 具有重要致病作用。与正常肾脏上皮细胞不同，在培养基中加入 cAMP 会显著刺激体外 ADPKD 细胞生长，并使囊肿增大。如上所述，CFTR 是 cAMP 依赖性氯化物通道。细胞培养和 PKD 小鼠模型均显示，小分子 CFTR 抑制剂可减慢囊肿扩张。这些发现高度支持上皮氯化物分泌对 ADPKD 含液体囊肿的发生和维持有促发作用，因此可能会成为新的治疗靶点。

(三)cAMP 和细胞内钙的作用

与细胞内钙信号传递减弱有关的 cAMP 紊乱可能会增加液体分泌和细胞增殖,从而引起囊肿。CFTR 是 cAMP 依赖性氯化物通道。有学者通过 PKD 啮齿类动物模型,研究了以 cAMP 信号传递和/或钙离子稳态为靶点的治疗策略,结果如下:集合管主细胞同时缺失 PKD1 和腺苷酸环化酶6可显著减少囊肿形成,改善肾功能以及延长生存期。目前没有针对特定腺苷酸环化酶同工酶的抑制剂,但这项概念验证研究和其他数据都表明,cAMP 水平降低对 ADPKD 患者有保护作用。加压素 V2 受体拮抗剂可降低肾脏 cAMP 水平,从而防止肾脏增大,并抑制囊肿形成。两项大型随机对照试验验证了该方法,这是第一种基于发病机制的 ADPKD 疗法。在非由 PKD1 和 PKD2 基因突变引起的 PKD 大鼠模型中,维拉帕米等钙通道阻滞剂可加快 PKD 进展。

(四)mTOR 的作用

哺乳动物雷帕霉素靶蛋白(mammalian target of rapamycin,mTOR)激活,可能会促进 ADPKD 囊肿生长。而在条件性敲除 PKD1 基因的 ADPKD 小鼠模型中,以雷帕霉素(西罗莫司)抑制 mTOR 可保存肾功能,并抑制上皮细胞增殖和纤维化。临床试验表明,mTOR 抑制剂可能减缓 ADPKD 患者的肝肾体积增加,但似乎不能保存肾功能,至少在短期内如此。效果有限的原因可能是由于组织内浓度较低。此外,药物毒性也可能是限制此类药物疗效的重要原因。选择性更强(优先作用于囊肿组织)的雷帕霉素剂型,可能会增加雷帕霉素的疗效,并最大程度减少其毒性。其中叶酸偶联的雷帕霉素得到过评估。ADPKD 患者和小鼠模型的囊肿衬里上皮细胞都高表达叶酸受体。叶酸偶联物在细胞内裂解并释放出活性药物。一个 PKD 小鼠模型显示,叶酸偶联的雷帕霉素可减慢肾脏囊肿生长并保存肾功能。mTOR 的活性在肾脏中降低,但在其他器官中并未降低,这样可最大程度降低其毒性。mTOR 和 CFTR 都是促使囊肿扩张的分子靶点,其机制分别为增殖和分泌作用。两者都受到 AMP 活化蛋白激酶的负向调控。

(五)糖代谢受损以及二甲双胍的潜在作用

葡萄糖代谢改变可能在肾囊肿的形成中发挥了重要作用。在敲除 PKD1 基因的小鼠模型和 ADPKD 患者的肾脏中，肾脏细胞中的能量代谢都向氧糖酵解倾斜。在基因敲除小鼠中，以非代谢性葡萄糖类似物(2-脱氧葡萄糖)靶向作用于该通路可减轻肾脏囊性疾病，其机制是调节 mTOR 和一磷酸腺苷活化蛋白激酶(adenosine monophosphate-activated protein kinase, AMPK)。该法可治疗 2 型糖尿病，但仅在有胰岛素时有效。其机制是减少肝葡萄糖释放，以及增加肌肉和肝脏等外周组织中胰岛素介导的葡萄糖利用。二甲双胍也是 AMPK 的药物激活剂，可在 ADPKD 小鼠模型中减缓肾脏囊肿生长，其机制是至少在一定程度上抑制 mTOR 和 CFTR 通路。这些发现为临床试验使用二甲双胍治疗 ADPKD 提供了理论基础。研究发现，从出生 6 周后开始对 Pkd1$^{RC/RC}$小鼠进行膳食热量限制(10%~40%)6 个月，或从出生 5.5 个月后开始限制热量 3 个月，都可使肾脏囊性疾病出现剂量依赖性缓解，其机制为通过激活 AMPK 信号通路来抑制 mTOR 通路。

(六)JAK-STAT 信号通路的作用

STAT6 有可能成为 ADPKD 的治疗靶点，它能被细胞因子 IL-4 和 IL-13 激活。针对突变动物模型的研究表明，不仅囊肿内衬上皮中的 STAT6 被激活，而且囊肿液中的 IL-13 也有升高，表明可能存在涉及 IL-13 自分泌信号的正反馈环路。需注意，ADPKD 肾脏的显微切割囊肿中也存在 IL-13 受体亚型表达增加。应用来氟米特治疗非直系同源的 PKD 小鼠模型可改善囊性肾病，该药可作用于多个分子靶点，包括 STAT6。

(七)血管生成

血管生成可能对 ADPKD 患者的囊肿生长和疾病进展有一定影响。研究在 ADPKD 患者的肾脏中发现，巨大囊肿壁内嵌入了丰富的新生毛细血管网，并且肾脏囊肿表现出一系列提示活动性血管生成的基因和蛋白特征，这些结果均支持上述观点。尚不明确抗血管生成治疗是否对 ADPKD 有效。

(八)纤毛功能和平面细胞极性异常

很多人类和动物囊性肾病涉及的蛋白产物几乎都位于肾小管细胞的原纤毛，其包括 ADPKD 中的多囊蛋白-1 和多囊蛋白-2、常染色体隐性遗传性多囊肾中的纤维囊蛋白以及肾消耗病的基因产物。有假说认为，ADPKD 突变肾脏中的纤毛功能改变会直接干扰肾上皮细胞正确感知管腔液流速的能力。例如，由多囊蛋白-1 无效细胞或者多囊蛋白-1 或多囊蛋白-2 阻断性抗体处理后，肾单层上皮细胞生理状态下的液体流动不会增加上皮细胞的钙内流。原纤毛丧失可通过干扰肾小管上皮细胞的正常定向(平面细胞极性)而诱发肾囊肿形成。在平面细胞极性信号传递出现缺陷后，肾小管发生囊性扩张，无法维持正常的狭长管状形态，最终进展为囊肿。尽管多囊蛋白-1 和多囊蛋白-2 都位于原纤毛，但 ADPKD 中有缺陷多囊蛋白导致囊肿形成的机制仍有争议。可能的机制之一是，有缺陷的多囊蛋白复合物无法感知液体流动，这可能会减少细胞内钙离子流，从而刺激 cAMP 信号传递，导致囊肿生长失调。一项研究对该假说提出了质疑，因为采用直接膜片钳技术发现，视网膜色素上皮细胞的纤毛缺失 PC2 并未改变纤毛钙电流。不过，PKD2L1 和 PKD1L1(可相互作用)等多囊蛋白同源物缺失似乎可影响纤毛钙电流。有证据表明，多囊蛋白可能是纤毛感受器，相关研究发现 PKD2 基因突变小鼠存在内脏反位，这是通常与胚胎结中纤毛功能有关的表型。纤毛、生长和 PKD 之间的关系比较复杂。纤毛组装相关基因(如 TG737 和 Kif3a)突变后可导致小鼠出现 PKD。针对小鼠中一系列突变的研究显示，去除纤毛竟然可抑制囊肿增长。可能的原因为囊肿生长依赖于完整的纤毛，在多囊蛋白失活的情况下去除纤毛后，囊肿生长会减慢。有研究发现，纤毛与中心体结构相连，这也表明纤毛功能异常与细胞生长失调有关。中心体可能对细胞周期的进程和控制有重要调节作用，而纤毛/中心体异常有可能导致细胞增殖异常。研究发现与 Bardet-Biedl 综合征（存在囊性变/异型增生）相关的蛋白大多也定位于中心体，这也支持了上述观点。

四、临床表现

（一）肾功能受损

几乎所有发生 PKD1 或 PKD2 突变的患者最终都会出现肾囊肿，可通过超声发现。患者出现肾功能受损或高血压等临床表现的年龄不同。如上所述，PKD1 突变患者比 PKD2 突变患者更早出现症状。与 PKD2 突变患者相比，无论哪个年龄段，PKD1 突变患者的肾脏通常更大且囊肿更多。一项研究发现，PKD1 突变患者和 PKD2 突变患者发生 ESRD 的中位年龄分别为 54 岁和 74 岁。但两种突变患者都有可能出现早发疾病。

ADPKD 患者可出现高血压、血尿、蛋白尿或肾功能受损，可通过常规实验室检查发现。大约 1/4 的 ADPKD 患者存在试纸尿干化学检测蛋白尿阳性以及尿白蛋白中度升高（曾称微量白蛋白尿）。此类患者进展至 ESRD 的风险更高。蛋白尿还与肾脏增大、高血压和肾功能降低有关。最常见的症状是由肾出血、肾结石或泌尿道感染导致的腰痛。

大多数肾功能正常的 30 岁以上患者都会出现高血压，ESRD 患者的高血压患病率接近 100%。

（二）其他器官囊肿

患者也有可能出现其他器官囊肿引发的症状，如肝脏、胰腺、脾脏或附睾。

诊断契机一般包括：有 ADPKD 阳性家族史的无症状患者接受常规评估，新发高血压的初始诊断性检查，为其他无关情况（如妊娠、创伤和脊柱疼痛）进行影像学检查时偶然发现，以及在评估 ADPKD 特异性症状时发现（如血尿、囊肿破裂、肾盂肾炎和肾结石）。

(三)心血管系统表现

大多数 ADPKD 患者都死于心脏原因。通过 129 例 ADPKD 患者的一项研究发现，死亡原因包括心脏病(36%)、感染(24%)和神经系统事件(12%)。尸检发现，89%的患者存在心脏肥厚，81%存在冠状动脉疾病。引起死亡的神经系统病变主要为颅内动脉瘤破裂(6%)和高血压性脑出血(5%)。没有患者因肾脏癌症死亡。

五、诊断

如果患者出现上文所述临床特征或有 ADPKD 家族史，则应考虑 ADPKD。为其他情况进行腹部影像学检查时，有时也会偶然发现提示 ADPKD 的肾脏增大和大量囊肿(图 5.1.2)。诊断 ADPKD 的第一步为详细采集家族史。ADPKD 主要通过影像学检查确诊。基因检测通常仅用于非典型病例，或为年轻的潜在肾脏供者排除 ADPKD。但在进行影像学检查或基因检测前，尤其是对无症状患者，应告知患者确诊 ADPKD 的风险和益处。

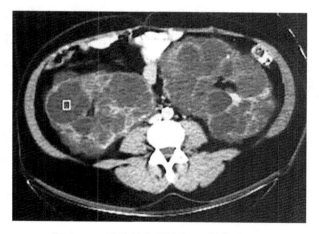

图 5.1.2　遗传性多囊肾的 CT 影像学表现

(一)有 ADPKD 家族史的患者

患者有阳性家族史时,确诊或排除 ADPKD 标准取决于其家族 ADPKD 的基因型。采集家族史时应包括受累家庭成员的人数和关系、诊断年龄、发生 ESRD 的年龄以及已知的家族性基因突变。除了获取家族史,我们还会在初始诊断中使用超声、CT 或 MRI。选择初始影像学检查时,应考虑患者的家族史和起病特征(包括肾功能):对于有 ADPKD 家族史但肾功能正常的无症状患者,首选超声检查。但如果超声结果不明确或需要进一步评估偶然发现的并发症(如肾脏肿块或复杂囊肿),应考虑进行 MRI。

对于有 ADPKD 典型表现的患者,如体检触诊肾脏体积增大和 eGFR 下降,以及有 ADPKD 家族史且 eGFR 下降的患者,一般首选 CT 或 MRI,而非初始超声检查。CT 和 MRI 可用于确诊,还可获得用于未来对比的基线影像学检查结果、确定 ADPKD 的并发症或胰腺等其他器官的病变,以及计算预测及制定治疗方案所需的 htTKV。应根据患者的肾功能来确定是选择 CT 还是 MRI,因为 CT 可能需要造影剂。对于 eGFR≥60mL/($1.73m^2 \cdot$ min)的患者,推荐进行 CT 平扫和增强扫描。CT 平扫的结果可用于计算 TKV,而平扫+增强扫描的结果可用于鉴别囊性与非囊性组织、评估囊肿负荷以及发现集合系统中的结石。对于 eGFR<60 mL/($1.73m^2 \cdot$ min)的患者,推荐进行 MRI。MRI 也可鉴别囊性与非囊性组织,但不能可靠检测肾结石和实质钙化。我们主要根据现有文献和个人经验来选择影像学检查。超声检查既便宜又安全,因此在诊断中最为常用。

现已制定阳性家族史患者确诊或排除 ADPKD 的超声标准(表 5-1-1)。这些标准根据多项针对不同人群的研究制定,研究中使用了超声和分子基因型分型技术。其中的超声仪能够检测到直径≥1cm 的囊肿。但大多数当代超声仪都能准确检测到直径≥5mm 的肾囊肿。因此,检测囊肿的敏感性总体上有所升高,在一项研究中从大约从 82% 升高至 97%,但仍然取决于具体的医疗中心和操作者。推荐使用这些标准来诊断有 ADPKD 家族史的患者。

以 CT 或 MRI 作为初始诊断方法时，我们也会采用这些标准。我们会在超声结果不明确时进行 MRI，因为其敏感性较高。40 岁以下患者通常需要 MRI。其依据来自一项针对 73 例患者（基因检测结果为阳性）和 83 例无突变对照（基因检测结果为阴性）的研究，其发现在潜在活体亲缘肾脏供者中，MRI 显示囊肿不足 5 个即可排除 ADPKD。但 MRI 更昂贵，且用于建立 MRI 诊断标准的患者数量很少。

表 5-1-1　　阳性家族史患者确诊或排除 ADPKD 的超声标准

诊断条目	年龄（岁）	影像学表现	PKD1 家族史	PKD2 家族史	未知基因家族史
纳入	15~29	囊肿数≥3	阳性预测值，100% 灵敏度，94.3%	阳性预测值，100% 灵敏度，69.5%	阳性预测值，100% 灵敏度，81.7%
	30~39	囊肿数≥3	阳性预测值，100% 灵敏度，96.6%	阳性预测值，100% 灵敏度，94.9%	阳性预测值，100% 灵敏度，95.5%
	40~59	单肾囊肿数≥2	阳性预测值，100% 灵敏度，92.6%	阳性预测值，100% 灵敏度，88.8%	阳性预测值，100% 灵敏度，90%
排除	15~29	无囊肿	阴性预测值，99.1% 特异度，97.6%	阴性预测值，83.5% 特异度，96.6%	阴性预测值，90.8% 特异度，97.1%
	30~39	无囊肿	阴性预测值，100% 特异度，96.0%	阴性预测值，96.8% 特异度，93.8%	阴性预测值，98.3% 特异度，94.8%
	40~59	无囊肿	阴性预测值，100% 特异度，93.9%	阴性预测值，100% 特异度，93.7%	阴性预测值，100% 特异度，93.9%

若超声和 MRI 结果不明确，而又需要准确的诊断（如确定移植候选资格或制定产前计划），我们会进行基因检测。对无症状患者，可临床随访血压和肾功能。

（二）没有 ADPKD 家族史的患者

无家族史患者 ADPKD 的影像学标准尚未确定。如果每个肾脏都有 10

个以上的囊肿(直径≥5mm),尤其是肾脏增大或存在肝囊肿且没有其他囊性病变的明显特征时,我们会将此类患者诊断为 ADPKD。如果影像学检查结果不明确,或需要准确的诊断(如确定移植候选资格或制订产前计划),则应尽量进行基因检测。多达 25% 的 ADPKD 病例临床表现和影像学检查结果提示 ADPKD,但没有其他家庭成员存在 ADPKD。此类患者大多遗传了该病,但是患病父/母亲未经诊断即已死亡或病情较轻而未确诊。因此,回顾其父母或其他家庭成员的医疗信息或影像学检查结果可能有所帮助。大约 5% 的 ADPKD 病例可能是由新发突变或镶嵌引起。

(三)存在罕见基因型的家族

基于现有的进展风险数据,我们会对携带家族性 DNAJB11 突变的患者进行基因检测,以确定诊断。而 GANAB 突变患者的表型较轻微,因此通过影像学检查排除诊断即可。

(四)基因检测的具体作用

我们会在下列情况中进行基因检测:一是影像学检查结果不明确,但需要明确诊断(如移植供者);二是有非典型表现,如早期出现重度 ADPKD;肾衰竭,但肾脏并未显著增大;家庭成员的病变明显不一致;两个肾脏的疾病严重程度明显不一致。此时行基因检测,可能会发现非典型表现的原因,最常见的原因为复杂遗传,如 PKD1 或 PKD2 镶嵌之外的囊性疾病基因突变,共同遗传了另一个囊性疾病基因的第二种突变,以及修饰基因。非典型表现患者需要确诊或遗传咨询时,这些信息可能有重要作用。基因检测包括 PKD1 和 PKD2 基因的 Sanger 测序。二代测序技术可进行高通量筛查,且花费较低。然而,仍有 8% 的疑似 ADPKD 患者无已知相关基因突变,因此有必要进行进一步研究。

(五)家庭成员的诊断咨询和筛查

所有疑似 ADPKD 的患者都应在诊断性试验前接受诊断咨询,且咨询者应经验丰富。其优势在于：明确诊断，建立适当的生育计划，能够发现和治疗该病相关的并发症、未受累个体更加安心，以及恰当选择未受累亲属作为可能的肾移植供体。诊断性试验的不良后果包括影响患者就业和投保，以及其诊断带来的心理负担。生育计划相关的其他遗传咨询应包括讨论将疾病遗传给后代的风险、生殖选择(包括植入前遗传学诊断)以及妊娠相关风险。一些医生可能会将患者转给遗传咨询科。不管采用哪种方法，都应在开展诊断性试验前充分告知患者其风险及获益。

六、鉴别诊断

对于 ADPKD 的鉴别诊断，应考虑的获得性疾病包括：多发性良性单纯性囊肿、局限性肾囊性疾病、获得性肾囊性疾病、髓质海绵肾、双侧肾盂旁囊肿；应考虑的遗传病包括：常染色体隐性遗传性多囊肾(autosomal recessive polycystic kidney disease，ARPKD)、常染色体显性遗传结节性硬化病、Von Hippel-Lindau 病、常染色体显性遗传性肾小管间质性肾病、常染色体显性遗传性肝细胞核因子-1β(hepatocyte nuclear factor-1beta，HNF-1B)相关肾病、常染色体显性遗传性多囊肝(autosomal dominant polycystic liver disease，ADPLD)、X-连锁显性口-面-指综合征Ⅰ型(orofaciodigital syndrome type I，OFD1)。

(一)多发性良性单纯性囊肿

该疾病在普通成人中比较常见，且囊肿数量随患者年龄增加。其难以与轻度 ADPKD 相鉴别，所以了解一般人群中单纯性囊肿相对患病率有助于鉴别。

(二)局限性肾囊性疾病

局限性肾囊性疾病是少见的良性疾病，可能会与 ADPKD 相混淆。在一项纳入了 18 例患者的研究中，诊断年龄为 24~83 岁(平均为 54 岁)，患者都没有 ADPKD 家族史。影像学检查显示累及单侧肾脏的不同大小多发囊肿，这些囊肿被正常或萎缩的肾实质分隔开。与 ADPKD 不同，局限性囊性疾病不会累及双侧肾脏，也不会进展。

(三)获得性肾囊性疾病

慢性肾脏病患者通常会伴发双侧肾多发小囊肿，尤其是接受维持性血液透析或腹膜透析的患者，这些囊肿的直径通常小于 0.5cm，但也可达到数厘米。肾脏病患者的获得性囊性疾病可通过超声或 CT 诊断，但这两种方法都有可能得到假阴性结果。阳性结果要求双侧肾脏受累，存在至少 4 个囊肿。获得性囊性疾病通常易与 ADPKD 相鉴别，因为患者没有 ADPKD 家族史且双侧肾脏偏小或正常、轮廓平滑；而 ADPKD 患者的肾脏通常极度增大且呈囊性轮廓。但罕见情况下，获得性肾囊性疾病患者的肾脏可能增大，类似于 ADPKD 肾脏，不过没有 ADPKD 的肾外特征。

(四)髓质海绵肾

髓质海绵肾的特征为限于髓质椎体的集合管管腔扩张。肾脏尿路造影的表现与 ADPKD 类似，但 CT 或 MRI 可见肾皮质不受累。报道称某些病例为常染色体显性遗传。

(五)双侧肾盂旁囊肿

双侧肾盂旁囊肿(如肾窦囊性疾病)可能会使肾盂、漏斗部及肾盏变形，排泄性尿路造影结果可能与 ADPKD 相混淆。皮质中没有囊肿即可与 ADPKD 鉴别。

(六)ARPKD

在年龄较大的儿童或年轻成人中，ARPKD 会引起集合管扩张或大囊性改变，常伴有肾结石、高血压或肾功能受损。患者通常还会出现肝纤维化、门脉高压或上行性胆管炎的症状和体征，而新生儿可能出现肾脏增大，且回声增强以及肺发育不全。肾脏的超声表现可能不能区分 ARPKD 与 ADPKD。肾外(肝脏、胰腺)囊肿也支持存在 ADPKD，而门脉纤维化或门脉高压的体征、胆管炎或者胆管发育不良支持 ARPKD 的诊断。采集详尽家族史以及对父母亲进行分析，常有所帮助。ARPKD 患儿父母的肾脏超声不会显示囊肿，而 ADPKD 常常在患儿被诊断时，其父/母亲也首次被发现该病。然而，ADPKD 患儿的父母若未满 25~30 岁，可能超声还不能检出囊肿，诊断时可能需要对祖父母和外祖父母进行评估。对某些病例，基因检测也可能有所帮助。

(七)常染色体显性遗传结节性硬化病

此类患者也有可能出现多发性肾囊肿。确诊依据通常是该病的其他特征，如肾血管平滑肌脂肪瘤、面部血管纤维瘤、黑色素减退斑和视网膜结节性错构瘤。

(八)Von Hippel-Lindau 病

除了肾囊肿，此类患者可能还会出现视网膜血管瘤、肾透明细胞癌、小脑和脊髓血管母细胞瘤、嗜铬细胞瘤、胰腺内分泌肿瘤和/或附睾囊腺瘤。少数情况下，患者还有肾囊肿，但无该病的其他表现，可能被误诊为 ADPKD。Von Hippel-Lindau 病最终会因出现独特表现而确诊，如血管母细胞瘤。

(九)常染色体显性遗传性肾小管间质性肾病

该病不同于 ADPKD，患者的皮髓质交界处有肾囊肿，肾脏偏小至正常，还有高尿酸血症和痛风。

(十)HNF-1B 相关肾病

其特征为表型异质性明显，包括肾结构特点不同(发生率为 60%~80% 的肾囊肿，多囊性肾发育不良，单侧或双侧肾缺如)、肾小管转运异常(低镁血症、低钾血症、高尿酸血症)、慢性肾小管间质性肾病、生殖道异常、青年发病的成年型糖尿病、胰腺外分泌功能衰竭以及波动性肝功能检查异常。

（十一）ADPLD

患者几乎没有肾囊肿，可区别于 ADPKD。尽管如此，在某些病例中，很难鉴别合并肝囊肿的轻度 ADPKD 和合并肾囊肿的轻度 ADPLD。虽然采集家族史可能有用，但确诊可能需要基因检测。

（十二）OFD1

OFD1 女性患者的肾脏与 ADPKD 患者的肾脏可能难以区分，而男性 OFD1 患者会在出生前死亡。其鉴别特征为肾外表现，包括口腔畸形（舌系带增生、舌裂、腭裂或唇裂以及牙错位），面部畸形（鼻根部增宽伴鼻翼和颧骨发育不全），以及指/趾畸形（短指/趾、并指/趾、指/趾侧弯、屈曲指/趾、多指/趾）。

七、治疗与预后

（一）识别高危患者

应识别出 CKD 进展高危患者，以判断预后及筛选出可能适合托伐普坦等特定治疗的患者。我们优选 Mayo 分类系统来识别高风险 ADPKD 患者，其以疾病进展风险从低到高的顺序分出 5 个预后组（1A、1B、1C、1D 和 1E），其中 1C、1D 和 1E 属于进展至终末期肾病（end-stage kidney disease，ESKD）风险较高的类别。该方法的主要优点是，可利用患者任意年龄测得的单次肾脏总体积（total kidney volume，TKV）来预测未来任意时刻的 eGFR。Mayo 分类需要人口统计数据，如患者年龄、身高和 TKV。可通过在线计算器（TKV calculator）和单次代表性冠状位影像学结果算出 TKV。计算中需要 CT 平扫或无钆增强 MRI 测得的双肾冠状位和矢状位长度、宽度和深度。计算器以椭圆体公式为依据。肾脏病医生可与诊所或医疗机构的放射科医生协作，在 ADPKD 患者的常规影像学检查报告中纳入这些数值。

10 年 ESKD 的发生率从 1A 至 1E 逐渐增加，例如，在较年长的 Mayo

队列中,1A 和 1E 组 10 年 ESKD 的发生率分别为 2.4% 和 66.9%。在多囊肾放射影像学研究联合会(consortium for radiologic imaging studies of polycystic kidney disease,CRISP)的较年轻队列中,1C 和 1E 组 10 年 ESKD 的发生率分别为 2.2% 和 22.3%。必须注意,Mayo 分类不适用于在 ADPKD 中占 5% 的非典型患者,他们存在单侧、不对称或节段性囊肿负担。非典型 ADPKD 患者的进展风险较低,因为肾脏未受累部分有助于维持 GFR。

除了 Mayo 分类之外,有可能识别出进展高危患者的其他标准:

eGFR < 65mL/(1.73m^2 · min)的患者,年龄 ≤ 55 岁是 REPRISE (replicating evidence of preserved renal function:an investigation of tolvaptan safety and efficacy in ADPKD)研究的招募标准之一。

年龄 <50 岁的患者中,超声、MRI 或 CT 测量的平均肾脏长度值 >16.5cm 预示着发生 3 期 CKD。

有基因数据的患者中,PROPKD 评分 >6 分,为高危组。该评分为 0~9 分,包含以下参数:性别、35 岁前出现高血压、35 岁前出现首次泌尿系统事件、存在 PKD1vsPKD2 基因突变以及 PKD1 截短突变 vs 非截短突变。PROPKD 评分将患者分为进展至 ESKD 的低危(0~3 分)、中危(4~6 分)和高危(7~9 分)组,对应 ESKD 发作的中位年龄为 70.6 岁、56.9 岁和 49 岁。绝大多数患者都没有检测过基因,因此该法不太实用。

(二)所有患者的初始治疗

1. 血压管理

若无禁忌证,我们通常会对 18~50 岁且 eGFR>60mL/(1.73m^2 · min)的平素体健患者使用 ACEI 或 ARB,血压调节在 < 110/75mmHg。强化降压治疗或可为此类患者降低肾脏增大速率,并为高风险患者(Mayo 分类为 1D 和 1E)降低 eGFR 下降速率。对其他患者,我们使用 ACEI 或 ARB,将血压控制在 130/80mmHg 以下。

2. 限制膳食钠的摄入

我们建议所有 PKD 患者限制膳食钠摄入,目标为 ≤ 2g/d(约 5g 盐)。

为确保依从性,推荐在治疗期间至少开展 1 次 24 小时尿钠评估和营养咨询。HALT-PKD(halt progression of polycystic kidney disease)试验要求所有受试者将膳食钠限制在 2400mg/d 以下。通过尿钠排泄的减少程度可以看出,受试者的依从性为中度且个体间有所差异。钠排泄量较高与肾脏增大和 eGFR 下降的风险增加有关。此外,鉴于高血压在 ADPKD 患者中较常见且在早期发生,减少钠摄入有助于改善血压的控制。

3. 增加液体摄入量

除了 eGFR<30mL/(1.73m² · min)或者有低钠血症的风险(如正使用噻嗪类利尿剂),建议 ADPKD 患者每日饮水 3L 以上。可以通过定期检查 24 小时尿来监测液体摄入量,检查时间通常是初始评估及随后有临床变化或恶化的时候。通过估计或测量来准确记录液体摄入也可能有用。摄入较多液体有助于缓和 ADPKD 增高的肾结石风险,还有可能通过抑制血浆加压素水平来控制囊肿增大。

有观点推测增加液体摄入量来抑制血浆加压素水平可能是抑制 ADPKD 患者囊肿增大的一种治疗机制。为了检验该方法,一项初步研究纳入 13 例 ADPKD 患者和 10 例健康对照者,检测了急性和慢性水负荷对尿渗透压和 cAMP 浓度的影响。结果显示,液体摄入量增加至 3L/d 可抑制尿渗透压,还可在一定程度上抑制血浆加压素水平。摄入更多水分或许能更彻底地抑制加压素和 cAMP。但患者很难达到充分抑制加压素水平所需的液体摄入量。

(三)高危患者的其他治疗

可根据上述标准识别出进展高危患者。临床上面临的主要困难在于确定有快速进展风险且最适合托伐普坦治疗的患者。

托伐普坦是一种加压素 V2 受体(V2-receptor,V2R)拮抗剂,经证实,对 ADPKD 有效。动物模型显示加压素激活了 V2R,触发了一系列引起细胞增殖和液体分泌的细胞内事件,从而导致囊肿形成。而持续抑制加压素的生成、释放或作用可降低囊肿负担、保留肾功能并延长动物的生存期。托伐普坦是 V2R 的短效竞争性抑制剂,可完全阻断加压素对囊肿形成的作用。

(四)ESKD 的特殊处理

进展至 ESKD 的 ADPKD 患者需接受肾脏替代治疗。腹膜透析不如血液透析常用，因为对肾脏巨型增大的患者来说，其腹腔很难容纳大量的腹膜透析液。因此，进展至 ESKD 的 ADPKD 患者最常接受血液透析或肾移植治疗。通常，此类患者接受任何肾脏替代疗法后的总体结局相较于一般 ADPKD 患者更差。应注意，患者进展至 ESKD 后也应继续治疗 ADPKD 的其他表现。

1. 肾移植

在准备移植时，建议筛查患者是否存在颅内动脉瘤。一些特异性并发症在这一患者群体中可能更常见或为其特有，包括新发糖尿病、移植后红细胞增多症、症状性动脉瘤、泌尿道感染、憩室炎及需要手术的胃肠病，一项纳入 874 例连续肾移植受者的研究比较了 ADPKD 患者($n=114$)与匹配对照人群的移植后结局和表现。随访 63 个月时，两组的患者生存率和移植肾存活率都无差异。ADPKD 患者中更常见或特有的临床特征包括：血细胞比容升高、需行肾切除术(移植前 19 例及移植后 7 例)、憩室炎(4 例，其中 2 例伴穿孔)以及症状性主动脉瘤(2 例死亡)。另一项病例系列研究纳入了 1417 例肾移植受者，其中 145 例患 ADPKD，结果显示，PKD 患者中需行胃肠道手术的患者比例是非 ADPKD 患者中的 2 倍(12% vs 6%)。ADPKD 组最常见的并发症是结肠穿孔，这可能表示进展至 ESKD 的 ADPKD 患者发生结肠憩室病的频率较高。肾移植术后自体的多囊肾体积有变小的趋势。一项对 78 例患者的 TKV 进行量化研究显示，在移植术后 0.5~1 年(平均 0.7 年)、1~3 年(平均 1.8 年)、3~10 年(平均 5.7 年)和 10 年以上(平均 12.6 年)时平均 TKV 分别下降了 20.2%、28.6%、38.3% 和 45.8%。该研究结果支持目前的常用方法，即如果 ADPKD 患者的肾脏体积增大没有引发严重并发症(营养、感染及生活质量)，在肾移植前不推荐行原肾切除手术。

2. 肾切除术

ADPKD 患者应尽可能避免行肾切除术。少数患者需要单侧或双侧囊肿肾脏切除术，以便更好地适应移植肾。一般说来，在肾移植术前、术中或术后实施肾切除术的结局相似，但同时行肾移植和肾切除可提高患者满意度。在一项纳入 32 例患者的病例系列研究中，7 例、16 例和 9 例患者分别在肾移植术前、术中和术后进行了肾切除术。正如预料的那样，同时进行肾切除术组的失血量、手术时间及住院时间均稍微增加（分别约多50mL、160 分钟及 1.5~2 日），但对于移植术后再进行肾切除术的患者，研究者并未纳入实际移植所需的时间。随访 3 个月时，同时行肾切除术组和移植后肾切除术组的同种异体移植肾的功能相同。

3. 血液透析

ADPKD 患者接受血液透析后的生存率可能高于其他病因的 ESKD 患者（包括非糖尿病患者），5 年生存率为 10%~15%。在一项使用美国肾脏数据系统数据的大型调查研究中，ADPKD 患者的死亡相对危险度比非糖尿病对照透析患者低（RR 0.57，95%CI 0.53~0.61）。生存率的差异主要是因为这些 ADPKD 患者全身健康状况更好，冠状动脉疾病发病率更低。与非 ADPKD 患者相比，ADPKD 患者中更常见的临床问题包括肾区疼痛（36% vs 2%）、肉眼血尿（36% vs 16%）和肾脏感染（16% vs 2%）。

4. 腹膜透析

ADPKD 患者接受腹膜透析后的生存率高于其他病因的 ESKD 腹透患者。此外，有限的证据提示，ADPKD 患者采用腹膜透析比采用血液透析可能获得更高的生存率。但此类患者发生囊肿感染致腹膜炎或憩室病并发症的风险可能会增加。尽管如此，一些医疗中心发现，在需要肾脏替代治疗的 ADPKD 患者中，腹膜透析耐受良好且没有引起特定困难。

八、预防

(一)预防感染

患有多囊肾疾病的患者内心是非常痛苦的，因为同别的肾病不一样，多囊肾是一种终身性的遗传疾病，即便是格外注意，家人的体贴照顾再多，仍阻挡不了囊肿继续肿大的客观现实。疾病患者如患感冒，尤其是反复感冒，就会使得疾病患者肾损害加重一分，起到雪上加霜的恶化作用，更会加速肾功能损伤的进展。

（二）控制饮食

多囊肾患者的合理饮食对控制肾功能恶化非常重要。采用低盐饮食每天 2~3g 食用盐为宜，低含钾、磷饮食，低蛋白、低脂肪饮食，多吃富含维生素与植物粗纤维饮食，保持大便通畅。

（三）预防外伤

多囊肾的囊肿不断肿大，将会导致囊肿的囊内压不断增高，迫使患者的双肾也不断增大，腹腔内压加大。此时，若遇任何一点轻微的外伤，如扭伤、碰伤、跌伤等，就会加大腹腔内压或外伤外力直接对肿大囊肿的冲击，促使具有高内压的囊肿破裂、出血，很易诱发感染。

（四）控制血压

绝大多数多囊肾疾病患者在肾功能受损之前就会出现高血压，我们称之为多囊肾已经发病。高血压的出现，会加速肾功能的损害，同时高血压也会对心、脑血管产生损伤，会有多囊肾伴有脑血管瘤破裂出血造成中风等的严重并发症，故控制好血压，对延缓肾功能恶化速度，防止并发症至关重要。

（晏鑫　刘同族）

参考文献

1. Guay-Woodford L M, Bissler J J, Braun M C, et al. Consensus expert recommendations for the diagnosis and management of autosomal recessive polycystic kidney disease: report of an international conference[J]. J Pediatr, 2014,165(3):611-617.

2. Adeva M, El-Youssef M, Rossetti S, et al. Clinical and molecular characterization defines a broadened spectrum of autosomal recessive polycystic kidney disease (ARPKD)[J]. Medicine (Baltimore), 2006,85(1):1-21.

3. Ward C J, Hogan M C, Rossetti S, et al. The gene mutated in autosomal recessive polycystic kidney disease encodes a large, receptor-like protein[J]. Nat Genet, 2002,30(3):259-269.

4. Onuchic L F, Furu L, Nagasawa Y, Hou X, et al. PKHD1, the polycystic kidney and hepatic disease 1 gene, encodes a novel large protein containing multiple immunoglobulin-like plexin-transcription-factor domains and parallel beta-helix 1 repeats[J]. Am J Hum Genet, 2002,70(5):1305-1317.

5. Bergmann C, Kupper F, Dornia C, et al. Algorithm for efficient PKHD1 mutation screening in autosomal recessive polycystic kidney disease (ARPKD) [J]. Hum Mutat, 2005,25(3):225-231.

6. Menezes L F, Cai Y, Nagasawa Y, et al. Polyductin, the PKHD1 gene product, comprises isoforms expressed in plasma membrane, primary cilium, and cytoplasm[J]. Kidney Int, 2004,66(4):1345-1355.

7. Wang S, Luo Y, Wilson P D, et al. The autosomal recessive polycystic kidney disease protein is localized to primary cilia, with concentration in the basal body area[J]. J Am Soc Nephrol, 2004,15(3):592-602.

8. Hartung E A, Guay-Woodford L M. Autosomal recessive polycystic kidney disease: a hepatorenal fibrocystic disorder with pleiotropic effects [J]. Pediatrics, 2014,134(3):e833-845.

9. Bergmann C, Senderek J, Windelen E, et al. Clinical consequences of PKHD1

mutations in 164 patients with autosomal-recessive polycystic kidney disease (ARPKD)[J]. Kidney Int, 2005,67(3):829-848.

10.Bergmann C,Senderek J,Sedlacek B,et al. Spectrum of mutations in the gene for autosomal recessive polycystic kidney disease (ARPKD/PKHD1)[J]. J Am Soc Nephrol, 2003,14(1):76-89.

11.Furu L, Onuchic L F, Gharavi A, et al. Milder presentation of recessive polycystic kidney disease requires presence of amino acid substitution mutations[J]. J Am Soc Nephrol, 2003,14(8):2004-2014.

12.Sharp A M,Messiaen L M,Page G,et al. Comprehensive genomic analysis of PKHD1 mutations in ARPKD cohorts[J]. J Med Genet, 2005, 42(4): 336-349.

13.Gunay-Aygun M,Tuchman M,Font-Montgomery E,et al. PKHD1 sequence variations in 78 children and adults with autosomal recessive polycystic kidney disease and congenital hepatic fibrosis[J]. Mol Genet Metab, 2010,99(2): 160-173.

14.Gunay-Aygun M,Font-Montgomery E,Lukose L,et al. Correlation of kidney function,volume and imaging findings,and PKHD1 mutations in 73 patients with autosomal recessive polycystic kidney disease [J]. Clin J Am Soc Nephrol, 2010,5(6):972-984.

15.Barth R A,Guillot A P,Capeless E L,et al. Prenatal diagnosis of autosomal recessive polycystic kidney disease: variable outcome within one family[J]. Am J Obstet Gynecol, 1992,166(2):560-561.

16. Deget F, Rudnik-Schöneborn S, Zerres K. Course of autosomal recessive polycystic kidney disease (ARPKD) in siblings: a clinical comparison of 20 sibships[J]. Clin Genet, 1995,47(5):248-253.

17.Kaplan B S, Kaplan P, de Chadarevian J P, et al. Variable expression of autosomal recessive polycystic kidney disease and congenital hepatic fibrosis within a family[J]. Am J Med Genet, 1988,29(3):639-647.

18. Lu H, Galeano M C R, Ott E, et al. Mutations in DZIP1L, which encodes a ciliary-transition-zone protein, cause autosomal recessive polycystic kidney disease[J]. Nat Genet, 2017,49(7):1025-1034.

19. Holthöfer H, Kumpulainen T, Rapola J. Polycystic disease of the kidney. Evaluation and classification based on nephron segment and cell-type specific markers[J]. Lab Invest, 1990,62(3):363-369.

20. Kissane J M. Renal cysts in pediatric patients. A classification and overview [J]. Pediatr Nephrol, 1990,4(1):69-77.

21. Lieberman E, Salinas-Madrigal L, Gwinn J L, et al. Infantile polycystic disease of the kidneys and liver: clinical, pathological and radiological correlations and comparison with congenital hepatic fibrosis[J]. Medicine (Baltimore), 1971,50(4):277-318.

22. Bernstein J. Hepatic involvement in hereditary renal syndromes[J]. Birth Defects Orig Artic Ser, 1987,23(1):115-130.

23. Kamath B M, Piccoli D A. Heritable disorders of the bile ducts[J]. Gastroenterol Clin North Am, 2003,32(3):857-875,vi.

24. Gunay-Aygun M, Gahl W A, Heller T. Congenital hepatic fibrosis overview [M]. Seattle: University of Washington,2013.

25. Sgro M, Rossetti S, Barozzino T, et al. Caroli's disease: prenatal diagnosis, postnatal outcome and genetic analysis[J]. Ultrasound Obstet Gynecol, 2004, 23(1):73-76.

26. Kaplan B S, Kaplan P, Rosenberg H K, et al. Polycystic kidney diseases in childhood[J]. J Pediatr, 1989,115(6):867-880.

27. Shaikewitz S T, Chapman A. Autosomal recessive polycystic kidney disease: issues regarding the variability of clinical presentation[J]. J Am SocNephrol, 1993,3(12):1858-1862.

28. Rizk D, Chapman A B. Cystic and inherited kidney diseases[J]. Am J Kidney Dis, 2003,42(6):1305-1317.

29.Parfrey P S. Autosomal-recessive polycystic kidney disease[J]. Kidney Int, 2005,67(4):1638-1648.

30. Gunay-Aygun M, Font-Montgomery E, Lukose L, et al. Characteristics of congenital hepatic fibrosis in a large cohort of patients with autosomal recessive polycystic kidney disease[J]. Gastroenterology, 2013,144(1):112-121.e2.

31.Zerres K, Rudnik-Schöneborn S, Steinkamm C, et al. Prenatal diagnosis of autosomal recessive polycystic kidney disease (ARPKD): molecular genetics, clinical experience, and fetal morphology[J]. Am J Med Genet, 1998,76 (2):137-144.

32.Luthy D A, Hirsch J H. Infantile polycystic kidney disease: observations from attempts at prenatal diagnosis[J]. Am J Med Genet, 1985,20(3):505-517.

33.Guay-Woodford L M, Desmond R A. Autosomal recessive polycystic kidney disease: the clinical experience in North America[J]. Pediatrics, 2003,111 (5 Pt 1):1072-1080.

34.Kaplan B S, Fay J, Shah V, Dillon M J, Barratt T M. Autosomal recessive polycystic kidney disease[J]. Pediatr Nephrol, 1989,3(1):43-49.

35.Büscher R, Büscher A K, Weber S, et al. Clinical manifestations of autosomal recessive polycystic kidney disease (ARPKD): kidney-related and non-kidney-related phenotypes[J]. Pediatr Nephrol, 2014,29(10):1915-1925.

36.Cole B R, Conley S B, Stapleton F B. Polycystic kidney disease in the first year of life[J]. J Pediatr, 1987,111(5):693-699.

37. Kääriäinen H, Koskimies O, Norio R. Dominant and recessive polycystic kidney disease in children: evaluation of clinical features and laboratory data [J]. Pediatr Nephrol, 1988,2(3):296-302.

38.Gagnadoux M F, Habib R, Levy M, Brunelle F, Broyer M. Cystic renal diseases in children[J]. Adv Nephrol Necker Hosp, 1989,18:33-57.

39. Gunay-Aygun M, Avner E D, Bacallao R L, et al. Autosomal recessive

polycystic kidney disease and congenital hepatic fibrosis: summary statement of a first National Institutes of Health/Office of Rare Diseases conference[J]. J Pediatr, 2006,149(2):159-164.

40.Fonck C, Chauveau D, Gagnadoux M F, et al. Autosomal recessive polycystic kidney disease in adulthood[J]. Nephrol Dial Transplant, 2001, 16(8): 1648-1652.

41.Burgmaier K, Kunzmann K, Ariceta G, et al. Risk factors for early dialysis dependency in autosomal recessive polycystic kidney disease[J]. J Pediatr, 2018, 199:22-28.e6.

42.Srinath A, Shneider B L. Congenital hepatic fibrosis and autosomal recessive polycystic kidney disease[J]. J Pediatr Gastroenterol Nutr, 2012,54(5): 580-587.

43.Turkbey B, Ocak I, Daryanani K, et al. Autosomal recessive polycystic kidney disease and congenital hepatic fibrosis (ARPKD/CHF)[J]. Pediatr Radiol, 2009,39(2):100-111.

44.Jung G, Benz-Bohm G, Kugel H, et al. M R cholangiography in children with autosomal recessive polycystic kidney disease[J]. Pediatr Radiol, 1999,29 (6):463-466.

45.Alvarez F, Bernard O, Brunelle F, et al. Congenital hepatic fibrosis in children [J]. J Pediatr, 1981,99(3):370-375.

46.Scott J, Shousha S, Thomas H C, et al. Bile duct carcinoma: a late complication of congenital hepatic fibrosis. Case report and review of literature [J]. Am J Gastroenterol, 1980,73(2):113-119.

47.Sweeney W E Jr, Avner E D. Pathophysiology of childhood polycystic kidney diseases: new insights into disease-specific therapy[J]. Pediatr Res, 2014, 75(1-2):148-157.

48.Hartung E A, Matheson M, Lande M B, et al. Neurocognition in children with autosomal recessive polycystic kidney disease in the CKiD cohort study[J].

Pediatr Nephrol, 2014,29(10):1957-1965.

49.Chinali M,Lucchetti L,Ricotta A,et al.Cardiac abnormalities in children with autosomal recessive polycystic kidney disease[J]. Cardiorenal Med, 2019,9 (3):180-189.

50.Boal D K,Teele R L. Sonography of infantile polycystic kidney disease[J]. AJR Am J Roentgenol, 1980,135(3):575-580.

51.Avni F E,Guissard G,Hall M,et al.Hereditary polycystic kidney diseases in children: changing sonographic patterns through childhood [J]. Pediatr Radiol, 2002,32(3):169-174.

52.Hartung E A,Wen J,Poznick L,et al.Ultrasound Elastography to Quantify Liver Disease Severity in Autosomal Recessive Polycystic Kidney Disease[J]. J Pediatr, 2019, 209:107-115.e5.

53.Kern S,Zimmerhackl L B,Hildebrandt F,et al. Appearance of autosomal recessive polycystic kidney disease in magnetic resonance imaging and RARE-MR-urography[J]. Pediatr Radiol, 2000,30(3):156-160.

54.Park E,Lee J M,Ahn Y H,et al.Hepatorenal fibrocystic diseases in children [J]. Pediatr Nephrol, 2016,31(1):113-119.

55.Bergmann C. Genetics of autosomal recessive polycystic kidney disease and its differential diagnoses[J]. Front Pediatr, 2018, 5:221.

56.Gunay-Aygun M. Liver and kidney disease in ciliopathies[J]. Am J Med GenetC Semin Med Genet, 2009,151C(4):296-306.

57.Overman R E,Criss C N,Modi Z J,et al.Early nephrectomy in neonates with symptomatic autosomal recessive polycystic kidney disease [J]. J Pediatr Surg, 2021,56(2):328-331.

58.Rheault M N,Rajpal J,Chavers B,et al. Outcomes of infants <28 days old treated with peritoneal dialysis for end-stage renal disease [J]. Pediatr Nephrol, 2009,24(10):2035-2039.

59.Gimpel C,Avni E F,Breysem L,et al.Imaging of kidney cysts and cystic kidney diseases in children: an international working group consensus statement[J]. Radiology, 2019,290(3):769-782.

60. Lilova M, Kaplan B S, Meyers K E. Recombinant human growth hormone therapy in autosomal recessive polycystic kidney disease[J]. Pediatr Nephrol, 2003,18(1):57-61.

61. Zerres K, Rudnik-Schöneborn S, Deget F, et al. Autosomal recessive polycystic kidney disease in 115 children: clinical presentation, course and influence of gender. Arbeitsgemeinschaft für Pädiatrische, Nephrologie[J]. Acta Paediatr, 1996,85(4):437-445.

62. Khan K, Schwarzenberg S J, Sharp H L, et al. Morbidity from congenital hepatic fibrosis after renal transplantation for autosomal recessive polycystic kidney disease[J]. Am J Transplant, 2002,2(4):360-365.

63. Chapal M, Debout A, Dufay A, et al. Kidney and liver transplantation in patients with autosomal recessive polycystic kidney disease: a multicentric study[J]. Nephrol Dial Transplant, 2012,27(5):2083-2088.

64. Brinkert F, Lehnhardt A, Montoya C, et al. Combined liver-kidney transplantation for children with autosomal recessive polycystic kidney disease (ARPKD): indication and outcome[J]. Transpl Int, 2013,26(6):640-650.

65. Luoto T T, Pakarinen M P, Jahnukainen T, et al. Liver disease in autosomal recessive polycystic kidney disease: clinical characteristics and management in relation to renal failure[J]. J Pediatr Gastroenterol Nutr, 2014,59(2):190-196.

66. Mekahli D, van Stralen K J, Bonthuis M, et al. Kidney versus combined kidney and liver transplantation in young people with autosomal recessive polycystic kidney disease: Data from the European Society for Pediatric Nephrology/European Renal Association-European Dialysis and Transplant (ESPN/ERA-EDTA) Registry[J]. Am J Kidney Dis, 2016,68(5):782-788.

67. Telega G, Cronin D, Avner E D. New approaches to the autosomal recessive

polycystic kidney disease patient with dual kidney-liver complications［J］. Pediatr Transplant, 2013,17(4):328-335.

68.Davis I D, Ho M, Hupertz V, et al. Survival of childhood polycystic kidney disease following renal transplantation: the impact of advanced hepatobiliary disease［J］. Pediatr Transplant, 2003,7(5):364-369.

69.Tsimaratos M, Cloarec S, Roquelaure B, et al. Chronic renal failure and portal hypertension—is portosystemic shunt indicated? ［J］. Pediatr Nephrol, 2000, 14(8-9):856-858.

第二节　常染色体隐性遗传性多囊肾

常染色体隐性遗传性多囊肾（autosomal recessive polycystic kidney disease，ARPKD）旧称婴儿型多囊肾，是一种隐性遗传疾病，特征为肾集合管囊性扩张和肝胆管板重塑发育缺陷，后者可导致不同程度的先天性肝纤维化。

一、流行病学及发病机制

据估计，ARPKD 的发病率为 1/20000。发病年龄较为分散，大约 1/3 的患者在 1 岁前发病，1/3 在 1～20 岁发病，还有 1/3 在 20 岁之后发病。ARPKD 的发病机制如下：

（一）PKHD1 基因突变

ARPKD 由位于 6p21 染色体的 PKHD1 突变引起，该基因编码纤维囊蛋白（即 fibrocystin，又称多管蛋白，即 polyductin），为一种大分子整合膜蛋白。现已报道了 750 多种 PKHD1 突变。其中最常见的是外显子 3 错义突变（c. 107C>T），约占 20%。大部分 ARPKD 患者为复合杂合子，携带了 2 个不同的突变等位基因。尽管尚不清楚纤维囊蛋白的功能，但在肾脏皮质和髓质集合管、髓袢升支粗段，以及肝内胆管的上皮细胞中，都发现了该蛋白。纤维囊蛋白还表达于肝脏、胰腺和肺。在肾脏中，纤维囊蛋白分布于肾小管细胞的原纤毛和基体。这表明纤维囊蛋白的缺陷会破坏肾脏纤毛的正常功能。纤维囊蛋白与 ADPKD 相关蛋白质一起表达，但与这些蛋白没有任何同源性，提示 ARPKD 与 ADPKD 的囊肿形成有共同的发病机制。由于基因突变呈多样性，很难将 PKHD1 相关 ARPKD 患者的基因型与表型相关联。过往研究众说纷纭，一些研究表明，某些基因型会增加疾病严重程度(如，纯合错义突变、2个截短突变以及错义突变加截短突变)，而其他研究发现基因型与肾脏大小和功能无关。

此外，存在相同基因缺陷的同一家族内，表型可有差异。一项研究中，20个受累家族中有11个存在不同的表型表达，包括诊断年龄和肝肾受累程度不同。对于受累胎儿的父母，若正考虑是否终止妊娠，了解该疾病的表达变异性可能会有所影响。

(二)DZIP1L 基因突变

DZIP1L 基因是 ARPKD 的第2个致病位点，但比 PKHD1 少见得多。据报道，4个 ARPKD 家族(家族间无血缘)中有7例 ARPKD 患者存在 DZIP1L 基因突变。所有患者均有肾脏增大伴回声增强和动脉高压，其中4例进展为终末期肾病(end-stage kidney disease，ESKD)。在动物模型中，发病机制似乎是 PKD 蛋白(多囊蛋白1和2)的纤毛膜易位受损。

二、病理

ARPKD 主要累及2个器官系统，即肾脏和肝胆管系统。其他系统的表现，如肺受累和下肢畸形，考虑为继发于肾脏和/或肝脏疾病的表现。

(一)肾脏

肾脏增大，有微小囊肿(通常< 2mm)，从髓质放射延伸至皮质，在肾被膜表面可见针尖样点。组织学检查显示双侧集合管囊性扩张，伴上皮细胞扁平化(图5.2.3)。显微切割检查和扫描电镜示，扩张的集合管中尿流无梗阻。肾脏病的严重程度与囊肿所累及的肾单位百分比呈正相关。因此，在疾病较轻的患者中，集合管扩张不太明显，且分布不规律。之后会逐渐出现更大的肾囊肿(达1cm)和间质纤维化，而这会在新生儿期后存活者中促发进行性肾功能恶化。

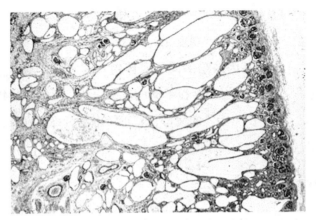

图 5.2.3　ARPKD 的组织病理学表现

(二)肝胆管系统

ARPKD 总是伴有胚胎胆管结构存留引起的胆管发育不全,这些胚胎胆管结构可明显扩张。这会导致不同程度的肝内胆管扩张(肝内胆管囊状扩张症)和肝纤维化。组织学检查示:胆管板破裂,汇管区纤维化包绕数量增加的增生扩张胆管,而肝实质正常。一些患者除了先天性纤维化外,可能还有肉眼可见的肝内胆管扩张,这一表现组合称为 Caroli 综合征。ARPKD 患者肝脏受累程度各异,但大多数患者会逐渐出现肝肿大和门静脉高压。

三、临床表现

ARPKD 的临床表现具有变异性,取决于症状出现年龄以及是肝脏还是肾脏受累为主。婴儿期发病的患者更可能存在严重肾脏病,其生存率低下。青少年期或成人期确诊的患者通常会出现与先天性肝纤维化有关的症状(肝肿大、门静脉高压)。

(一)产前

ARPKD 胎儿通常是在妊娠 24 周后经常规产前超声确诊,但产前超声结果正常并不能排除 ARPKD。若存在肾脏明显增大伴强回声和皮髓质界限不清的特征性表现，可推定诊断为 ARPKD。部分病例中可能检测到直径为5~7mm 的分散囊肿，但更大的囊肿则罕见，尤其是直径>10mm 的囊肿，这类囊肿更符合多囊性肾发育不良。这些表现可能伴有羊水过少和胎儿膀胱内无尿。

其他肝肾纤维囊性疾病，如 ADPKD 和肝细胞核因子 1β（hepatocyte nuclear factor-1-beta，HNF1B）相关囊性肾病或综合征性纤毛疾病（如Bardet-Biedl 综合征和 Joubert 综合征）可能有相似的超声表现。排除其他系统受累（如多指/趾畸形或小脑蚓部发育不全）可提高诊断准确度。双亲都应接受超声检查，以确定是否有任何 ADPKD 或 HNF1B 相关囊性肾病的证据，这两种疾病都是常染色体显性遗传病。此外，产前基因检测可能有助于区分 ARPKD 与其他疾病。如前所述，难以将表型与特定基因型相关联，因此根据产前基因检测结果做出处理决策时应慎重。

（二）新生儿

新生儿的表现因肾病严重程度而异，可包括呼吸窘迫、肾功能受损以及最严重的 Potter 序列征。

1. 呼吸窘迫

严重受累的新生儿通常会因肺功能不全而出现呼吸窘迫。这些患者通常在产前确诊，羊水过少是常见的产前表现。部分患者可能还有符合Potter 序列征的特征，伴有重度羊水过少。肺功能不全引起的呼吸窘迫是ARPKD 的常见表现之一，主要原因为肺发育不良。其他对肺功能产生负面影响的因素包括：肾脏显著增大所致膈肌移动受限引起的通气不足，以及气胸（一种相对常见的并发症）。某一大型病例系列研究报道，约40%的患者需要机械通气支持，30%的患者死因主要为肺功能不全，因为肺部受累程度危及生命，即使采用机械通气亦是如此。

2. 肾脏表现

新生儿可能出现以下肾脏表现：

(1)双肾体积明显增大，可能压迫肺导致肺功能受损，也可能压迫胃导致喂养困难。

(2)肾功能障碍，表现为血清/血浆肌酐和 BUN 浓度升高。病情最严重的新生儿可发生 ESKD，并需要肾脏替代疗法(renal replacement therapy, RRT)来维持生命。

(3)高血压，且在出生后最初几周因不能最大限度地稀释尿液而出现低钠血症。

3. Potter 综合征

病情最严重的新生儿可出现 Potter 综合征，其包括以下表现伴重度羊水过少：位置性肢体畸形(如马蹄足和髋脱位)；典型面容包括：假性内眦赘皮、下颌内凹、后旋扁平耳和扁平鼻(图 5.2.4)；肺发育不全。

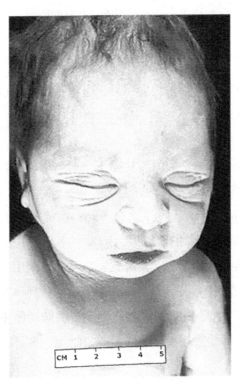

图 5.2.4　新生儿 Potter 序列征综合表现

(三)婴儿期和儿童期

对于新生儿期存活的患者，由于肾脏的发育成熟，肾功能会所改善。然而，随着时间推移肾功能会恶化，此过程可能较迅速或者缓慢，往往导致 ESKD。患者还可出现越来越多的肝胆疾病证据，且肝胆病变会发生进展。一部分年龄较大的患者可能出现肝脏疾病所致的症状和体征，但几乎没有肾脏受累的证据。

1. 肾脏表现

3 岁前肾功能有所改善，但随后会逐渐下降，可能导致 ESKD。肾功能障碍的表现包括：

(1)浓缩能力降低导致的多尿和烦渴通常是肾功能障碍的首发征象，在 GFR 下降前出现。大部分患者的最高尿渗透压低于 500mosmol/kg。

(2)尿酸化能力下降导致代谢性酸中毒。

(3)高血压，大约2/3 的 ARPKD 患儿会在出生后头几个月内发生高血压，并且通常难以控制。高血压通常在肾功能下降前出现，并且可见于血清/血浆肌酐水平正常的患者。发病机制尚不确定，但可能是因为局部肾素-血管紧张素系统激活和远端集合管钠潴留增加。可能需要多种药物来充分控制血压。高血压控制不良可能导致心脏肥大、心力衰竭和中枢神经系统并发症，且可能促发肾功能恶化。

(4)反复泌尿道感染。其他泌尿道异常表现包括：轻度蛋白尿、糖尿、高磷酸盐尿以及尿排泄镁增加。

(5)GFR 进行性下降，GFR 进行性下降通常发生于 3 岁后，而 3 岁前肾功能随着肾脏正常发育会有所改善。然而，在这段黄金时期后，持续性囊肿形成和间质纤维化的出现会导致肾功能下降。大约半数 ARPKD 患者在儿童期需要接受 RRT 治疗 ESKD。

一般而言，与较晚发病的患者相比，围生期发病的患者的肾功能受损更严重，且更可能在年龄较小时进展至 ESKD。一项研究纳入了来自一家多中心欧洲登记库的 385 例患者，在校正混杂变量后，1 岁内开始透析的独立危险因素包括：存在羊水过少或无羊水、出生前肾脏肿大，Apgar 评分低和出生后需要呼吸支持。在和患者家庭讨论预期结局和处理策略时，这些结果可能有用。

2. 肝胆表现

肝胆表现包括：患儿通常存在肝脏受累，但临床并发症可能在出生到成年期间的任何时候出现。其原因是胆道系统发育时的胆管板畸形，由此导致胆管发育不全、先天性肝纤维化和肝内胆管扩张（肝内胆管囊状扩张症）。在一些年龄较大患者中，肝脏疾病可能是主要的临床特征。在这些病例中，可能需要肾脏超声检查来发现无临床表现的肾脏病。在肝脏显著受累的患者中，体格检查可能发现肝脏增大，尤其是剑突下肝左叶。不过，肝功能检查结果通常仍在正常范围内。肝脏超声显示肝肿大、回声增强以及周围肝内胆管和主胆管扩张。患者可能有肝囊肿，还可能有门静脉高压的征象。MR 胆道造影也可显示肝内胆管非阻塞性扩张。门静脉高压继发于先天性肝纤维化，并可伴有脾功能亢进和血小板减少，腹水和食管静脉曲张出血。当出现发热和肝功能检查指标升高时，应怀疑急性细菌性胆管炎。它与胆管扩张相关，后者可能发生于出生后数月内。

门静脉高压和复发性胆管炎是重要的肝胆并发症，因为少数（但有一定意义）长期幸存者需接受肝移植。据报道，有成人患者出现了与肝内胆管囊状扩张症和先天性肝纤维化相关的胆管细胞癌。

3. 其他表现

ARPKD 患者的其他表现包括：由肺功能受损所致乏力或肾脏、肝脏或脾脏增大对胃的压迫，从而导致喂养困难。血小板减少，由脾隔离症引起，因此提示门静脉高压。生长障碍，可能由多种因素引起，包括慢性肾脏病（chronic kidney disease，CKD）和喂养困难。ARPKD 儿童可能有发生神经认知功能障碍的风险，其原因为早发性 CKD 和重度高血压。ARPKD 儿童可能发生左心室肥厚，伴收缩功能障碍。

四、诊断

ARPKD 的诊断在临床上需基于影像学检查结果（主要为超声），对于仍无法确诊的病例，基因检测可能有助于确诊。ARPKD 的临床诊断通常通过腹部超声显示肾脏特征性表现（肾脏较大伴回声增强以及皮髓质界限不清），以及同时存在肝脏疾病。在诊断不确定的情况下，其他影像学检查（如 MRI）或基因检测可能有助于诊断。诊断 ARPKD 无需肾活检。

（一）超声

ARPKD 的诊断需要有以下肾脏和肝脏表现。

肾：ARPKD 的超声表现特征为双侧肾脏增大伴回声增强，以及皮髓质界限不清且有多个小囊肿。高分辨率超声可能会改善诊断敏感性，尤其是对于仅髓质受累的患者，这类患者的标准分辨率超声检查结果可能正常。这种情况下，高分辨率超声检查能发现局限于髓质的管道扩张。巨大囊肿通常见于常染色体显性遗传病患者，但在 ARPKD 婴儿中不常见，不过可能见于年龄较大的儿童。因此，对于年龄较大的患者，可能更加难以通过超声区分 ARPKD 和 ADPKD。

肝：肝脏的超声表现包括：肝肿大、回声增强、周围肝内胆管和主胆管扩张。可能有肝囊肿，也可能有门静脉高压的征象。声辐射力脉冲（acoustic radiation force impulse，ARFI）超声弹性成像是一种检测肝纤维化的无创方法，一项初步研究显示，该方法可能有助于检测并量化 ARPKD 患儿的肝纤维化和门静脉高压。

（二）分子遗传性检查

如果患者符合 ARPKD 的临床诊断标准，则不需要进行分子遗传学检查来确诊。但对于以下情况，分子遗传学检查可能有用：(1)影像学检查后仍无法诊断；(2)产前诊断：早期、可靠的产前诊断仅能依靠分子遗传学检查（然而，由于很难将表型与特定基因型相关联，所以根据产前基因检测结果做出任何处理决策时都应谨慎）；（3）开展遗传咨询，以发现 PKHD1 基因突变携带者。

研究发现，多数 ARPKD 与 PKHD1 突变相关，偶尔与 DZIP1L 突变相关，然而，PKHD1 基因较大且 ARPKD 相关突变数量众多，因此基因检测可能漏诊，因为直接测序无法检出所有突变（如，深部内含子区域、启动子区域或调节区域的突变）。在两项关于存在 ARPKD 有力临床证据患者的病例系列研究中，突变检出率为 80%~85%。一些其他遗传性囊性疾病也有相似的表现。因此，对于出现 ARPKD 样表型的患者，并不推荐将单基因检测作为初始诊断检查。

（三）其他影像学检查

其他影像学检查可能有助于诊断 ARPKD。MRI 可显示肾脏增大，T2 加权像高信号。快速采集弛豫增强（rapid acquisition with relaxation enhancement，RARE）-MRI 可显示皮质和髓质有微囊性扩张，呈高信号、线型放射状。MRI 还可显示典型的肝脏表现，即肝脏增大伴胆管扩张和汇管区纤维化。CT 对囊肿的显像效果优于超声，但 CT 存在电离辐射，因此最初不宜选用。

五、鉴别诊断

（一）其他肾脏囊性疾病

ARPKD 的鉴别诊断包括其他肾脏囊性疾病。临床上，ARPKD 可通过其肾脏和肝脏的特征性表现（通常由超声检查发现）来与以下疾病相区分。在一些病例中，分子遗传学检测可用于区分 ARPKD 和其他肾脏囊性疾病。

（1）ADPKD 通常比 ARPKD 发病晚。ADPKD 是一种全身性疾病，囊肿不仅存在于肾脏，也存在于其他器官（肝脏、胰腺、蛛网膜和精囊），并且有非囊肿性异常（颅内动脉瘤、心脏瓣膜病、结肠憩室、腹壁疝以及腹股沟疝）。但在 ADPKD 中很少观察到先天性肝纤维化，这是 ARPKD 的特征。

（2）肾皮质肾小球囊肿可见于存在先天性基因性疾病的患者，如结节性硬化症、口面指综合征 1 型、13 三体综合征、brachymesomelia-renal 综合征以及短肋-多指/趾畸形综合征。这些疾病有其他临床特征可与 ARPKD 相鉴别。

（3）HNF1B 相关囊性疾病是一种常染色体显性遗传病，可出现肾皮质囊肿和成年型发病糖尿病。肾脏病的严重程度不一，轻者至成人期仍无症状，重者可出现围生期肾衰竭。HNF1B 囊性疾病患者没有 ARPKD 患者的肝脏表现。

（4）肾消耗病（nephronophthisis，NPHP）是一种常染色体隐性遗传异源性疾病，突变基因涉及编码原纤毛、基体和中心体功能相关蛋白质的基因。超声成像可显示肾脏回声增强伴皮髓质界限不清，但肾脏大小正常或略微减小，而 ARPKD 患者的肾脏偏大。有 10%~20% 的 NPHP 患者会出现肾外器官异常（包括肝纤维化）。一些 NPHP 基因缺陷与肝纤维化相关。

（二）其他肝脏疾病

以肾囊性变和肝纤维化为特征的其他肝肾疾病包括一些多系统疾病，如 Meckel-Gruber 综合征、Bardet-Biedl 综合征、Joubert 综合征和 Jeune 窒息性胸廓营养不良。不过这些疾病中肾脏通常偏小或大小正常，而 ARPKD 中的肾脏会偏大，这些疾病还会出现其他鉴别性临床表现，如神经系统表现。

六、治疗

ARPKD 的治疗为支持性治疗，因为尚无治愈性干预措施。治疗应由多学科团队从围生期至成年期协作开展，该团队应包含围生期医生、新生儿医生、肾脏病医生、肝病医生和遗传学医生。治疗可能包括：处理新生儿呼吸窘迫和动脉高压，对进展至 ESKD 的患者实施 RRT，以及处理由门静脉高压和复发性胆管炎引起的并发症。

(一)围生期处理

一旦产前推定诊断为 ARPKD,则建议每 2～3 周进行 1 次超声检查,以监测肾脏大小和羊水量。但产前超声不是新生儿肺功能的准确预测指标。分娩应选择能提供新生儿重症治疗(包括机械通气和 RRT)的医疗中心。分娩选择应包括剖宫产计划,尤其是对于肾脏显著增大而会引起胎儿腹难产(abdominal dystocia)的病例。在分娩前,应确定家属对分娩期间干预程度的偏好(如复苏),以及是否实施新生儿机械通气或透析。

(二)新生儿处理

新生儿的处理首先应侧重于稳定呼吸窘迫患者的呼吸状态,然后开展临床评估以确定诊断以及对新生儿肾脏状况行全面评估。

1. 初始呼吸稳定

对于因肺发育不全出现呼吸窘迫的新生儿,初始处理侧重于呼吸支持治疗,通常包括机械通气。在产房中,呼吸状态的评估包括:体格检查和通过脉搏血氧测定法和/或血气采样评估氧合。在一项大型病例系列研究中,40%的新生儿患者接受了机械通气。肾切除术仅用于为了存活而绝对需要该治疗的新生儿。尽管一些报道指出,单侧或双侧肾切除术对肾脏严重增大并损害了肺功能的患者有一定益处,还可改善喂养困难,但我们不建议采用该方法,除非是病情最严重的患者,因为即使是围产期发病的严重 ARPKD 患者,其肾功能也可维持多年。

2. 评估

新生儿评估应包括以下内容:

(1)血压测定。

(2)肾功能检查。应检测血清肌酐和 BUN,以判断 GFR 是否下降。初始血清肌酐水平反映了母体情况。若出生后数日血清肌酐没有常规回落至正常新生儿水平,则可发现肾功能障碍。

(3)血清电解质。有一点需特别注意,ARPKD 新生儿有发生低钠血症的风险(因为其最大程度稀释尿液的能力有限),肾功能(GFR)不全时还有发生高钾血症的风险。对于产前诊断的患者,需进行腹部超声来确诊。

3. 持续治疗

高血压:如果高血压很严重而需要药物干预,我们会使用 ACEI(卡托普利或依那普利)开始治疗。

低钠血症:低钠血症是 ARPKD 新生儿中的一种常见一过性表现,应通过限制液体来处理。

ARPKD 新生儿中常见喂养困难:原因包括液体摄入受限,以及乏力或饱足感(肾增大压迫胃)导致提前停止喂养。喂养不良会导致生长障碍。这些婴儿可能需要辅助性鼻饲以摄入足够热量,从而保证最佳生长。一些病例由于限制液体摄入,可能需增加食物热量密度。

肾脏管理:应持续监测患者的肾功能(血清肌酐)、液体和电解质状态以及血压。

对于 ESKD 新生儿,透析是唯一的 RRT 选项,需要在擅长治疗新生儿 CKD 的三级医疗中心实施。血液透析和腹膜透析都已用于 ARPKD 新生儿,治疗选择根据各医疗中心的经验和可行性决定。如果行腹膜透析,可能需要做单侧或双侧肾切除,以容纳透析需要的腹透液。尽管 ESKD 婴儿的医疗管理质量已有所提高,但在出生后 1 个月内开始长期透析,仍然与严重并发症和死亡相关。

(三)婴儿期和儿童期处理

存活过新生儿期的患者,其管理侧重于治疗肾脏和肝脏并发症,包括持续监测。

1. 监测

由于 ARPKD 是一种进展性疾病,应定期监测以下方面:

血压:评估频率取决于肾功能障碍的程度以及有无高血压。每次临床就诊时应监测血压。如果诊室内测量血压升高,则家庭血压监测可以帮助鉴别固定性高血压与"白大衣"高血压(即在医疗检查期间发生的高血压)。

肾脏功能：应至少每年评估 1 次肾功能，评估方法为监测血清肌酐。对于肾脏受累更严重或有功能恶化证据的患者，监测应更频繁。

肝脏状态：每年评估应包含：体格检查，以检查有无脾肿大(提示门静脉高压)；实验室检查，包括全血细胞计数和肝功能检测，血清转氨酶和肝脏合成功能(凝血检测和血清白蛋白)。研究显示，血小板计数降低是预测 ARPKD 患者的门静脉高压及其严重程度的良好替代标志物。

对于已确诊的 ARPKD 儿童，我们建议每年进行一次腹部超声检查，以监测门静脉高压的征象。只要临床怀疑有脾肿大，就应行腹部超声检查，此外，最迟应在 5 岁时行该检查，以确定肝脏受累程度(肝内胆管和肝外胆管的状态以及门静脉高压的证据)。若检查结果正常，建议随后每 2~3 年随访 1 次，以监测肝脏。

生长和营养：喂养不耐受可能严重，因此可能需要积极营养支持(包括辅助喂养)，以促进体重增加和生长。重组人生长激素可能对部分患者有益。

2. 疾病管理

合并进行性肾功能受损患者的管理与其他 CKD 患者相似。

高血压：对于需要医疗干预的高血压患者，我们倾向于使用 ACEI 或 ARB，因为有数据表明 ACEI 或 ARB 可能减缓其他疾病中 CKD 的进展(如 ADPKD)。

ARPKD 患者中常见泌尿道感染。只要患者出现发热、尿痛或腰痛时，就应进行尿培养。可启用经验性治疗，并根据尿培养结果调整方案。

ESKD：进展至 ESKD 的患者需要接受 RRT。肾移植是首选的 RRT，因为疾病不会复发且结局非常好。可能需要行肾切除术以容纳移植肾。此外，切除受累的自体肾脏有助于移植后血压的控制。其他 RRT 选择包括血液透析和腹膜透析。

对于合并 ESKD 的 ARPKD 患儿，RRT 可改善生存率。随着这些患者的寿命延长，他们更有可能发生与先天性肝纤维化相关的并发症，如门静脉高压。虽然存在重度肝内胆管囊状扩张症的 ARPKD 患儿可接受肝肾联合移植，但一项大型欧洲观察性研究显示，与肾移植相比，肝肾联合移植会增加 ARPKD 患者的死亡率，并且不会提高 5 年肾移植生存率。

3. 肝脏并发症

ARPKD 患者可能出现以下肝胆系统并发症：

肝脏受累较严重的患者可能出现细菌性胆管炎，当患者持续发热，特别是合并右上腹痛时，应考虑此并发症。细菌性胆管炎可以是肠致病菌所致复发性菌血症的来源。应启用经验性抗生素治疗。

在接受免疫抑制治疗的肾移植受者中，上行性胆管炎的风险升高。这种并发症是 ARPKD 患者死亡的主要原因，表明对于接受肾移植评估的合并严重肝病的患者，应考虑将抢先肝移植作为一种治疗选项。

进行性门静脉高压虽然不常见，但可能会因食管静脉曲张出血，而危及生命。门静脉高压症的临床诊断是基于脾肿大和血小板减少（提示脾隔离症）。对于伴有门静脉高压的患者，应每年行食管胃镜检查以发现并治疗静脉曲张。食管静脉曲张可采用非选择性 β 受体阻滞剂药物治疗，或采用内镜下套扎或硬化治疗。对于一些肝功能仍保持良好的患者，可能需要门-腔静脉分流。不过 ESRD 患者在门-腔静脉分流后可能发生肝性脑病。对于考虑门-腔静脉分流的患者，肝移植是另一个选择。吸收不良将导致25-羟维生素 D、维生素 E 和其他脂溶性维生素水平下降，应定期监测维生素水平，并按需进行补充。

荚膜微生物（肺炎球菌、B 型流感嗜血杆菌和脑膜炎球菌）致感染风险增加。严重门静脉高压和脾功能障碍的患者应接受预防免疫，方法与无脾患者相似。

七、预后

ARPKD 的结局取决于肾脏和肝脏受累的程度，最常通过发病年龄来反映。新生儿期发生严重肾脏病伴肺功能不全的患者，死亡率最高，据报道为 30%。

出生第 1 个月后仍存活的患者，有超过 80% 的几率活过 15 岁。一项纵向研究纳入了 164 例新生儿期后仍存活的 ARPKD 患者，发现 5 岁时的肾脏存活率约为 85%，10 岁时为 70%，20 岁时为 40%。大约 3/4 的患者发生了体循环高血压，44%的患者发生了先天性肝纤维化和门静脉高压。肾功能不全和 ESKD 的治疗改善后，有更多患者发生门静脉高压。

一项纳入 11 例患者(5~16 岁)的小型病例系列报告显示，儿童期生存者的肺部结局良好，没有患者需要辅助供氧。大多数患者的肺功能检查结果正常，除了接受机械通气的患者以及有气道梗阻提示性表现的患者，1 例患者有哮喘史。

(晏鑫 刘同族)

参考文献

1. Davies F,Coles G A,Harper P S,et al. Polycystic kidney disease re-evaluated：a population-based study[J]. Q J Med, 1991,79(290):477-485.

2. Gabow P A. Autosomal dominant polycystic kidney disease[J]. N Engl J Med, 1993,329(5):332-342.

3. Levy M, Feingold J. Estimating prevalence in single-gene kidney diseases progressing to renal failure[J]. Kidney Int, 2000, 58(3):925-943.

4. Harris P C,Torres V E. Polycystic Kidney Disease,Autosomal Dominant[M]. Seattle (WA)：University of Washington,Seattle, 2002.

5. Grantham J J. Clinical practice. Autosomal dominant polycystic kidney disease [J]. N Engl J Med, 2008,359(14):1477-1485.

6. Hateboer N, v Dijk M A, Bogdanova N, et al. Comparison of phenotypes of polycystic kidney disease types 1 and 2. European PKD1-PKD2 Study Group [J]. Lancet, 1999,353(9147):103-107.

7. Torres V E,Harris P C. Autosomal dominant polycystic kidney disease：the last 3 years[J]. Kidney Int, 2009,76(2):149-168.

8. Torres V E, Harris P C, Pirson Y. Autosomal dominant polycystic kidney disease[J]. Lancet, 2007,369(9569):1287-1301.

9.Harris P C,Torres V E. Polycystic kidney disease[J]. Annu Rev Med, 2009,
60:321-337.

10.Peters D J,Breuning M H. Autosomal dominant polycystic kidney disease:
modification of disease progression [J]. Lancet, 2001, 358 (9291):
1439-1444.

11.Orskov B,Christensen K B,Feldt-Rasmussen B,et al. Low birth weight is
associated with earlier onset of end-stage renal disease in Danish patients with
autosomal dominant polycystic kidney disease[J]. Kidney Int, 2012,81(9):
919-924.

12.Pei Y. Nature and nurture on phenotypic variability of autosomal dominant
polycystic kidney disease[J]. Kidney Int, 2005,67(4):1630-1631.

13.Gabow P A,Johnson A M,Kaehny W D,et al. Factors affecting the progression
of renal disease in autosomal-dominant polycystic kidney disease[J]. Kidney
Int, 1992,41(5):1311-1319.

14.Johnson A M,Gabow P A. Identification of patients with autosomal dominant
polycystic kidney disease at highest risk for end-stage renal disease[J]. J Am
Soc Nephrol, 1997,8(10):1560-1567.

15.Taylor M, Johnson A M, Tison M, et al. Earlier diagnosis of autosomal
dominant polycystic kidney disease: importance of family history and
implications for cardiovascular and renal complications[J]. Am J Kidney Dis,
2005,46(3):415-423.

16.Dicks E,Ravani P,Langman D,et al. Incident renal events and risk factors in
autosomal dominant polycystic kidney disease: a population and family-based
cohort followed for 22 years [J]. Clin J Am Soc Nephrol, 2006,1 (4):
710-717.

17.Fick-Brosnahan G M,Tran Z V,Johnson A M,et al. Progression of autosomal-
dominant polycystic kidney disease in children[J]. Kidney Int, 2001,59(5):
1654-1662.

18. Fick-Brosnahan G M, Belz M M, McFann K K, et al. Relationship between renal volume growth and renal function in autosomal dominant polycystic kidney disease: a longitudinal study[J]. Am J Kidney Dis, 2002,39(6): 1127-1134.

19. King B F, Torres V E, Brummer M E, et al. Consortium for radiologic imaging studies of polycystic kidney disease (CRISP). Magnetic resonance measurements of renal blood flow as a marker of disease severity in autosomal-dominant polycystic kidney disease[J]. Kidney Int, 2003,64(6):2214-2221.

20. Rizk D, Chapman A B. Cystic and inherited kidney diseases[J]. Am J Kidney Dis, 2003,42(6):1305-1317.

21. Yium J, Gabow P, Johnson A, et al. Autosomal dominant polycystic kidney disease in blacks: clinical course and effects of sickle-cell hemoglobin[J]. J Am Soc Nephrol, 1994,4(9):1670-1674.

22. Schrier R W, McFann K K, Johnson A M. Epidemiological study of kidney survival in autosomal dominant polycystic kidney disease[J]. Kidney Int, 2003,63(2):678-685.

23. Torres V E, Grantham J J, Chapman A B, et al. Consortium for Radiologic Imaging Studies of Polycystic Kidney Disease (CRISP). Potentially modifiable factors affecting the progression of autosomal dominant polycystic kidney disease[J]. Clin J Am Soc Nephrol, 2011,6(3):640-647.

24. Boertien W E, Meijer E, Zittema D, et al. Copeptin, a surrogate marker for vasopressin, is associated with kidney function decline in subjects with autosomal dominant polycystic kidney disease[J]. Nephrol Dial Transplant, 2012,27(11):4131-4137.

25. Thong K M, Ong A C. The natural history of autosomal dominant polycystic kidney disease: 30-year experience from a single centre[J]. QJM, 2013,106 (7):639-646.

26. Schrier R W, Brosnahan G, Cadnapaphornchai M A, et al. Predictors of

autosomal dominant polycystic kidney disease progression [J]. J Am Soc Nephrol, 2014,25(11):2399-2418.

27. Brook-Carter P T, Peral B, Ward C J, et al. Deletion of the TSC2 and PKD1 genes associated with severe infantile polycystic kidney disease—a contiguous gene syndrome[J]. Nat Genet, 1994,8(4):328-332.

28. Rossetti S, Burton S, Strmecki L, et al. The position of the polycystic kidney disease 1 (PKD1) gene mutation correlates with the severity of renal disease [J]. J Am Soc Nephrol, 2002,13(5):1230-1237.

29. Rossetti S, Harris P C. Genotype-phenotype correlations in autosomal dominant and autosomal recessive polycystic kidney disease[J]. J Am Soc Nephrol, 2007,18(5):1374-1380.

30. Barua M, Cil O, Paterson A D, et al. Family history of renal disease severity predicts the mutated gene in ADPKD[J]. J Am Soc Nephrol, 2009,20(8): 1833-1838.

31. Connor A, Lunt P W, Dolling C, et al. Mosaicism in autosomal dominant polycystic kidney disease revealed by genetic testing to enable living related renal transplantation[J]. Am J Transplant, 2008,8(1):232-237.

32. Consugar M B, Wong W C, Lundquist P A, et al. Characterization of large rearrangements in autosomal dominant polycystic kidney disease and the PKD1/TSC2 contiguous gene syndrome [J]. Kidney Int, 2008, 74 (11): 1468-1479.

33. Rossetti S, Kubly V J, Consugar MB, et al. Incompletely penetrant PKD1 alleles suggest a role for gene dosage in cyst initiation in polycystic kidney disease[J]. Kidney Int, 2009,75(8):848-855.

34. Fain P R, McFann K K, Taylor M R, et al. Modifier genes play a significant role in the phenotypic expression of PKD1[J]. Kidney Int, 2005,67(4): 1256-1267.

35. Persu A, Duyme M, Pirson Y, et al. Comparison between siblings and twins

supports a role for modifier genes in ADPKD[J]. Kidney Int, 2004,66(6): 2132-2136.

36. Baboolal K, Ravine D, Daniels J, et al. Association of the angiotensin I converting enzyme gene deletion polymorphism with early onset of ESRF in PKD1 adult polycystic kidney disease [J]. Kidney Int, 1997, 52 (3): 607-613.

37. O'Sullivan D A, Torres V E, Gabow P A, et al. Cystic fibrosis and the phenotypic expression of autosomal dominant polycystic kidney disease[J]. Am J Kidney Dis, 1998,32(6):976-983.

38. Persu A, Devuyst O, Lannoy N, et al. CF gene and cystic fibrosis transmembrane conductance regulator expression in autosomal dominant polycystic kidney disease[J]. J Am Soc Nephrol, 2000,11(12):2285-2296.

39. Porath B, Gainullin V G, Cornec-Le Gall E, et al. Mutations in GANAB, encoding the glucosidase IIα subunit, cause autosomal-dominant polycystic kidney and liver disease[J]. Am J Hum Genet, 2016,98(6):1193-1207.

40. Cornec-Le Gall E, Olson R J, Besse W, et al. Monoallelic mutations to DNAJB11 cause atypical autosomal-dominant polycystic kidney disease[J]. Am J Hum Genet, 2018,102(5):832-844.

41. Cornec-Le Gall E, Torres V E, Harris P C. Genetic complexity of autosomal dominant polycystic kidney and liver diseases[J]. J Am Soc Nephrol, 2018, 29(1):13-23.

42. Besse W, Dong K, Choi J, et al. Isolated polycystic liver disease genes define effectors of polycystin-1 function [J]. J Clin Invest, 2017, 127 (5): 1772-1785.

43. Chebib F T, Torres V E. Recent advances in the management of autosomal dominant polycystic kidney disease[J]. Clin J Am Soc Nephrol, 2018, 13 (11):1765-1776.

44. Irazabal M V, Rangel L J, Bergstralh E J, et al. Imaging classification of

autosomal dominant polycystic kidney disease: a simple model for selecting patients for clinical trials[J]. J Am Soc Nephrol, 2015,26(1):160-172.

45. Girardat-Rotar L, Braun J, Puhan M A, et al. Temporal and geographical external validation study and extension of the Mayo Clinic prediction model to predict eGFR in the younger population of Swiss ADPKD patients[J]. BMC Nephrol, 2017,18(1):241.

46. Irazabal M V, Blais J D, Perrone R D, et al. Prognostic enrichment design in clinical trials for autosomal dominant polycystic kidney disease: the TEMPO 3 : 4 clinical trial[J]. Kidney Int Rep, 2016,1(4):213-220.

47. Irazabal M V, Abebe K Z, Bae K T, et al. Prognostic enrichment design in clinical trials for autosomal dominant polycystic kidney disease: the HALT-PKD clinical trial[J]. Nephrol Dial Transplant, 2017,32(11):1857-1865.

48. Gabow P A, Chapman A B, Johnson A M, et al. Renal structure and hypertension in autosomal dominant polycystic kidney disease[J]. Kidney Int, 1990,38(6):1177-1180.

49. Chapman A B, Johnson A M, Gabow P A, et al. Overt proteinuria and microalbuminuria in autosomal dominant polycystic kidney disease[J]. J Am Soc Nephrol, 1994,5(6):1349-1354.

50. Sharp C, Johnson A, Gabow P. Factors relating to urinary protein excretion in children with autosomal dominant polycystic kidney disease [J]. J Am Soc Nephrol, 1998,9(10):1908-1914.

51. Grantham J J, Chapman A B, Torres V E. Volume progression in autosomal dominant polycystic kidney disease: the major factor determining clinical outcomes[J]. Clin J Am Soc Nephrol, 2006,1(1):148-157.

52. Igarashi P, Somlo S. Genetics and pathogenesis of polycystic kidney disease [J]. J Am Soc Nephrol, 2002,13(9):2384-2398.

53. Harris P C, Bae K T, Rossetti S, et al. Cyst number but not the rate of cystic growth is associated with the mutated gene in autosomal dominant polycystic

kidney disease[J]. J Am Soc Nephrol, 2006,17(11):3013-3019.

54.Bergmann C,Brüchle N O,Frank V,et al. Perinatal deaths in a family with autosomal dominant polycystic kidney disease and a PKD2 mutation[J]. N Engl J Med, 2008,359(3):318-319.

55.Perrone R D,Ruthazer R,Terrin N C. Survival after end-stage renal disease in autosomal dominant polycystic kidney disease: contribution of extrarenal complications to mortality[J]. Am J Kidney Dis, 2001,38(4):777-784.

56.Fick G M,Johnson A M,Hammond W S,et al.Causes of death in autosomal dominant polycystic kidney disease[J]. J Am Soc Nephrol, 1995,5(12): 2048-2056.

57.Spithoven EM, Kramer A, Meijer E, et al. Renal replacement therapy for autosomal dominant polycystic kidney disease (ADPKD) in Europe: prevalence and survival—an analysis of data from the ERA-EDTA Registry [J]. Nephrol Dial Transplant, 2014,29 Suppl 4(Suppl 4):iv15-25.

58.Pei Y,Obaji J,Dupuis A,et al. Unified criteria for ultrasonographic diagnosis of ADPKD[J]. J Am Soc Nephrol, 2009,20(1):205-212.

59.Ravine D,Gibson R N,Walker R G,et al. Evaluation of ultrasonographic diagnostic criteria for autosomal dominant polycystic kidney disease 1[J]. Lancet, 1994,343(8901):824-827.

60.Nicolau C,Torra R,Badenas C,et al. Autosomal dominant polycystic kidney disease types 1 and 2: assessment of US sensitivity for diagnosis[J]. Radiology, 1999,213(1):273-276.

61.Pei Y,Hwang Y H,Conklin J,et al. Imaging-based diagnosis of autosomal dominant polycystic kidney disease[J]. J Am Soc Nephrol, 2015,26(3): 746-753.

62.Tan A Y,Blumenfeld J,Michaeel A,et al. Autosomal dominant polycystic kidney disease caused by somatic and germline mosaicism[J]. Clin Genet, 2015,87(4):373-377.

63.Chebib F T,Torres V E. Autosomal dominant polycystic kidney disease: core curriculum 2016[J]. Am J Kidney Dis, 2016,67(5):792-810.

64.Heyer C M,Sundsbak J L,Abebe K Z,et al. Predicted mutation strength of nontruncating PKD1 mutations aids genotype-phenotype correlations in autosomal dominant polycystic kidney disease[J]. J Am Soc Nephrol, 2016, 27(9):2872-2884.

65.Bisceglia M,Cretì G. AMR series unilateral (localized) renal cystic disease [J]. Adv Anat Pathol, 2005,12(4):227-232.

66.Fick-Brosnahan G, Johnson A M, Strain J D, et al. Renal asymmetry in children with autosomal dominant polycystic kidney disease[J]. Am J Kidney Dis, 1999,34(4):639-645.

67.Slywotzky C M,Bosniak M A. Localized cystic disease of the kidney[J]. AJR Am J Roentgenol, 2001,176(4):843-849.

68.Choyke P L. Acquired cystic kidney disease[J]. Eur Radiol, 2000,10(11): 1716-1721.

69.Gambaro G,Feltrin G P,Lupo A,et al. Medullary sponge kidney (Lenarduzzi-Cacchi-Ricci disease): a Padua Medical School discovery in the 1930s[J]. Kidney Int, 2006,69(4):663-670.

70.Murray K K,McLellan G L. Renal peripelvic lymphangiectasia: appearance at CT[J]. Radiology, 1991,180(2):455-456.

71.Zerres K,Senderek J,Rudnik-Schöneborn S,et al. New options for prenatal diagnosis in autosomal recessive polycystic kidney disease by mutation analysis of the PKHD1 gene[J]. Clin Genet, 2004,66(1):53-57.

72.Besse W,Dong K,Choi J,et al. Isolated polycystic liver disease genes define effectors of polycystin-1 function [J]. J Clin Invest, 2017, 127 (5): 1772-1785.

73.Thauvin-Robinet C,Cossée M,Cormier-Daire V,et al. Clinical,molecular,and genotype-phenotype correlation studies from 25 cases of oral-facial-digital syndrome type 1: a French and Belgian collaborative study[J]. J Med Genet, 2006,43(1):54-61.

74. Irazabal M V, Rangel L J, Bergstralh E J, et al. Imaging classification of autosomal dominant polycystic kidney disease: a simple model for selecting patients for clinical trials[J]. J Am Soc Nephrol, 2015,26(1):160-172.

75. Bae K T, Sun H, Lee J G, et al. Novel methodology to evaluate renal cysts in polycystic kidney disease[J]. Am J Nephrol, 2014,39(3):210-217.

76. Irazabal M V, Rangel L J, Bergstralh E J, et al. Imaging classification of autosomal dominant polycystic kidney disease: a simple model for selecting patients for clinical trials[J]. J Am Soc Nephrol, 2015,26(1):160-172.

77. Bae K T, Tao C, Zhu F, Bost J E, et al. MRI-based kidney volume measurements in ADPKD: reliability and effect of gadolinium enhancement [J]. Clin J Am Soc Nephrol, 2009,4(4):719-725.

78. Fick-Brosnahan G M, Belz M M, McFann K K, et al. Relationship between renal volume growth and renal function in autosomal dominant polycystic kidney disease: a longitudinal study[J]. Am J Kidney Dis, 2002,39(6): 1127-1134.

79. King B F, Torres V E, Brummer M E, et al. Magnetic resonance measurements of renal blood flow as a marker of disease severity in autosomal-dominant polycystic kidney disease[J]. Kidney Int, 2003,64(6):2214-2221.

80. Chapman A B, Guay-Woodford L M, Grantham J J, et al. Renal structure in early autosomal-dominant polycystic kidney disease (ADPKD): The Consortium for Radiologic Imaging Studies of Polycystic Kidney Disease (CRISP) cohort[J]. Kidney Int, 2003,64(3):1035-1045.

81. Grantham J J, Torres V E, Chapman A B, et al. Volume progression in polycystic kidney disease[J]. N Engl J Med, 2006,354(20):2122-2130.

82. O'Neill W C, Robbin M L, Bae K T, et al. Sonographic assessment of the severity and progression of autosomal dominant polycystic kidney disease: the

Consortium of Renal Imaging Studies in Polycystic Kidney Disease(CRISP) [J]. Am J Kidney Dis, 2005,46(6):1058-1064.

83. Cornec-Le Gall E, Audrézet M P, Rousseau A, et al. The PROPKD Score: A new algorithm to predict renal survival in autosomal dominant polycystic kidney disease[J]. J Am Soc Nephrol, 2016,27(3):942-951.

84. Irazabal M V, Abebe K Z, Bae K T, et al. Prognostic enrichment design in clinical trials for autosomal dominant polycystic kidney disease: the HALT-PKD clinical trial[J]. Nephrol Dial Transplant, 2017,32(11):1857-1865.

85. Chapman A B, Torres V E, Perrone R D, et al. The HALT polycystic kidney disease trials: design and implementation[J]. Clin J Am Soc Nephrol, 2010, 5(1):102-109.

86. Torres V E, Abebe K Z, Schrier R W, et al. Dietary salt restriction is beneficial to the management of autosomal dominant polycystic kidney disease [J]. Kidney Int, 2017,91(2):493-500.

87. Torres V E, Bankir L, Grantham J J. A case for water in the treatment of polycystic kidney disease [J]. Clin J Am Soc Nephrol, 2009, 4 (6): 1140-1150.

88. Barash I, Ponda M P, Goldfarb D S, et al. A pilot clinical study to evaluate changes in urine osmolality and urine cAMP in response to acute and chronic water loading in autosomal dominant polycystic kidney disease[J]. Clin J Am Soc Nephrol, 2010,5(4):693-697.

89. Cornec-Le Gall E, Alam A, Perrone R D. Autosomal dominant polycystic kidney disease[J]. Lancet, 2019,393(10174):919-935.

90. Torres V E. Pro: Tolvaptan delays the progression of autosomal dominant polycystic kidney disease[J]. Nephrol Dial Transplant, 2019,34(1):30-34.

91. Perrone R D, Ruthazer R, Terrin N C. Survival after end-stage renal disease in autosomal dominant polycystic kidney disease: contribution of extrarenal complications to mortality[J]. Am J Kidney Dis, 2001,38(4):777-784.

92.Hadimeri H,Nordén G,Friman S,et al. Autosomal dominant polycystic kidney disease in a kidney transplant population[J]. Nephrol Dial Transplant, 1997, 12(7):1431-1436.

93.Zeier M,Jones E,Ritz E. Autosomal dominant polycystic kidney disease—the patient on renal replacement therapy[J]. Nephrol Dial Transplant, 1996,11 Suppl 6:18-20.

94.Pirson Y,Christophe J L,Goffin E. Outcome of renal replacement therapy in autosomal dominant polycystic kidney disease[J]. Nephrol Dial Transplant, 1996,11 Suppl 6:24-28.

95.Abbott K C,Agodoa L Y. Polycystic kidney disease at end-stage renal disease in the United States: patient characteristics and survival[J]. Clin Nephrol, 2002,57(3):208-214.

96.Torres V E,Harris P C. Autosomal dominant polycystic kidney disease: the last 3 years[J]. Kidney Int, 2009,76(2):149-168.

97.Ring T,Spiegelhalter D. Risk of intracranial aneurysm bleeding in autosomal-dominant polycystic kidney disease [J]. Kidney Int, 2007, 72 (11): 1400-1402.

98.Hamer R A,Chow C L,Ong A C,et al. Polycystic kidney disease is a risk factor for new-onset diabetes after transplantation[J]. Transplantation, 2007, 83(1):36-40.

99.Andreoni K A,Pelletier R P,Elkhammas E A,et al. Increased incidence of gastrointestinal surgical complications in renal transplant recipients with polycystic kidney disease[J]. Transplantation,1999,67(2):262-266.

100.Wijdicks E F,Torres V E,Schievink W I,Steriolf S. Cerebral hemorrhage in recipients of renal transplantation [J]. Mayo Clin Proc, 1999, 74 (11): 1111-1112.

101.Stiasny B,Ziebell D,Graf S,et al. Clinical aspects of renal transplantation in polycystic kidney disease[J]. Clin Nephrol, 2002,58(1):16-24.

102. Jung Y, Irazabal M V, Chebib F T, et al. Volume regression of native polycystic kidneys after renal transplantation[J]. Nephrol Dial Transplant, 2016, 31(1):73-79.

103. Glassman D T, Nipkow L, Bartlett S T, et al. Bilateral nephrectomy with concomitant renal graft transplantation for autosomal dominant polycystic kidney disease[J]. J Urol, 2000, 164(3 Pt1):661-664.

104. Fuller T F, Brennan T V, Feng S, et al. End stage polycystic kidney disease: indications and timing of native nephrectomy relative to kidney transplantation[J]. J Urol, 2005, 174(6):2284-2288.

105. Lederman E D, McCoy G, Conti D J, et al. Diverticulitis and polycystic kidney disease[J]. Am Surg, 2000, 66(2):200-203.

106. Hadimeri H, Johansson A C, Haraldsson B, et al. CAPD in patients with autosomal dominant polycystic kidney disease[J]. Perit Dial Int, 1998, 18(4):429-432.

107. Zerres K, Hansmann M, Mallmann R, et al. Autosomal recessive polycystic kidney disease. Problems of prenatal diagnosis[J]. Prenat Diagn, 1988, 8(3):215-229.

缩写词列表

A

AD（autosomal dominant，常染色体显性）

ADCY10（adenylate cyclase 10，腺苷酸环化酶 10）

ADH（autosomal dominant hypocalcaemia，常染色体显性遗传性低钙血症）

ADH（antidiuretic hormone，抗利尿激素）

ADHH（autosomal dominant hypocalcemia with hypercalciuria，常染色体显性低钙血症伴高钙尿症）

ADHR（常染色体显性遗传性低磷血症性佝偻病，autosomal dominant hypophosphatemic rickets）

ADP（adenosine diphosphate，二磷酸腺苷）

ADPLD（autosomal dominant polycystic liver disease，常染色体显性遗传型多囊肝）

ADPKD（autosomal dominant polycystic kidney disease，常染色体显性遗传型（成年型）多囊肾）

AG（anion gap，阴离子间隙）

AGT（alanine-glyoxylate aminotransferase，丙氨酸乙醛酸氨基转移酶）

AKI（acute kidney injury，急性肾损伤）

AMP（adenosine monophosphate，腺苷单磷酸）

AMPK（adenosine monophosphate-activated protein kinase，一磷酸腺苷活

化蛋白激酶)

Ang Ⅱ(angiotensin Ⅱ，血管紧张素Ⅱ)

AO(aldehyde oxidase，醛氧化酶)

APRT(adenine phosphoribosyltransferase，腺嘌呤磷酸核糖基转移酶)

APRTD(adenine phosphoribosyltransferase deficiency，腺嘌呤磷酸核糖基转移酶缺乏症)

ATP(adenosine triphosphate，腺嘌呤核苷三磷酸)

ATR-FTIR (attenuated total reflection-fourier transform infrared spectroscopy，衰减全反射-傅里叶变换红外光谱)

AR(autosomal recessive，常染色体隐性)

ARFI(acoustic radiation force impulse，声辐射力脉冲)

ARHR(常染色体隐性遗传性低磷血症性佝偻病，autosomal recessive hypophosphatemic rickets)

ARPKD(autosomal recessive polycystic kidney disease，常染色体隐性遗传型(婴儿型)多囊肾)

AZM(acetazolamide，乙酰唑胺)

C

CA(carbonic anhydrase，碳酸酐酶)

cAMP(cyclic adenosine monophosphate，腺苷酸环化酶)

CaSR(calcium-sensing receptor，钙敏感受体)

CF(cystic fibrosis，囊性纤维化)

CFTR(cystic fibrosis transmembrane conductance regulator，囊性纤维化跨膜传导调节因子)

CKD(chronic kidney disease，慢性肾脏病)

ClC-5(也称为 H+/Cl 交换运输蛋白 5，氯离子通道蛋白 5)

CLC-Ka(chloride voltage-gated channel Ka，Cl-电压门控通道 Ka)

CLC-Kb(chloride voltage-gated channel Kb，Cl-电压门控通道 Kb)

CLCN5（chloride voltage-gated channel 5，氯离子电压门控通道 5）

CLDN19（claudin19，肾脏紧密连接蛋白-19）

CMTX5（Charcot-Marie-Tooth disease-5，Charcot-Marie-Tooth 病-5）

CNT（cyanide-nitroprusside test，氰化物-硝普试验）

COX-2（cytochrome c oxidase subunit II，环氧酶-2）

D

DCT（distal convoluted tubule，远曲小管）

DD1（Dent 病 1 型）

DD2（Dent 病 2 型）

DD3（Dent 病 3 型）

DKK3（dickkopf WNT signaling pathway inhibitor 3，Dickkopf 蛋白家族成员 3）

DNA（deoxyribo nucleic acid，脱氧核糖核酸）

DNAJB11（DNAJ heat shock protein family（Hsp40）member B11，DNAJ 同源 B 亚家族成员 11）

DZIP1L（DAZ interacting zinc finger protein 1 like，DAZ 相互作用锌指蛋白 1 样）

dRTA（distal renal tubular acidosis，远端肾小管酸中毒）

E

ECF（extracellular fluid，细胞外液）

EGF（epidermal growth factor，表皮细胞生长因子）

eGFR（estimated glomerular filtration rate，肾小球滤过率）

ENaC（上皮细胞 Na+通道）

ESKD（end-stage kidney disease，终末期肾脏疾病）

ESRD（end-stage renal disease，终末期肾病）

F

FBHH(familial benign hypocalciuria with hypercalcemia，家族性良性低钙尿症伴高钙血症)

FDA(food and drug administration，美国食品和药物管理局)

FGF23(fibroblast growth factor 23，成纤维细胞生长因子 23)

FHHNC(familial hypomagnesaemia with hypercalciuria and nephrocalcinosis，家族性低镁血症伴高钙尿症和肾钙质沉着症)

FRTS2(renotubular Fanconi syndrome type 2，2 型肾小管性范可尼综合征)

G

GANAB(glucosidase II alpha subunit，葡萄糖苷酶 II α 亚单位)

GFR(glomerular filtration rate，肾小球滤过率)

GH(生长激素)

GHS(hereditary hypercalciuria stone formation，遗传性高钙尿结石形成)

Gitelman 综合征(家族性低钾低镁血症)

GMP(guanine monophosphate，鸟嘌呤单磷酸)

GR/HPR(glyoxylate reductase/hydroxypyruvate reductase，乙醛酸还原酶/羟丙酮酸还原酶)

GTP(guanine triphosphate，三磷酸鸟嘌呤)

GWAS(genome-wide association study，全基因组关联研究)

H

HEK(human embryonic kidney cell line，人胚胎肾细胞)

HGPRT(hypoxanthine guanine phosphoribosyl transferase，次黄嘌呤鸟嘌呤磷酸核糖转移酶)

HHRH(hereditary hypophosphatemic rickets with hypercalciuria，遗传性

低血磷佝偻病伴高钙尿症)

HMCS(human molybdenum cofactor sulfurase，人钼辅因子硫化酶)

HNF-1B(hepatocyte nuclear factor-1beta，常染色体显性遗传性肝细胞核因子-1β)

HPLC(high performance liquid chromatography，高效液相色谱法)

HS(hereditary spherocytosis，遗传性球形红细胞性贫血)

I

IH(idiopathic hypercalciumuria，特发性高钙尿症)

IH(idiopathic hyperoxaluria，特发性高草酸尿症)

IMP(inosine monophosphate，肌苷单磷酸)

K

KIF3B(kinesin family member 3B，驱动蛋白家族成员 3B)

KRT(kidney replacement therapy，肾脏替代治疗)

L

LMWP(low molecular weight protein，低分子量蛋白)

LNS(Lesch-Nyhan syndrome，Lesch-Nyhan 综合征)

LRP5(LDL receptor related protein 5，低密度脂蛋白受体相关蛋白 5)

M

MAGED2(MAGE family member D2，黑素瘤相关抗原 D2)

MEN(multiple endocrine neoplasia，多发性内分泌瘤)

MiR(minor allele requiring，最小等位基因需求)

MOCOD(molybdenum cofactor deficiency，钼辅因子缺乏)

MOCOS(molybdenum cofactor sulfurase，钼辅因子硫化酶)

MUC1(Mucin 1，cell surface associated，细胞表面相关蛋白粘蛋白 1)

mTOR(mammalian target of rapamycin，哺乳动物雷帕霉素靶蛋白)

N

NAD(nicotinamide adenine dinucleotide，烟酰胺腺嘌呤二核苷酸)

NADP(nicotinamide adenine dinucleotide phosphate，烟酰胺腺嘌呤二核苷酸磷酸)

Na+/K+-ATPase(Na+-K+-三磷酸腺苷)

NAMPT(nicotinamide phosphoribosyl transferase，烟酰胺磷酸核糖转移酶)

NAPRT(nicotinic acid phosphoribosyl transferase，烟酸磷酸核糖转移酶)

NC(nephrocalcinosis，肾钙质沉积症)

NCC(Na-Cl 协同转运蛋白)

NCCT(SLC12A3，solute carrier family 12 member 3，溶质载体家族 12 成员 3)

NGS("next-generation" sequencing technology，二代测序技术)

NHE-3(Na[+]/H[+] hydrogen exchanger 3，钠-质子交换蛋白-3)

NKCC2(SLC12A1，Na+-K+-2Cl-cotransporter2，Na+-K+-2Cl 共转运蛋白 2)

NPHP(nephronophthisis，肾消耗病)

NPT1(type I sodium-Pi co-transporters，I 型协同转运蛋白)

NPT2a(type II sodium-Pi co-transporters a，II 型协同转运蛋白 a)

NPT2b(type II sodium-Pi co-transporters b，II 型协同转运蛋白 b)

NPT2c(type II sodium-Pi co-transporters c，II 型协同转运蛋白 c)

NSAID(nonsteroidal antiinflammatory drug，非甾体类抗炎药)

NSHPT(neonatal severe hyperparathyroidism，新生儿严重甲状旁腺功能亢进症)

O

OFD1(orofaciodigital syndrome type Ⅰ，X-连锁显性口-面-指综合征 Ⅰ型)

ORF(open reading frame，开放阅读框)

P

PCLN-1(paracellin-1，肾脏紧密连接蛋白-1)

PGE2(prostaglandin E2，前列腺素 E2)

PH(primary hyperparathyroidism，原发性甲状旁腺功能亢进)

PH(primary hyperoxaluria，原发性高草酸尿症)

PH1(primary hyperoxaluria type Ⅰ，原发性高草酸尿症 Ⅰ 型)

PH2(primary hyperoxalurias type Ⅱ，原发性高草酸尿症 Ⅱ 型)

PI3K(PI3-kinase，PI3 激酶)

PIP2(磷脂酰肌醇 4，5-二磷酸)

PIT2(type Ⅲ sodium-Pi co-transporters，Ⅲ型协同转运蛋白)

PKD1(polycystin 1，transient receptor potential channel interacting，多囊蛋白 1)

PKD2(polycystin 2，transient receptor potential cation channel，多囊蛋白 2)

PKHD1 (PKHD1 ciliary IPT domain containing fibrocystin/polyductin，PKHD1 睫状体 IPT 结构域，含纤维囊蛋白/多导蛋白)

PPAT(phosphoribosyl pyrophosphate amidotransferase，PRPP 氨基转移酶)

PREPL(prolyl endopeptidase like，脯氨酰内肽酶样蛋白)

PRKCSH(protein kinase C substrate 80K-H，蛋白激酶 C 底物 80K-H)

PRPP(phosphoribosyl pyrophosphate，焦磷酸磷酸核糖)

PRPS1(phosphoribosylpyrophosphate synthetase 1，磷酸核糖焦磷酸合成

酶1)

PRS(phosphoribosylpyrophosphate synthetase, 磷酸核糖焦磷酸合成酶)

PTH(parathyroid hormone, 甲状旁腺激素)

R

RANKL(TNF superfamily member 11, 肿瘤坏死因子超家族成员11)

RARE(rapid acquisition with relaxation enhancement, 快速采集弛豫增强)

RHUC(renal hypouricaemia, 肾性低尿酸血症)

ROMK(肾外髓质K+通道)

RRT(renal replacement therapy, 肾脏替代疗法)

RTA(renal tubular acidosis, 肾小管酸中毒)

S

SAO(southeast Asian ovalocytosis, 东南亚卵形红细胞症)

SEC63(polycystin 1, transient receptor potential channel interacting, 多囊蛋白1)

SeSAME 综合征(EAST 综合征-EAST 综合征)

SLC12A1(solute carrier family 12 member 1, 溶质载体家族12成员1)

SLC12A2(solute carrier family 12 member 2, 溶质载体家族12成员2)

SNP(single nucleotide polymorphism, 单核苷酸多态性)

SO(sulfite oxidase, 亚硫酸盐氧化酶)

SSCP(single strand conformation polymorphism, 单链构象多态性分析)

T

TAL(thick ascending limb of Henle's loop, 髓袢升支粗段)

TJ(tight junction, 紧密连接)

TKV(total kidney volume, 单次肾脏总体积)

TRP%(tubular reabsorption of phosphate，肾小管磷的重吸收率)

TRPV6(transient receptor potential cation channel subfamily V member 6，瞬时受体电位阳离子通道亚家族 V 成员 6)

U

UMOD(uromodulin，尿调节蛋白)

UMPS(uridine monophosphate synthase，尿苷单磷酸合成酶)

V

VDR(vitamin D receptor，维生素 D 受体)

W

WES(whole exome sequencing，全外显子测序)

WNK kinase(WNK 激酶)

X

XDH(xanthine dehydrogenase，黄嘌呤脱氢酶)

XLH(X-linked dominant hypophosphatemic rickets，X 染色体连锁显性遗传性低磷血症性佝偻病)

XLRH(X-linked recessive hypophosphatemic rickets，X 连锁隐性低磷酸盐血症性 rick 病)

XO(xanthine oxidase，黄嘌呤氧化酶)

XRN(X-linked recessive nephrolithiasis with renal failure，X 连锁遗传模式的肾结石并伴有肾衰竭)

Z

ZO(zonula occludens，胞质紧密粘连蛋白抗体)

其他

2,8-DHA(2,8-dihydroxyadenine，2,8-二羟基腺嘌呤)

$1,25(OH)_2D$(1,25-二羟基维生素 D)